"どこに注目したらいいの?" 迷子のための道案内

12誘導心電図 よみ方マスター

波形の
異常から
考える

Basic

編著 栗田 隆志
近畿大学医学部循環器内科（心臓血管センター）教授

近大式

基礎編

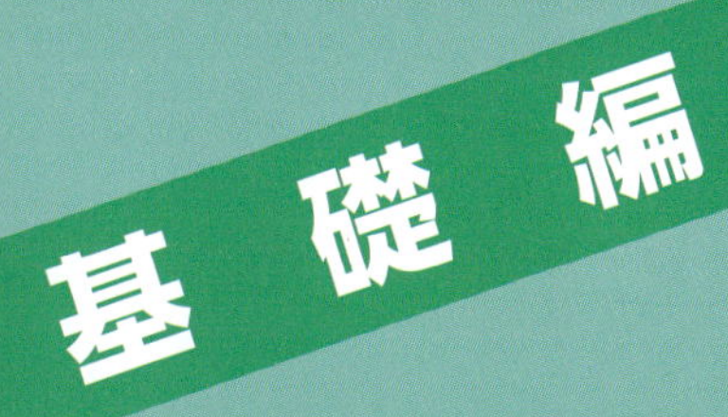

MC メディカ出版

はじめに

「心電図なんて無味乾燥な波形が並んでいるだけで，なじめない．わけわかんない．試験に出なければいいのに」「不整脈は得体が知れず，いつ急変するかわからない．お願いだから私が夜勤のときには来ないでちょうだい」

心電図や不整脈についてこのような苦手意識をもっている学生さんや医療従事者の方々は，きっとたくさんいます．驚くなかれ，循環器専門医とて例外ではありません．なぜでしょう？ 心電図は心臓のパフォーマンスを見事に表してるとはいえ，それを視覚的に，直感的にとらえることが難しいからです．

その一方で，多くの研修医の先生，学生さんや看護師さんは心電図を克服したいと願っているに違いありません．「心電図を颯爽と読めたらカッコいいのになあ．でも，その手掛かりが見つからない……」

そんな皆さん方の悩みを解決したいと思って作られたのが，お手元の『12誘導心電図よみ方マスター』です．基礎編とトレーニング編の２冊から構成され，この基礎編では心電図の基本的なよみ方はもちろんのこと，波形の変な（なんか違う）ところからよみ解く方法を伝授しています．したがって，最初から通読するのもよし，そんな面倒くさいことをやめて，今，目の前にある心電図の所見からひも解くのもよし，とても使い勝手のいい“つくり”になっています．

基礎編をよんで「なるほど，そういうことか！」「ちょっとわかってきたかも」と手ごたえを感じたらチャンス!! 次は，ぜひトレーニング編で問題に取り組んでみてください．どれだけ心電図がよめるようになったかチェックすることができ，さらなる実力アップにつながるでしょう．本シリーズ２冊を，心電図への苦手意識の克服，日常診療の手引きとしてご活用いただければ幸いです．

さあ，私たちと一緒に心電図解読のプロフェッショナルへの旅へと出かけませんか？　本書をよみ終えたとき，あなたはきっと新しい自分に出会えていることでしょう．

2018年3月

近畿大学医学部循環器内科（心臓血管センター）教授
栗田隆志

CONTENTS

CONTENTS

I 図解で確認！心電図をよむコツ

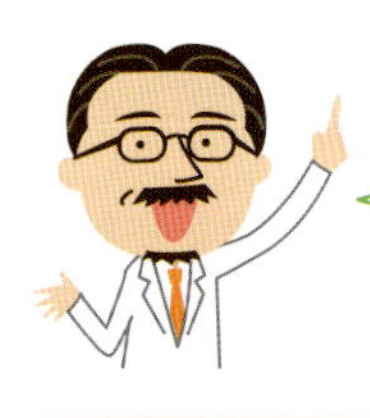

心電図をよむコツを知る前に，まず正しく心電図を記録することが大切です．
電極や誘導など基本的なことを，ちょっと復習してみましょう．

1 電極を正しく貼れる?

標準 12 誘導心電図を記録するためには，10 個の誘導を体表面に貼る必要があります．昔は吸盤電極でしたが，内出血の跡が残ったり，体動で外れやすいことなどから，最近はシール型のものが使用されることが多くなっています．

正確な心電図を記録するためには，これらの電極を正確な位置に貼らなければなりません．左右の上下肢に 4 つ，胸部に 6 つの電極を配置します．各電極の色と，胸部誘導の並びを確実に覚えましょう．

四肢誘導の電極装着位置

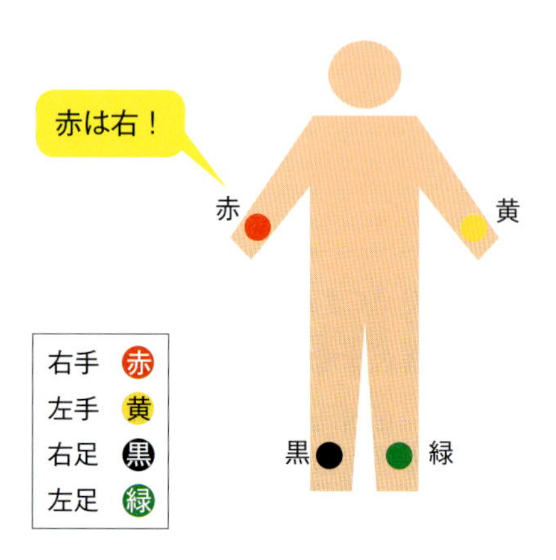

胸部誘導の電極装着位置

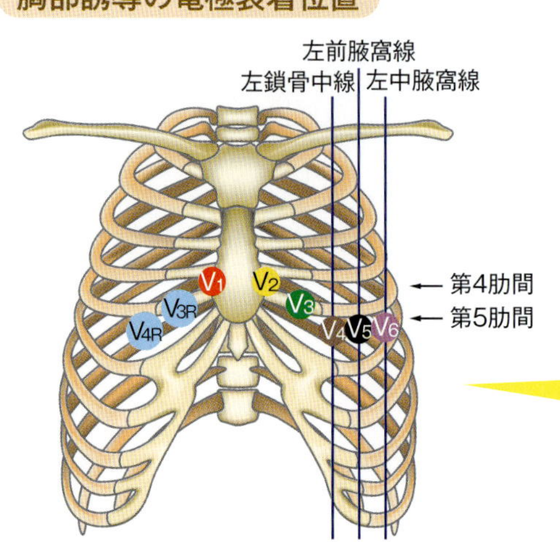

V_1	赤	胸骨右側第 4 肋間（赤は右！）
V_2	黄	胸骨左側第 4 肋間
V_3	緑	V_2 と V_4 の中間点
V_4	茶	左鎖骨中線第 5 肋間
V_5	黒	左前腋窩線 V_4 の高さ（第 5 肋間）
V_6	紫	左中腋窩線 V_4 の高さ（第 5 肋間）

V_1 から赤，黄，緑，茶，黒，紫の順で，
「アキミちゃん国試（こくし）」

＊ V_{4R}：右鎖骨中線第 5 肋間
V_{3R}：V_1 と V_{4R} の中間点

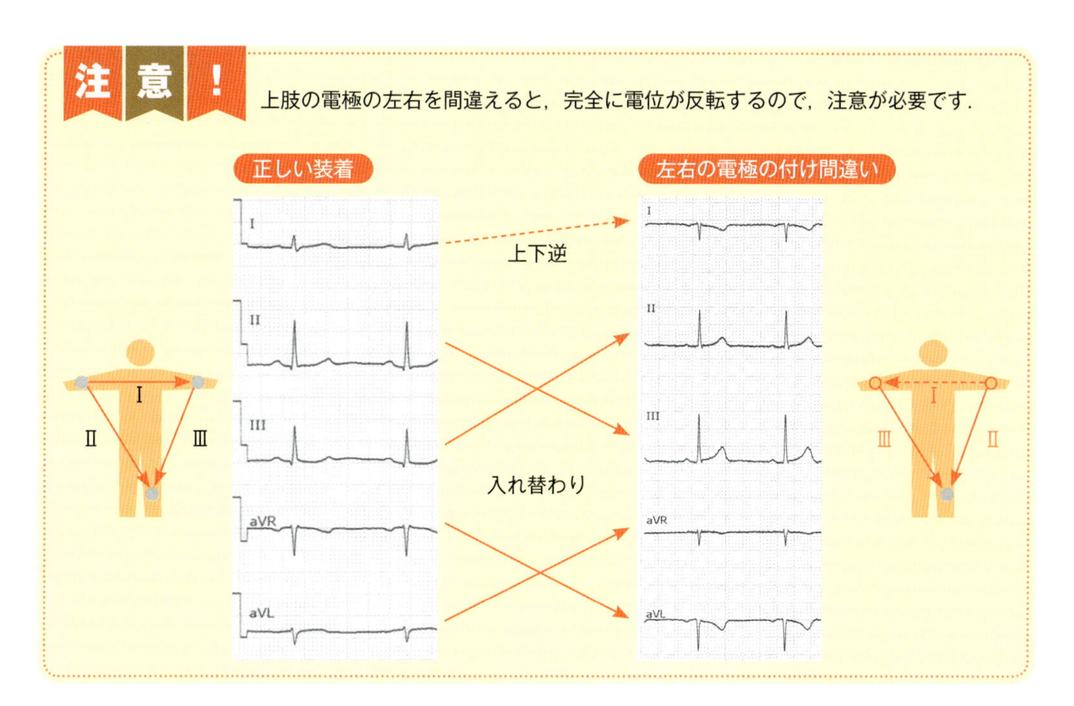

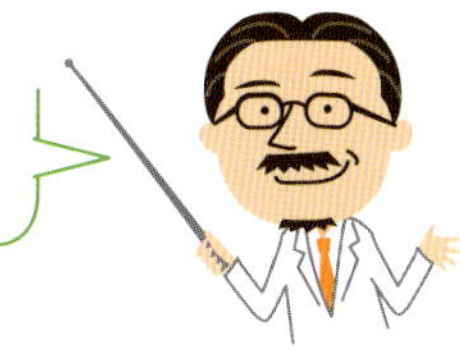
Ｉで，Ｐ波も，QRSも，Ｔ波も下向き？
と思ったら電極の左右を確認してみましょう．

Torso 誘導

運動負荷時やCCUなどで長期にわたって電極を貼付する際には，シール型の電極をすべて体躯につけるTorso誘導という方法があります．胸部誘導はそのままですが，四肢誘導を左右の肩と腰（上前腸骨棘付近）につけると手足が自由になるので便利です．

Torso誘導の電極装着位置

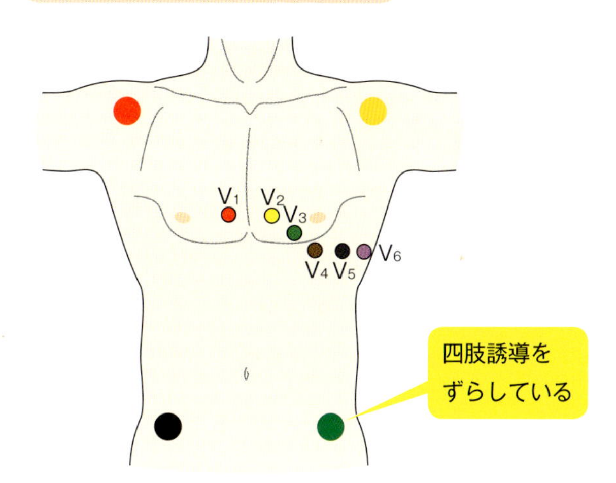

2 各誘導の位置と観察しているところはどこ？

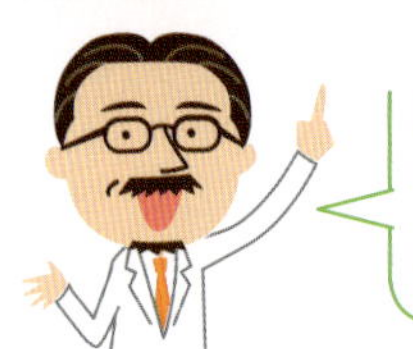

四肢誘導は全体としてみると，心臓全体を正面から見るイメージです．
それぞれの誘導は，心臓の局所の電位を反映しています．

四肢誘導

四肢誘導には，双極誘導（Ⅰ・Ⅱ・Ⅲ）と単極誘導（aV_R・aV_L・aV_F）があります．双極誘導は２つの四肢の電位差（引き算した電位）を，単極誘導はそれぞれの四肢での絶対的電位変化を見ています．ただし，６つの四肢誘導はどれも同じ仲間ですので，これらを区別して判読する必要はありません．

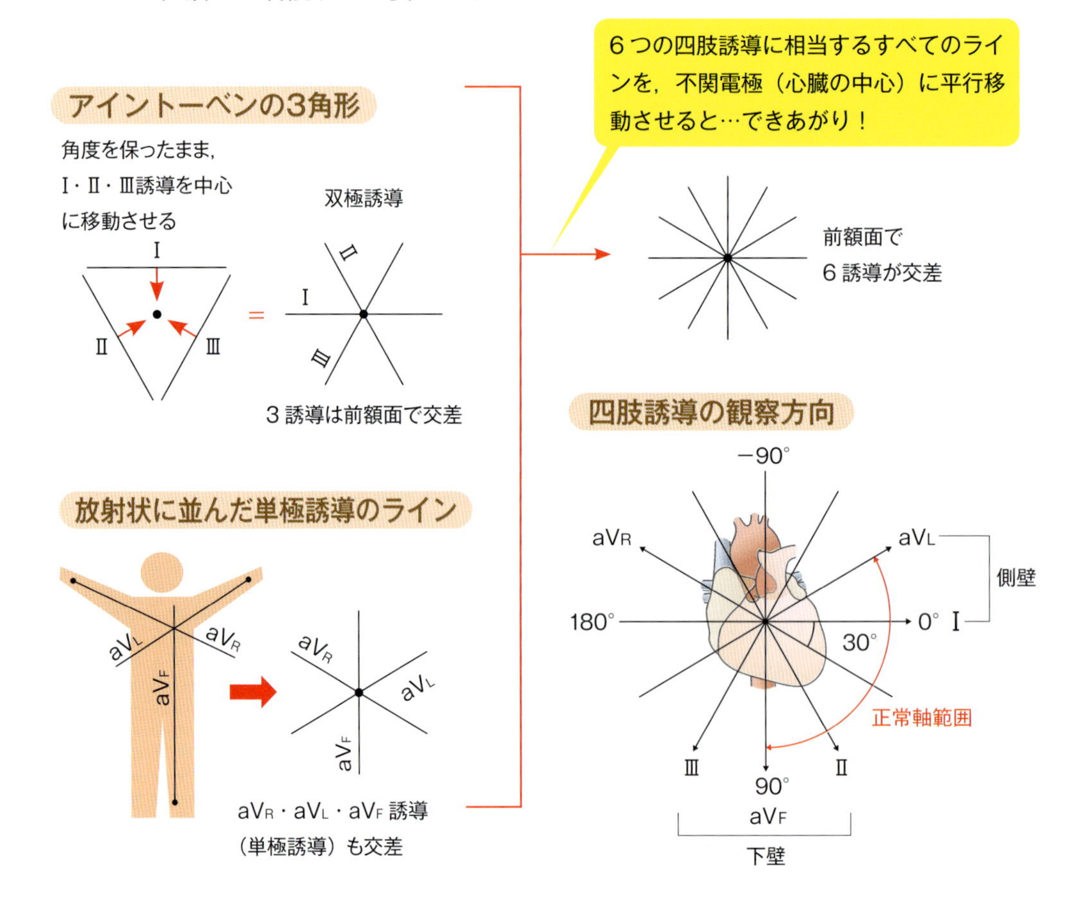

誘導名を記載している方向から心臓を見ていることになりますが，多くの誘導はずらっと心臓の左側から下側に向けて並んでいますね．Ⅰと aVL は心臓の側壁（左側）を，Ⅱ，Ⅲ，aVF は心臓の下壁を（いずれも心臓の外側から）見ています．aVR はひとつだけ離れて右上に位置し，心臓（特に心室）の内側を上からのぞき込んで見ているような誘導で，いわば「変わり者，異端児」です．

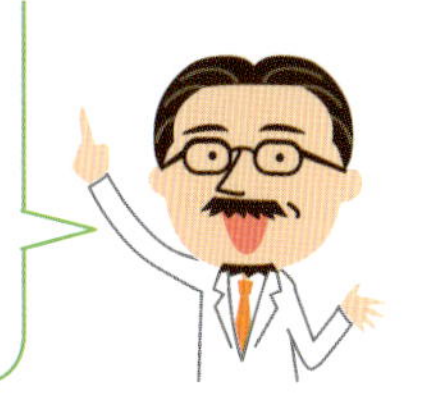

正常QRS軸

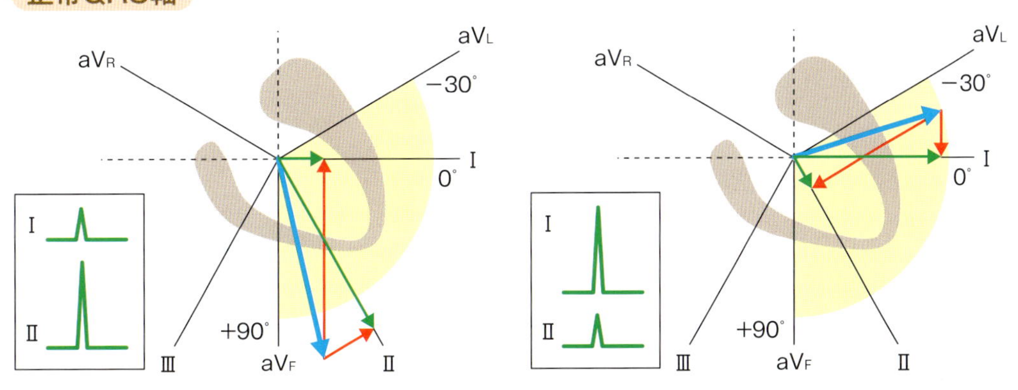

黄色で示す QRS 軸の正常範囲内（－ 30°から＋ 90°まで）に平均ベクトル（青矢印）が入っていれば、ⅠとⅡ誘導で上向きの QRS 成分が大きくなる（緑矢印）。

胸部誘導

胸部誘導は，全体としてみると，心臓を輪切りにして見ているイメージです．
すべて単極誘導で，心臓の前方から左側にかけて並んでいます．

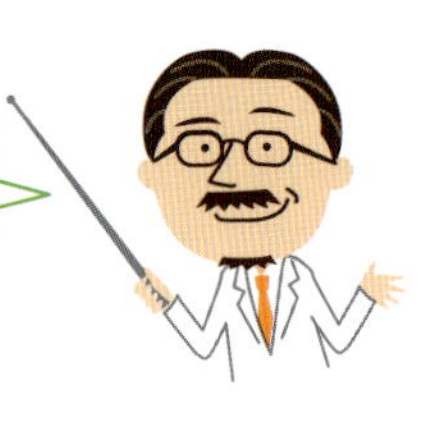

胸部誘導は V_1・V_2 は右室前面から心室中隔，V_3・V_4 は左室前壁，V_5・V_6 は左室の側壁（Ⅰと aV_L よりもやや心尖部側）を観察しています．四肢誘導も胸部誘導も左側を中心として配置されているのは，心臓でも特に心機能の中心的役割を担っている「左室」の電気現象が重要だからです．

したがって，右室の電気現象をとらえるためには，右側胸部誘導（V_{3R}・V_{4R}）を記録する必要があります（p.2 参照）．右側胸部誘導は下壁心筋梗塞を認めたときに記録され，右室梗塞の合併があるかどうかを知るために重要な所見となります．

胸部誘導の観察方向

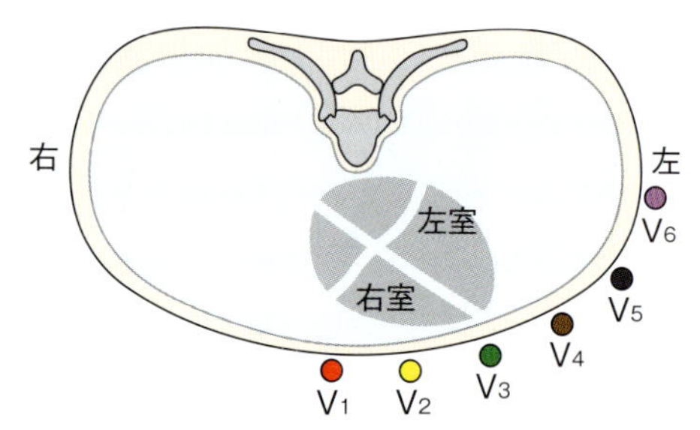

(p.46 Note 参照)

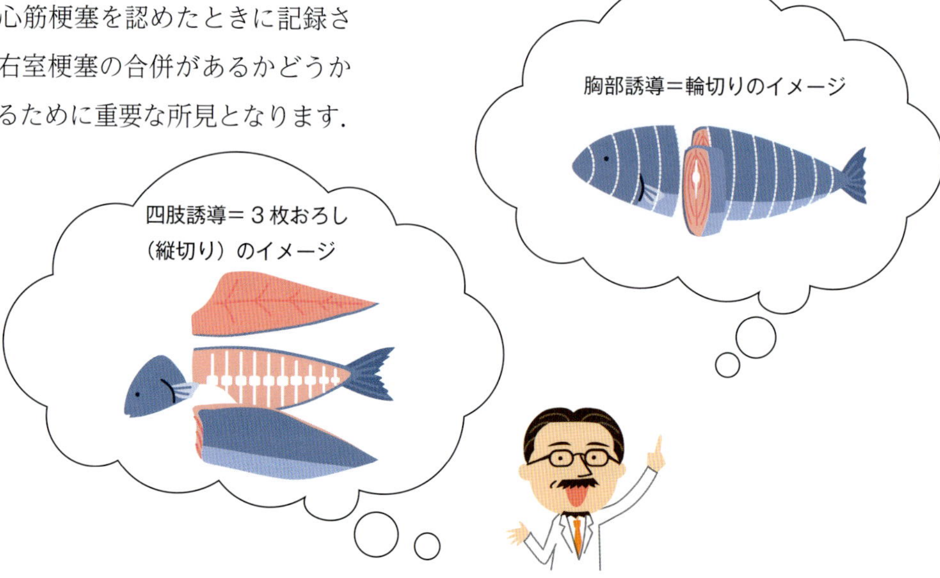
胸部誘導＝輪切りのイメージ
四肢誘導＝３枚おろし
（縦切り）のイメージ

3 心電図の基本波形を確認しよう

基本波形

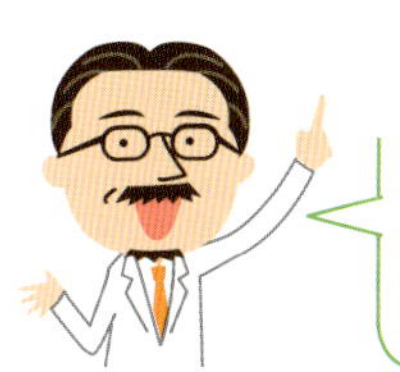

心電図の波形にはP波・QRS・T波の3つがあります．T波の後にU波が認められることもあります．波形だけでなく，波形と波形の間，たとえばPQ（PR），J点，ST部分の所見も重要です．

基本波形の名称

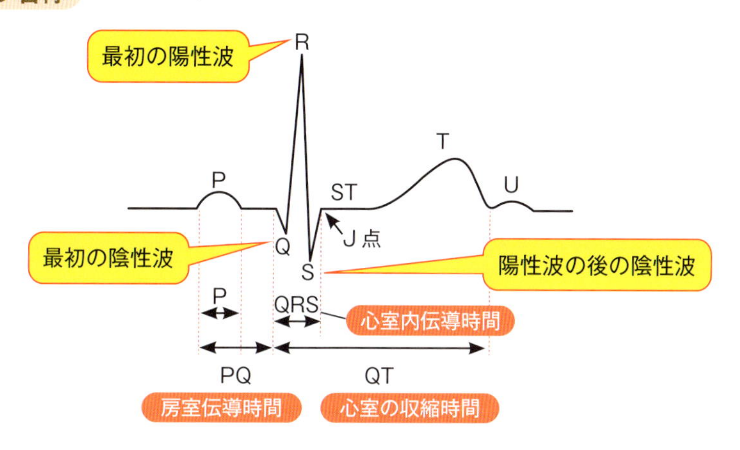

刺激伝導系

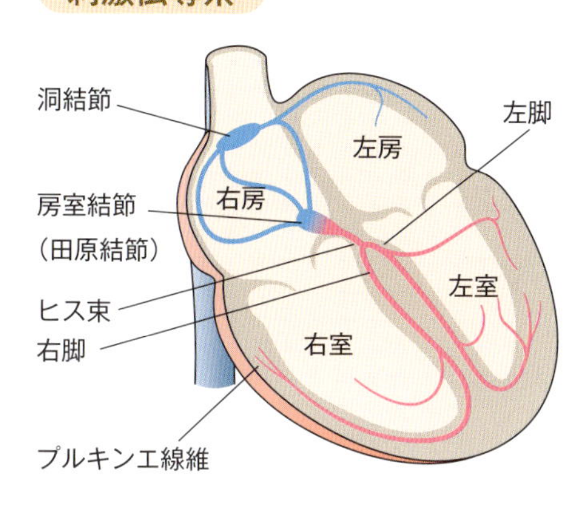

P波は心房の興奮，QRSは心室の興奮伝導（脱分極），T波は心臓の再分極（興奮が冷める過程）を示します．U波の成因にはさまざまな説がありますが，プルキンエ線維の再分極が関係しているといわれています．PQは主に房室結節の伝導時間を，J点は興奮が心室全体にくまなく到達した瞬間を，STは心室筋が一様に脱分極している時間帯を示します．

記録紙のマス目

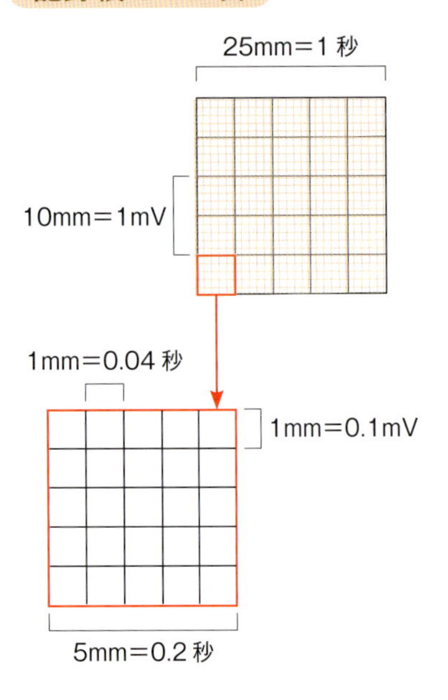

通常，心電図の紙送り速度は 25mm/ 秒です．したがって，1mm は 40ms，5mm は 200ms です．5mm（200ms）ごとに太い縦線（大目盛り）が引いてあります．記録紙によっては 25mm（1 秒）ごとにもっと太い線が引いてあるものもあります．心拍数は 300 ÷ RR 間隔の大目盛り（5mm 目盛り）の数で簡単に割り出せます．

注意！

電位振幅の倍率は，通常は 1mV が 10mm になっています．心電計によっては QRS 波高が大きいと自動的に半分の倍率になるものがあり，特に ST の変化を見るときにそれに気づかないと判断を誤ります．かならず 1mV を示すキャリパーを見るくせを付けましょう．

4 計測するポイントと基準値

心電図のなかで
最も重要な計測部位は，
PQ（PR）と QRS です．

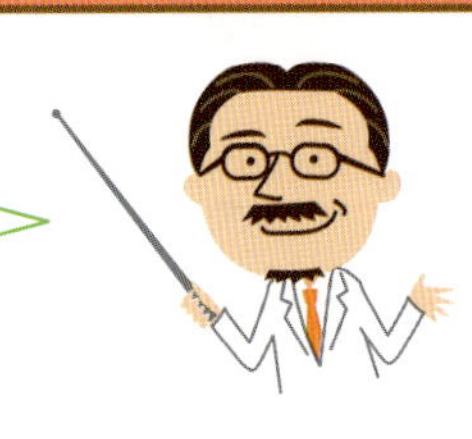

P波からQRSまでの波形と伝導

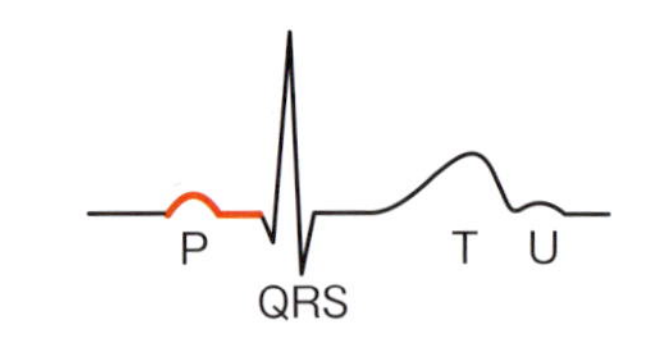

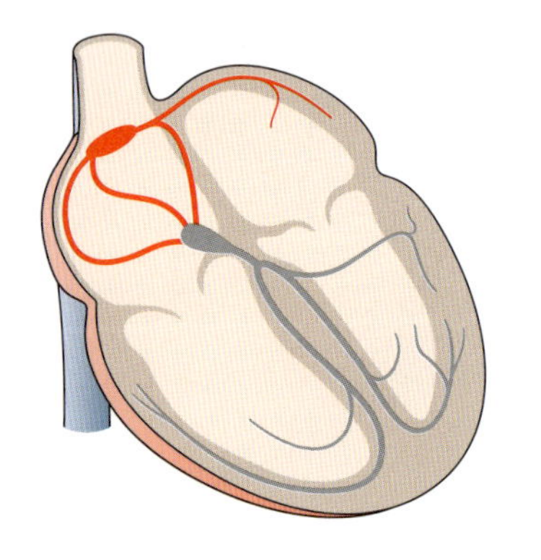

PQ

PQ は，P 波の始まりから QRS の始まりまでを測ります．基準値は 120〜220ms です．P 波と QRS 間の電位はフラットなところがあります．ここでは一瞬電流が途絶えたように見えますが，房室結節の伝導がゆっくりになっただけで，興奮は細々とつながっています．房室結節の伝導が遅い理由は心房収縮の後，血液が心室に届くまでのわずかな時間差（ため）を作るためだといわれています．

QRS

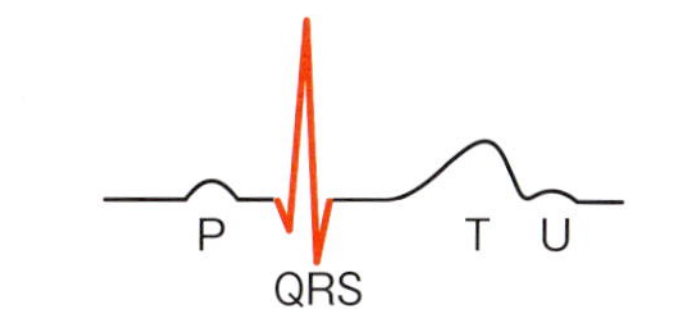

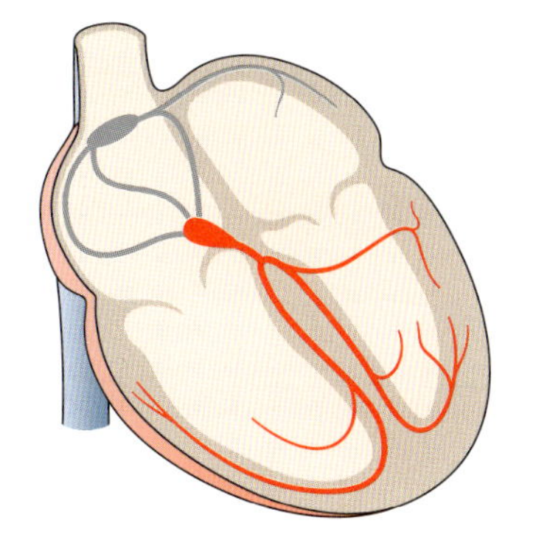

心臓の興奮は房室結節を通った後，ヒス - プルキンエ系に入っていきます．その際，興奮速度は数十倍に加速され，一気にネットワークを介して興奮が心室筋全体へと広がっていきます．このときに形成されるのがシャープで振幅の大きなQRS波形です．QRSの幅が狭いということは心室全体が同期して（ほぼ同時に）興奮し，効率のよい収縮を行っていることを示しています．

QT

QTの基準値は，心拍数により大きく変動する（350～460ms）ので，数値を覚えてもあまり意味はありません．QTの病的な延長を見逃さないようにするためには，RR間の真ん中に線を引いてみます．T波の終末は中間のラインの手前で終了するのが正常ですので，これを超えたら明らかな異常です（ただし心拍90/分以上の頻拍ではこのルールは使えない）．また，T波の波形がいびつになっているような場合はさらに注意が必要です（p.107参照）．

QTが正常かどうかの見方（RR真ん中ルール）

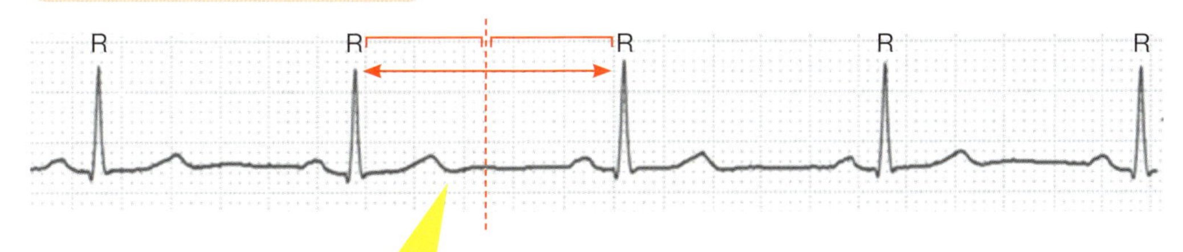

RR間の真ん中より前でT波は終わっているから，QTは正常

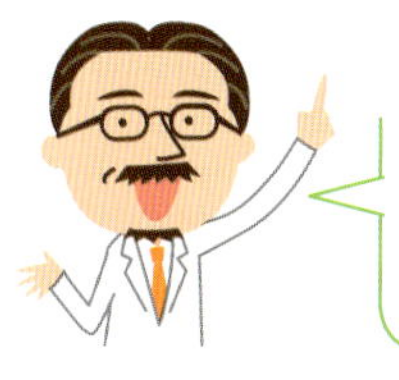

心電図で基準値を表す数字として“120ms”を覚えておくと便利です．
PQは120ms以上，240（120の倍）ms未満で（240msを超えると明らかに異常な延長），QRSは120ms未満です．

5 心電図をよむ手順とコツ

まず，心電図をイメージでとらえましょう．
正常な 12 誘導心電図の代表的な誘導（たとえばⅠ，Ⅱ，V_4-V_6）では，P 波も QRS も T 波もすべて上向きということが，ポイントです．

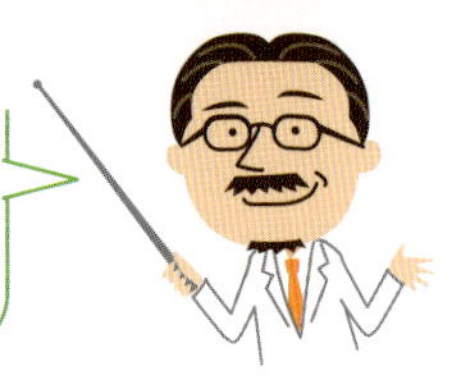

正常12誘導心電図

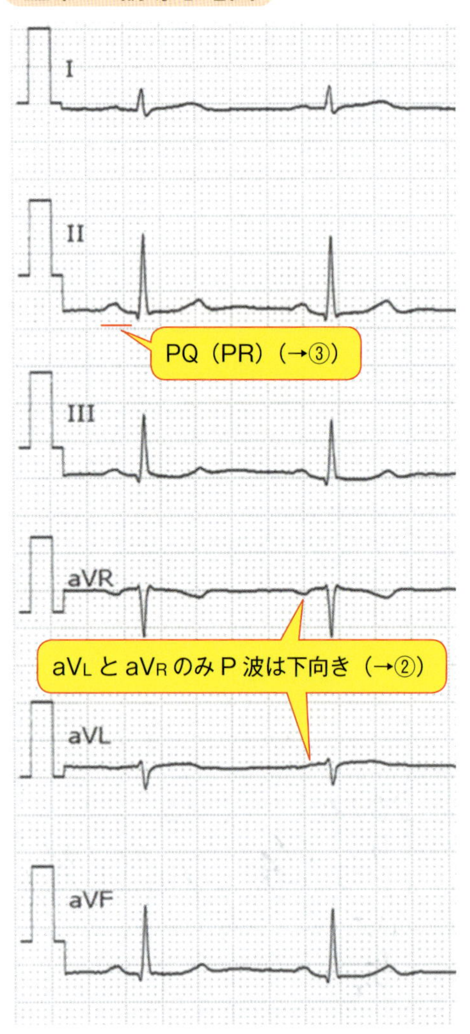

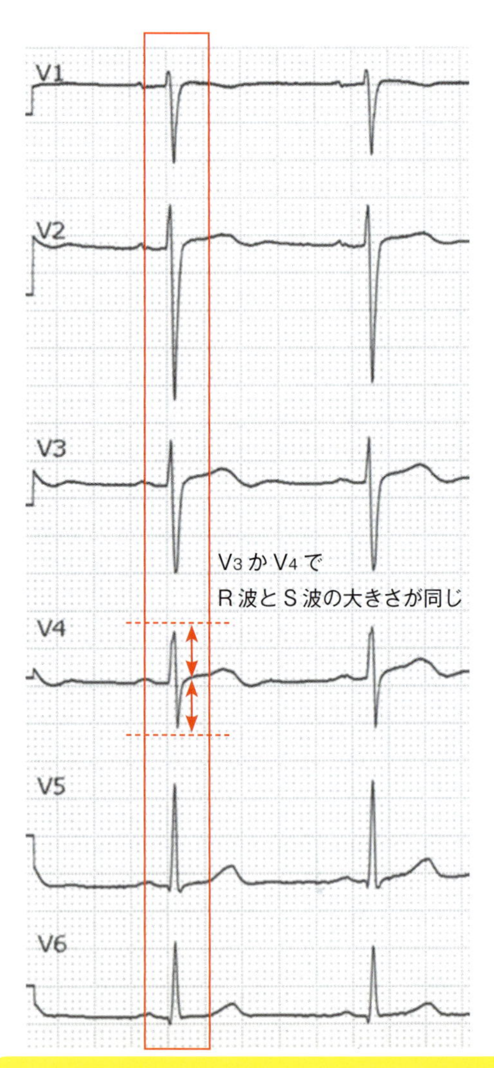

R/S 比は V_1 から V_6 に向けてだんだん大きくなる（→④）

心電図をよむ手順

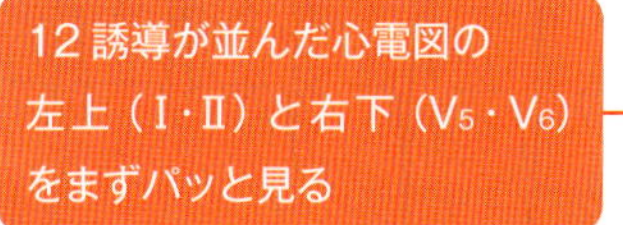

12 誘導が並んだ心電図の
左上（I･II）と右下（V5･V6）
をまず パッと見る

I・II・V5・V6 誘導の P 波・QRS・T 波のすべてが上を向いていれば「いい感じ」！このルールから外れた場合は何らかの異常を疑いましょう．

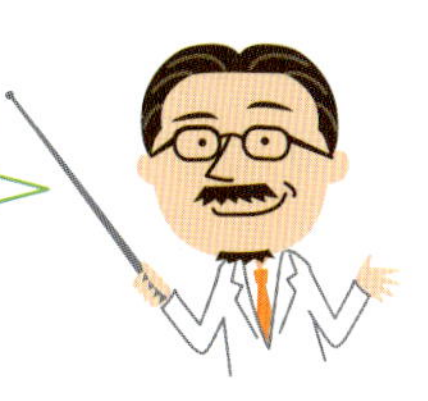

イメージだけでは不十分なこともあるので，可能な限り以下の順によんでいく

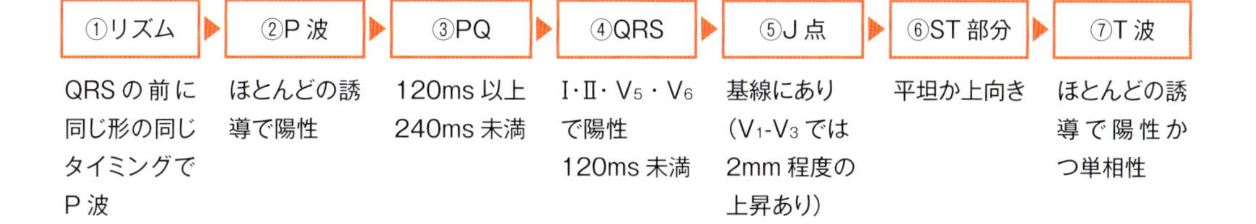

①リズム
QRS の前に同じ形の同じタイミングで P 波
②P 波
ほとんどの誘導で陽性
③PQ
120ms 以上 240ms 未満
④QRS
I･II･V5・V6 で陽性 120ms 未満
⑤J 点
基線にあり（V1-V3 では 2mm 程度の上昇あり）
⑥ST 部分
平坦か上向き
⑦T 波
ほとんどの誘導で陽性かつ単相性

❶リズム

正常のリズム（調律）では，洞結節から刺激が出て，P 波→ QRS → T 波と同じ形の波形が繰り返されます．

❷ P 波形

心房の興奮ベクトルは右上から左下，背部から前胸部方向に向かうので，ほとんどの誘導で陽性（上向きの波形）になります（例外は aV_L と aV_R）．右房と左房の間にはヒス - プルキンエ系のようなスピーディーな伝導系はなく，正常者でも右房と左房が時間差をもって（左房が遅れて）興奮するので，P 波が四肢誘導で 2 峰性となることがあります．P 波の幅は 120ms 程度です．

❸ PQ（→ p.8 参照）

P波の向きと誘導

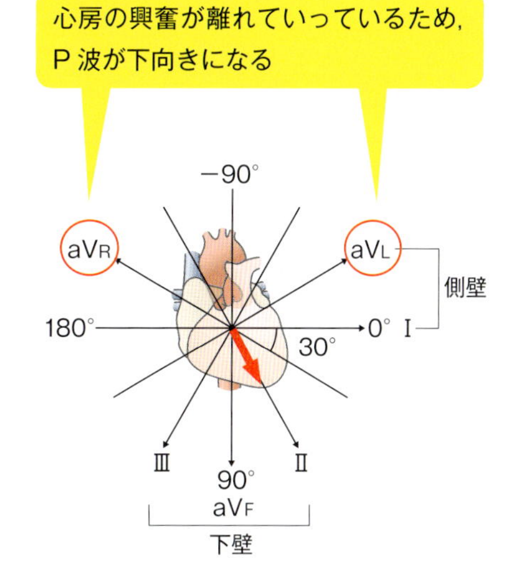

❹ QRS 波形

心房と違って心室にはヒス - プルキンエ系があるので，左室も右室もほぼ同時に興奮します．したがって，QRS の幅は P 波よりも短く，120ms 未満です．QRS 波のベクトルも P 波と同様，左下に向かうことが多く，正常 QRS 軸（ベクトルの向き）では I と II 誘導で上向きの成分が大きくなります．胸部誘導では，V_1 から V_5 に向けて興奮が伝導するため，電極の位置が左側にいくに従って R 波が徐々に大きくなります．夕焼け空のように青から赤に移り変わっていくグラデーションのようなイメージです．胸部誘導の真ん中の V_3 または V_4 で R/S 比が 1 になります．

❺❻ J 点と ST 部分

J 点は原則として基線に戻ります．ただし，生理的な J 点の上昇（「ST の上昇」とも表現される）を知っておく必要があります．特に V_1-V_3 で J 点の上昇（3mm 以下）を認めることがありますが，その後に続く ST 部分が右上に向かっていれば生理的なものと判断できます．J 点と ST の向きはセットで見ましょう（p.66 参照）．

❼ T 波

T 波は単相性で，多くの誘導で陽性になり，基本的に QRS と同じ方向を向いています．フタコブラクダのように 2 峰性になったり，2 相性になったりはしません．また，T 波の終末が RR の真ん中を越えていないか，QT の延長にも注意します．危険な QT 延長では時にいびつな T 波形態を伴います．

胸部誘導における QRS 波形

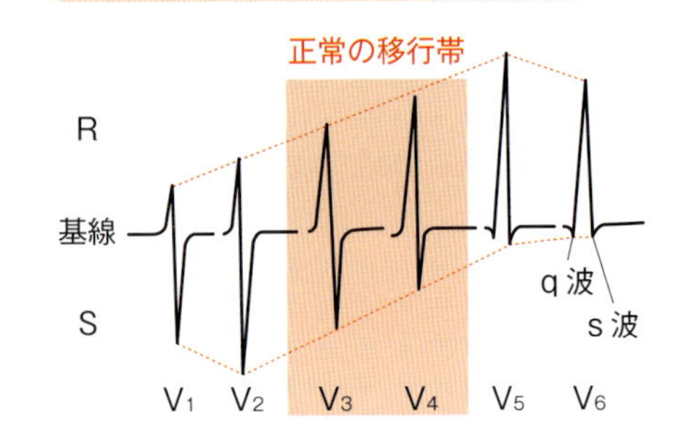

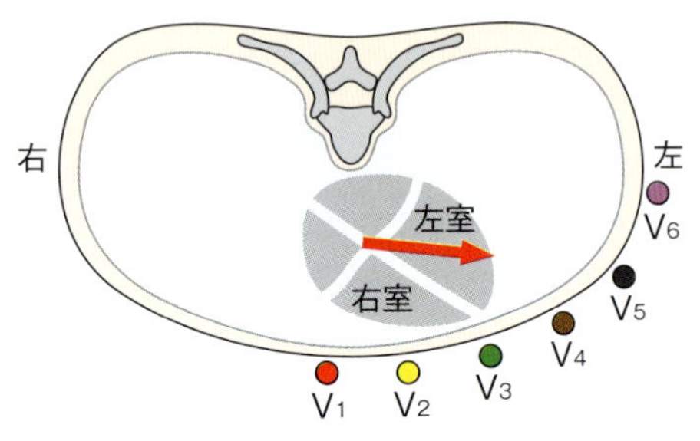

生理的な J 点の上昇

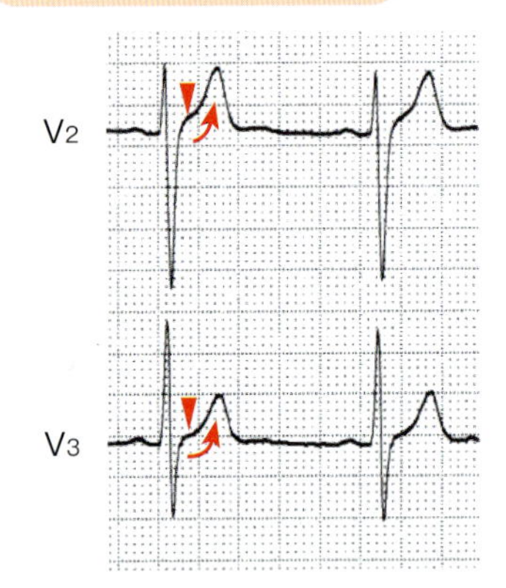

異常な T 波

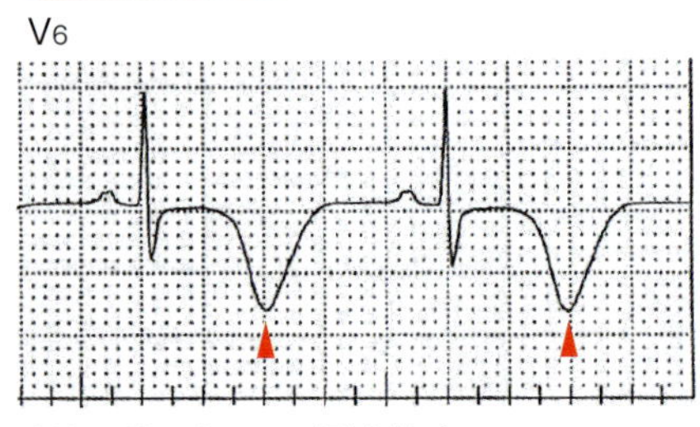

陰性 T 波．たこつぼ型心筋症．
QT も延長している．

II

波形のどこを見る？
その異常から何を考える？

洞調律中の異常

1 P波の形・大きさが変

どこを見る？ どう考える？ チャート

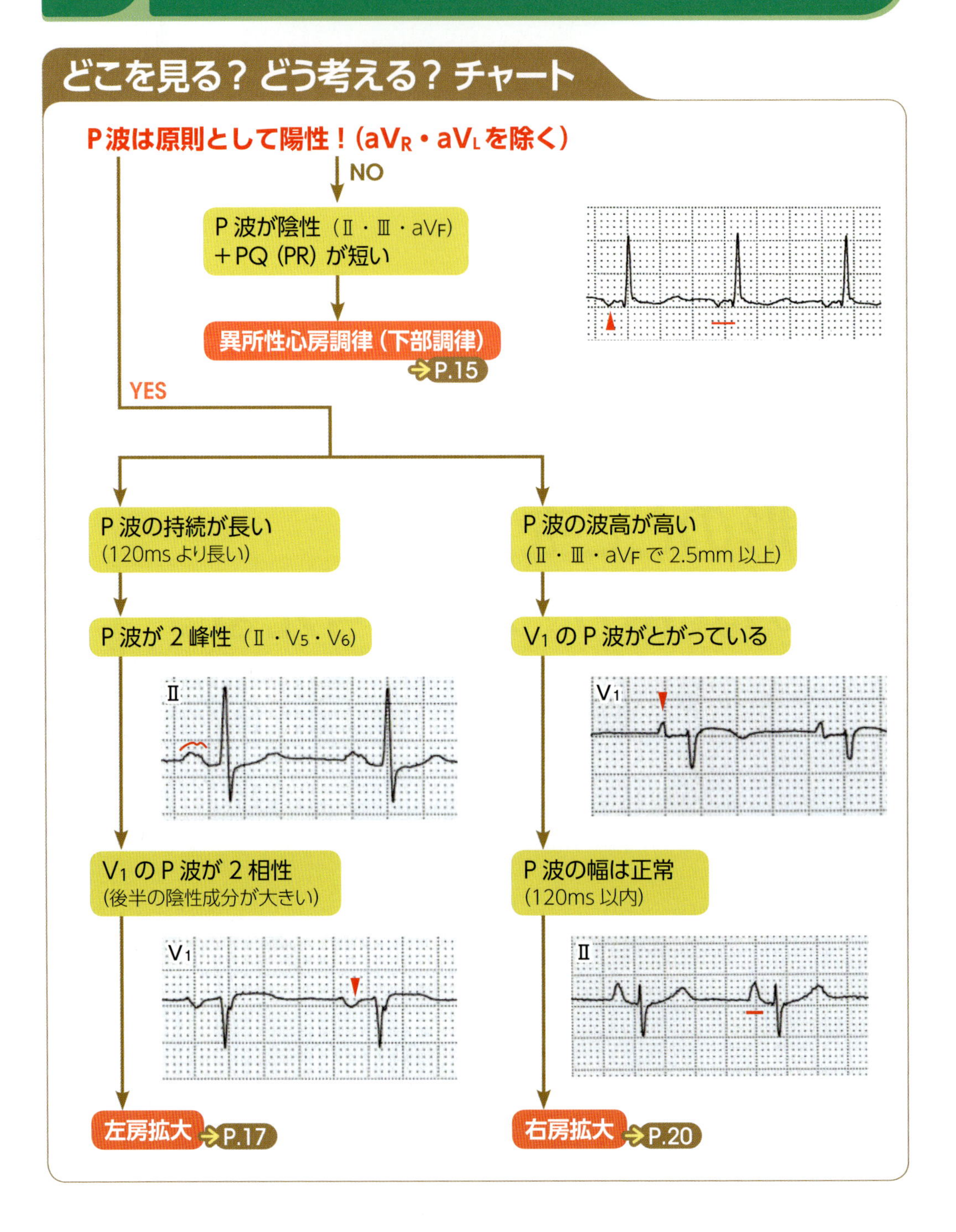

1 異所性心房調律

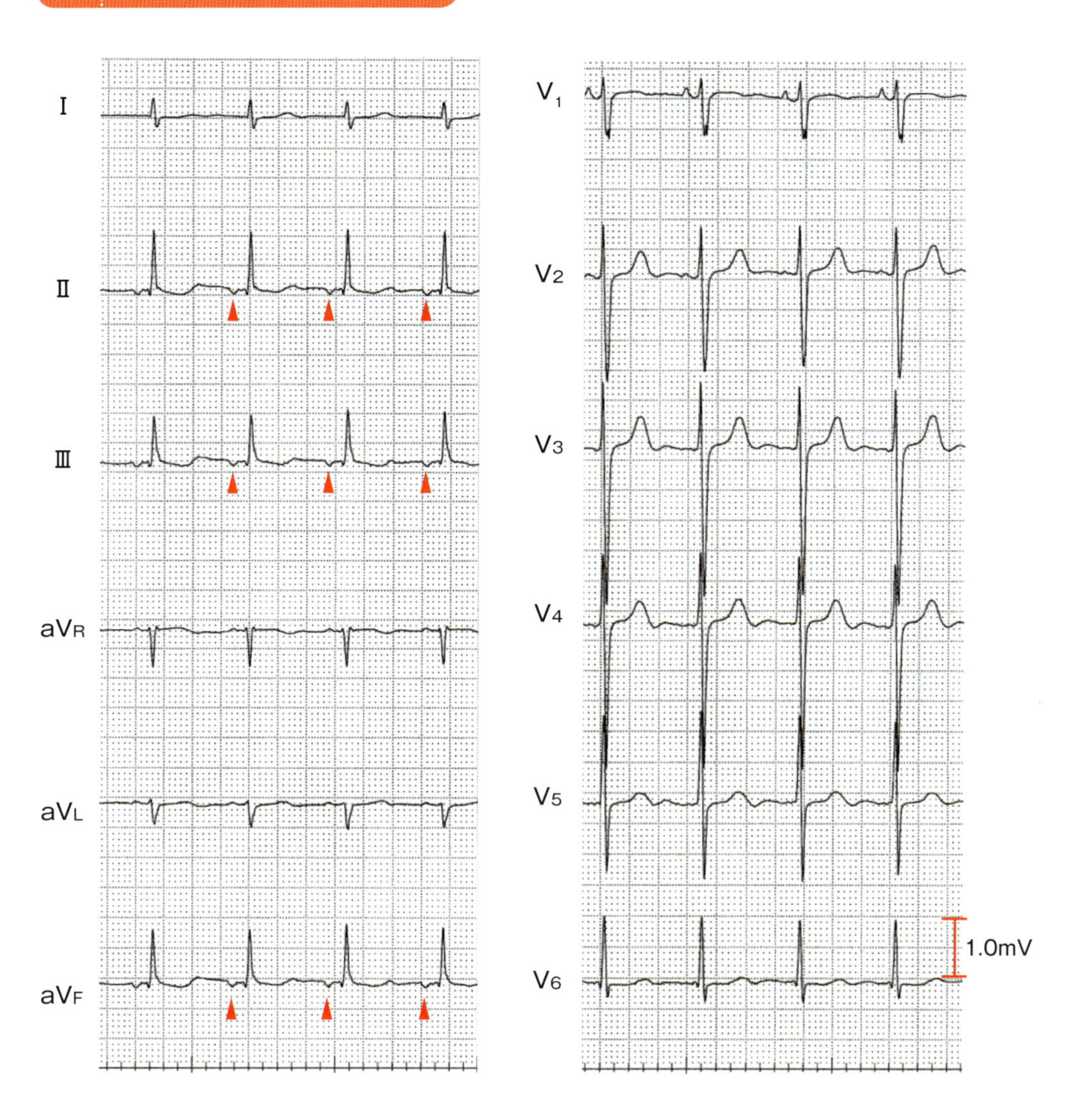

異所性心房調律の心電図のポイント

- 下壁誘導（II・III・aVF）でP波が下方を向いている
- 少しPQが短い

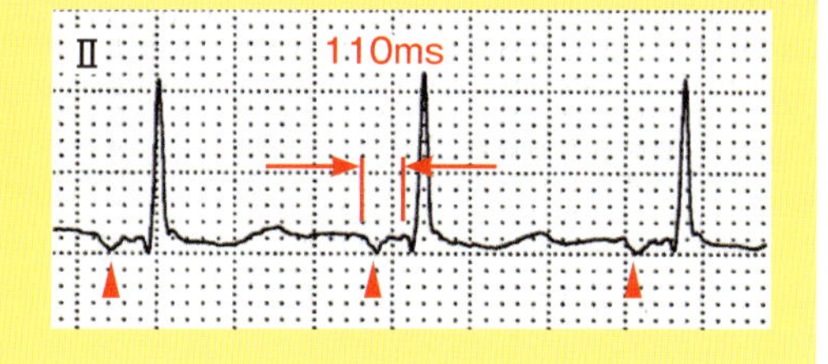

P波が下を向いている

通常は洞結節から心房筋へ伝導が起こるので，P 波は左下方軸のベクトルを向きます．したがって，Ⅱ・Ⅲ・aV$_F$ 誘導の方向にベクトルは向かっていくので，P 波は上を向きます．

p.15 の心電図を見てみましょう．Ⅱ・Ⅲ・aV$_F$ 誘導で下向きの P 波になっており，通常のベクトルと反対方向［下から上（尾頭方向）］に向かっています（図 1）．これは洞結節とは異なる心房の下部（多くは冠静脈洞入口部付近）から調律が出ていることを示します．PQ が多少短いように見えますが，これは**異所性心房調律**の場所が房室結節に比較的近いためです（図 2）．WPW 症候群との鑑別も必要になります（p.25 参照）．心拍数の異常や症状がなければ治療の必要はありません．

異所性心房調律：洞結節以外の心房が興奮して，そこからの刺激が心臓のリズム（調律）を決めている状態．

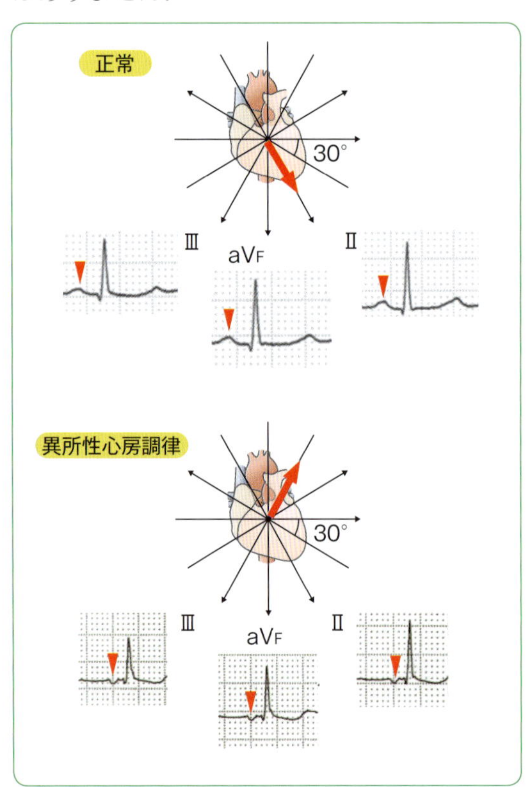

図 1 上向きの P 波と下向きの P 波

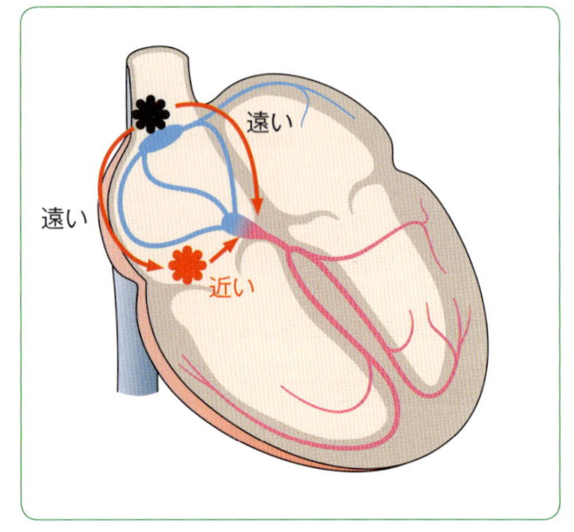

図 2 異所性心房調律の刺激の伝わり方

2 左房拡大

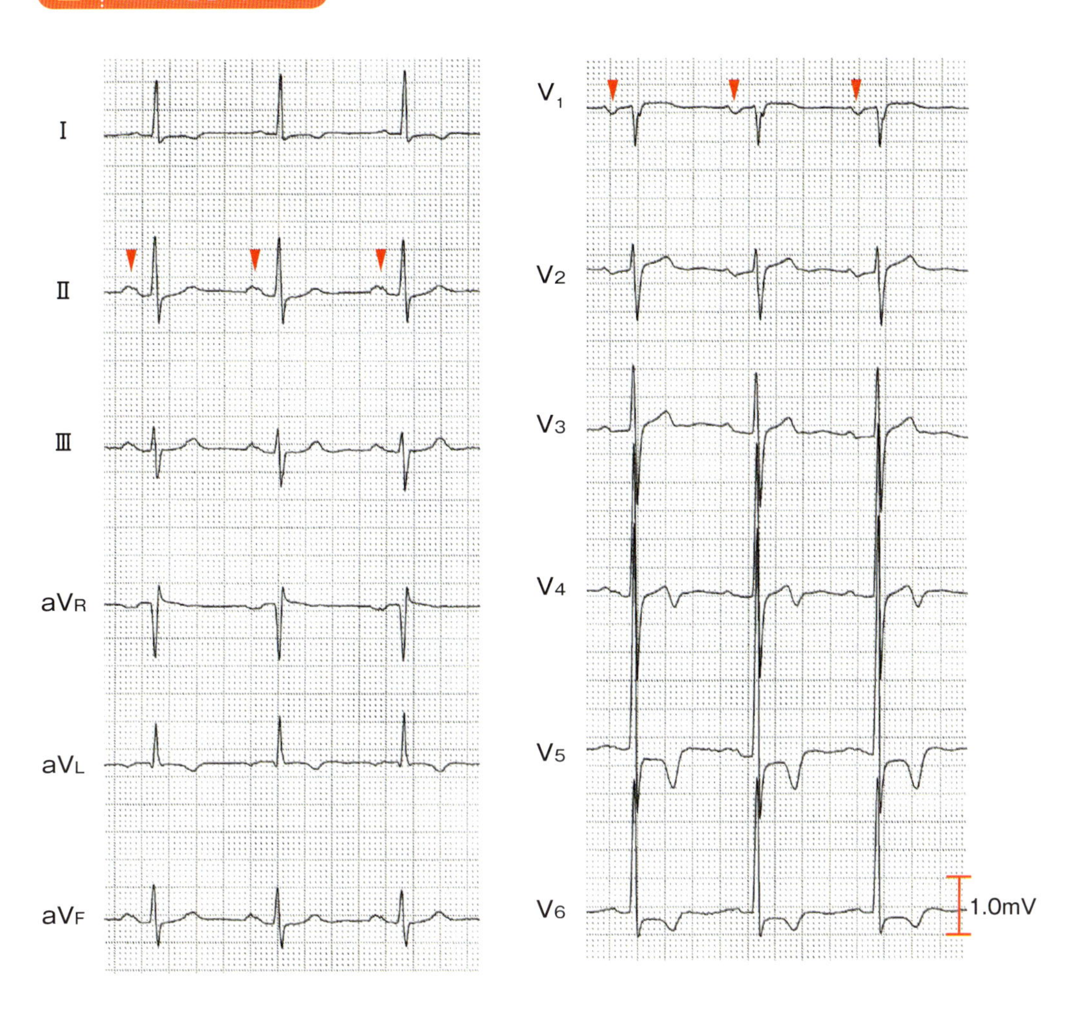
I
II
III
aVR
aVL
aVF
V1
V2
V3
V4
V5
V6
1.0mV

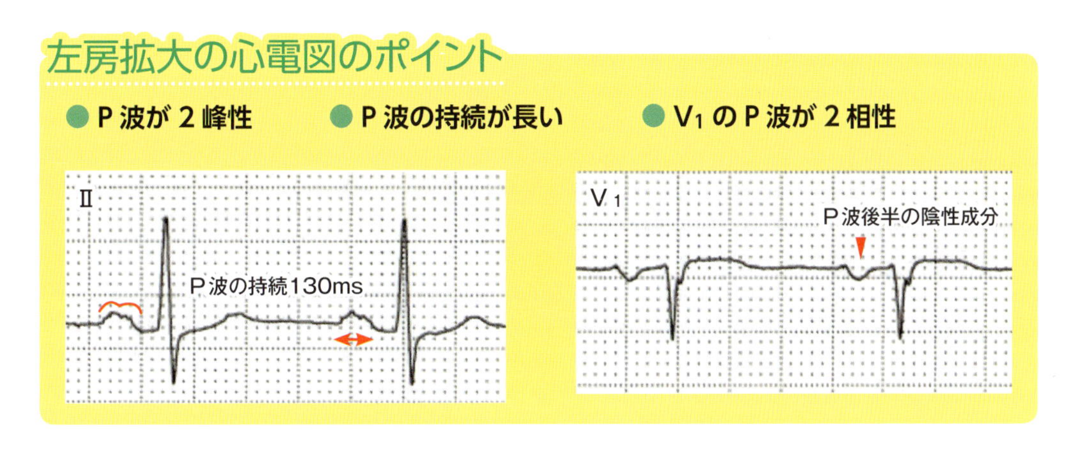
左房拡大の心電図のポイント
P 波が 2 峰性
P 波の持続が長い
V1 の P 波が 2 相性
II
P 波の持続130ms
V 1
P 波後半の陰性成分

P波の幅が広く2峰性

心房にはヒス - プルキンエ系のようなスピーディーな伝導系はないので，右房と左房が時間差をもって（左房が遅れて）興奮します．正常者でもP波が2峰性を呈することがありますが，左房が拡大すると遅れて興奮する左房の興奮時間が長くなるので，P波の持続時間は120msを超えます．また，左側から見た誘導（Ⅰ・Ⅱ・V_5・V_6）では2峰性のP波になります（図3）．さらに拡大した左房の興奮がV_1から離れる方向へベクトルが向かうと，2相性の（後半成分が陰性になる）P波を呈します（図4）．原因として，**僧帽弁疾患**，**高血圧**などがあります．ただし，後で述べる右房負荷や左室肥大などに比べると診断的価値はそれほど大きくありません．

ちなみにこの心電図では左室肥大所見が認められます．肥大型心筋症に合併した左房拡大の症例です．心エコー図で計測した左房径は45mmでした（基準値は20～40mm）．

僧帽弁疾患：僧帽弁狭窄症では僧帽弁を通過する血流が阻害されるため，左房圧が上昇し，それに伴い拡大する．左房が拡大すると左房内でたくさんのリエントリー回路が生じる場が提供され，心房細動が発生しやすくなる．この場合，脳梗塞などの全身性塞栓症のリスクがきわめて高くなるので，抗凝固療法が重要になる．

高血圧：高血圧患者では，左室の拡張末期圧が上昇することが知られている．この圧の上昇はダイレクトに左房への圧負荷となり，左房拡大や心房細動の原因になると考えられている．

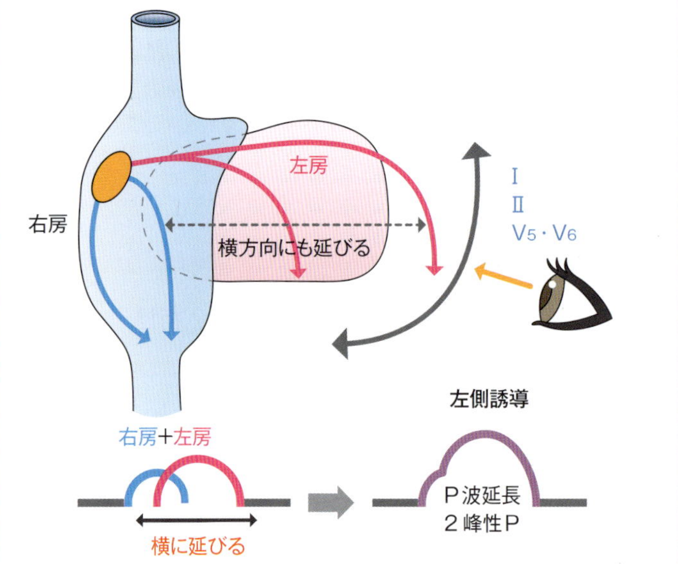

図3 左房拡大の刺激の伝わり方

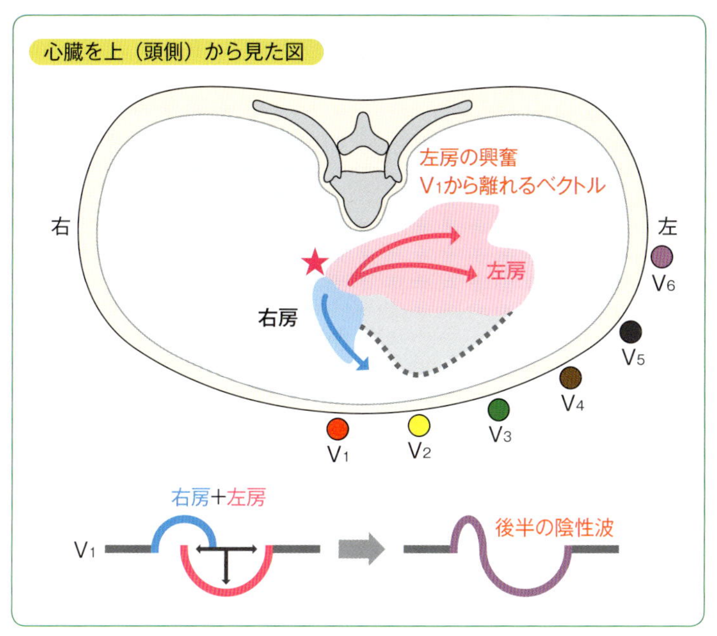

図 4 ● 左房拡大の P 波（胸部誘導）

3 右房拡大

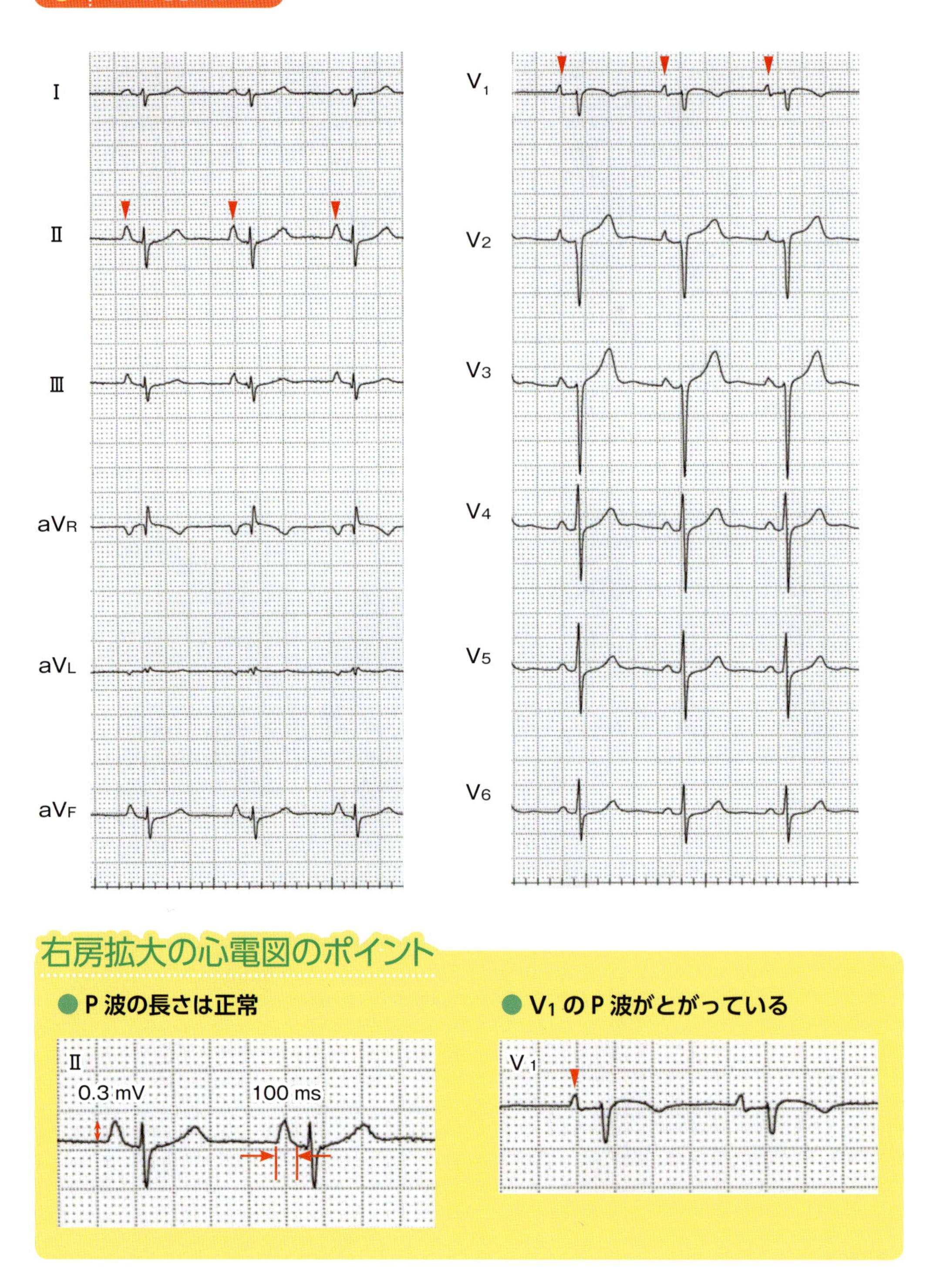
I
II
III
aVR
aVL
aVF
V1
V2
V3
V4
V5
V6
右房拡大の心電図のポイント
P 波の長さは正常
II
0.3 mV
100 ms
V1 の P 波がとがっている
V1

P波が高い

肺高血圧や三尖弁閉鎖不全などにより右房の圧負荷や容量負荷が大きくなると，P波の初期成分である右房由来の成分が大きく（高く）なります．右房に近いV_1誘導と下壁誘導方向に大きなベクトルが向かうので，これらの誘導でとがったP波がみられます（図5）．左房の拡大がなければP波の持続時間は長くはなりません．右室負荷も重なると，QRSの軸偏位（p.50参照）やV_1での右室負荷所見（p.47参照）がみられます．

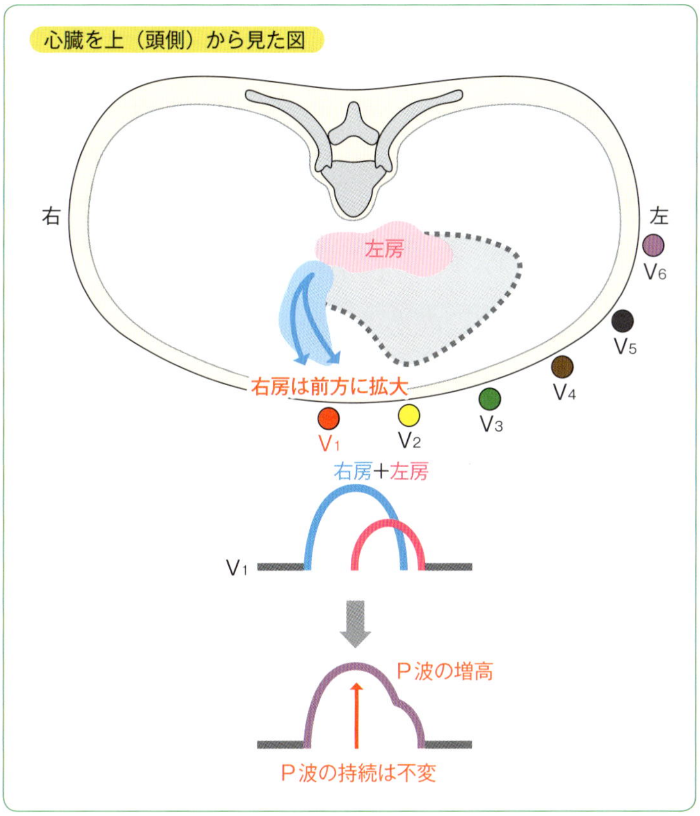

図5 右房拡大のP波（胸部誘導）

肺高血圧：肺高血圧では肺動脈の圧が高くなり，肺へ強く血液を送り出そうとするため右房・右室への圧負荷をきたし，右房・右室が拡大する．右房拡大ではとがったP波，右室拡大では右軸偏位（Ⅰ誘導での深いS波），Ⅲ誘導でのQ波と陰性T波（S-Ⅰ，Q-Ⅲ，T-Ⅲ），V_1-V_3での陰性T波などが認められる．

三尖弁閉鎖不全：三尖弁がうまく閉じないことにより肺動脈へ送られるべき血液が右房に逆流するため，右房・右室に容量負荷をきたし，右房・右室が拡大する．

4 移動性ペースメーカ

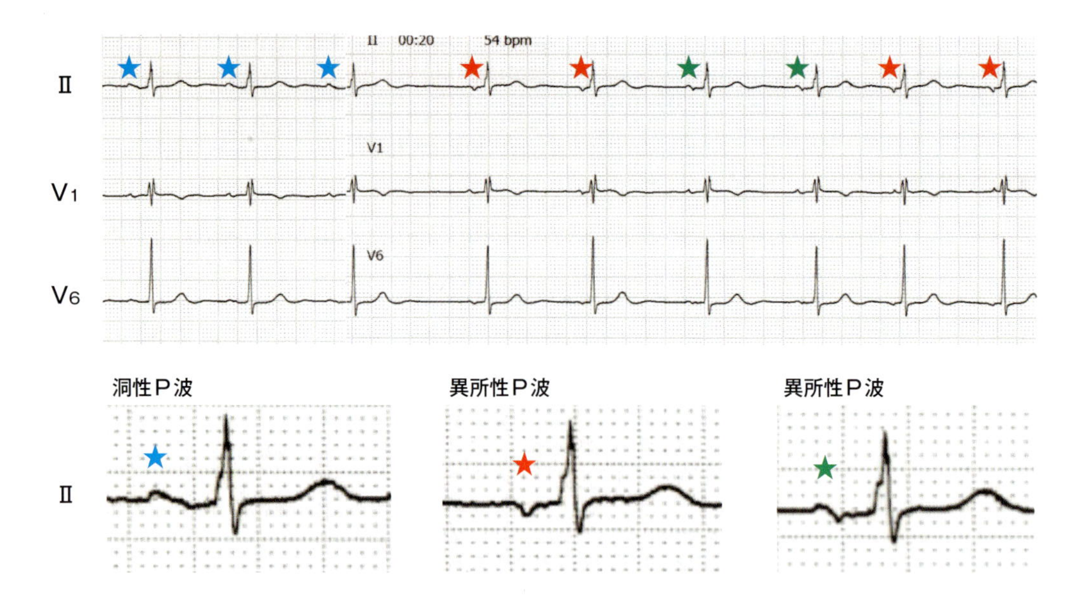

P波の形が変化する

通常，心臓の調律は洞結節が担っています．すべての心臓の組織には自動能が存在していますが，その中で洞結節の自動能が最も高いため，心臓全体を支配することができるのです．移動性ペースメーカでは，洞結節以外の心房の自動能が洞結節と拮抗するほどに亢進し，歩調取りする部位が移動する場合に診断されます．診断基準は3つ以上の異なるP波が認められ，心房レートが100/分未満の場合とされています．100/分を超える場合は多源性心房頻拍という診断になります．上の心電図を見てください．多少，PP間隔にばらつきがありますが，頻拍ではありません．II誘導で観察すると，3種類のP波（陽性★，陰性★，陽性/陰性★）が混在しています．★で示すP波が洞結節から発生したものではないかと考えられます．★のP波はもしかしたら★と★の融合波形かもしれません．特に症状がなければ治療の必要はありません．

洞調律中の異常

2 PQ（PR）の長さが変

どこを見る？ どう考える？ チャート

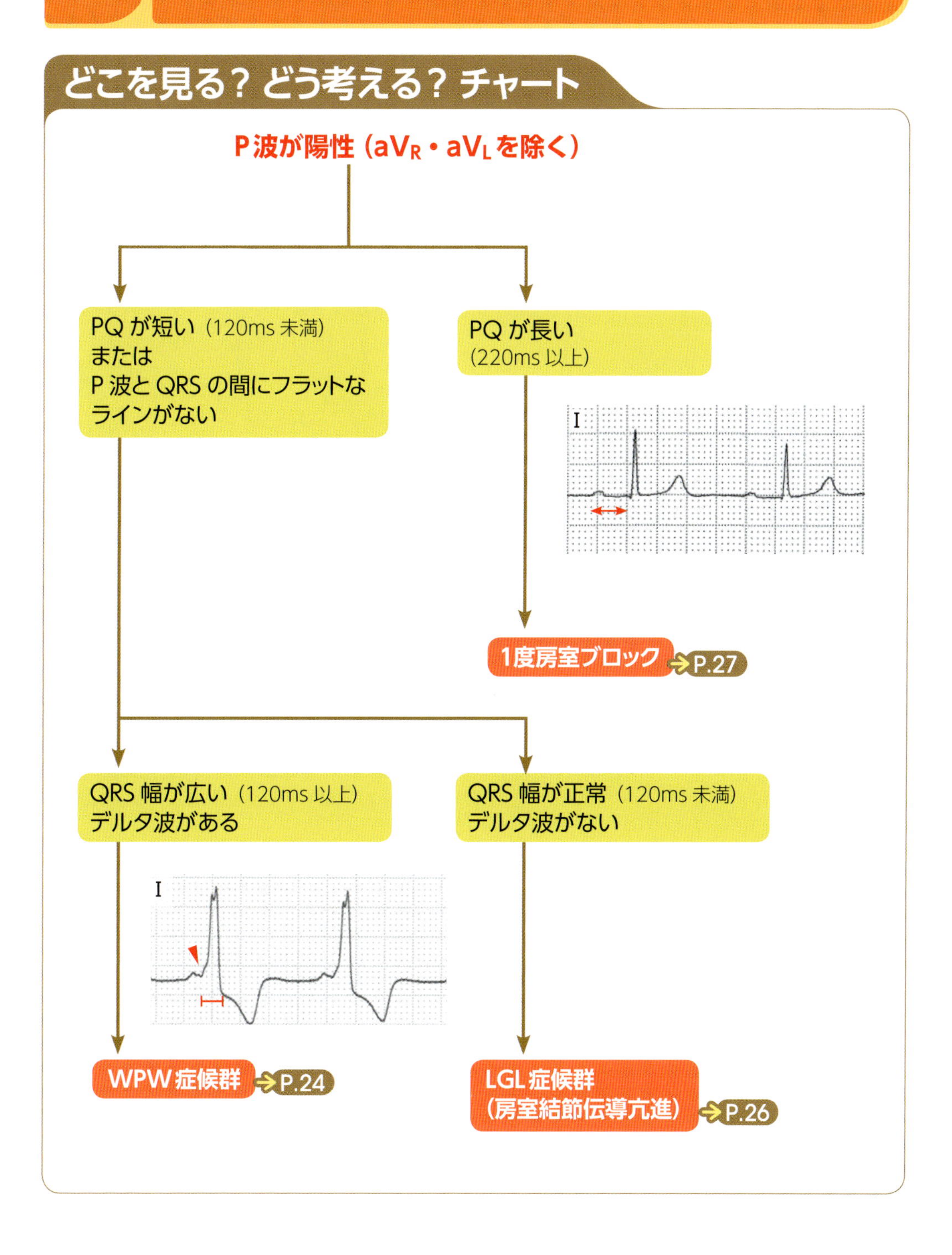

1 WPW 症候群

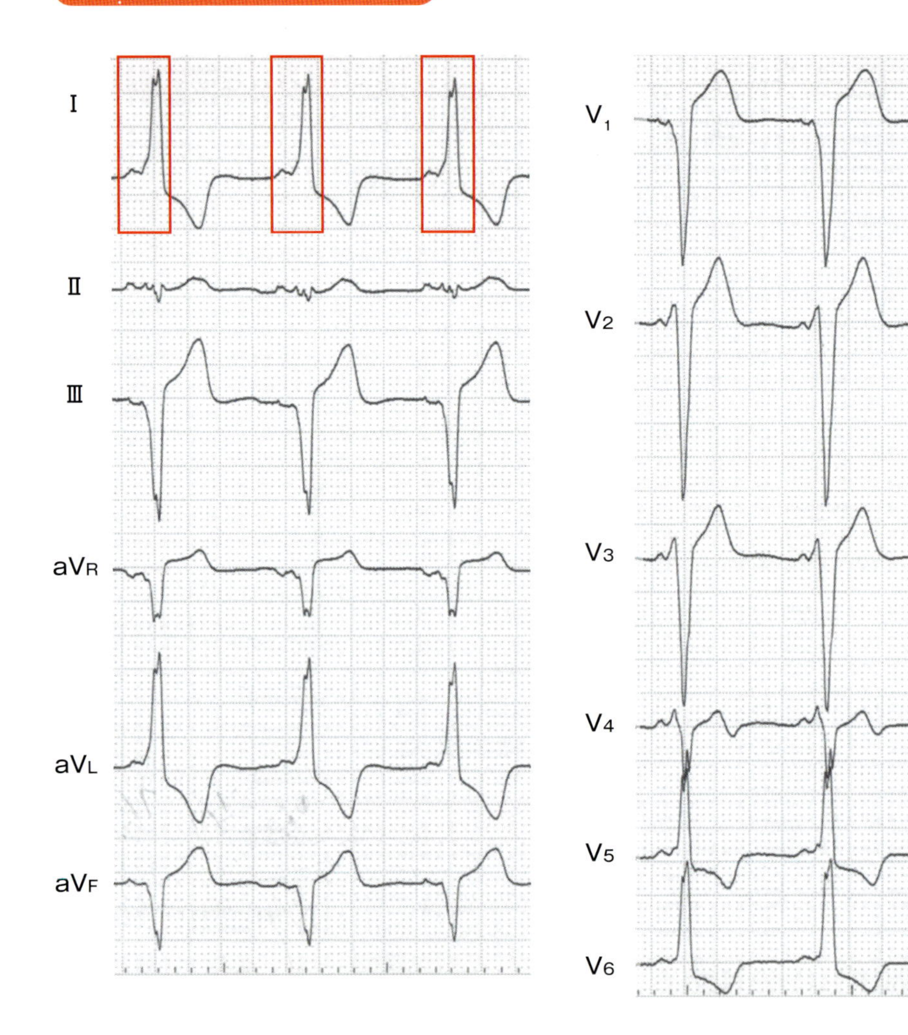

WPW 症候群の心電図のポイント

- 短い PQ（120ms 未満）
- だらりとした QRS の立ち上がり
- 幅広い QRS（120ms 以上）

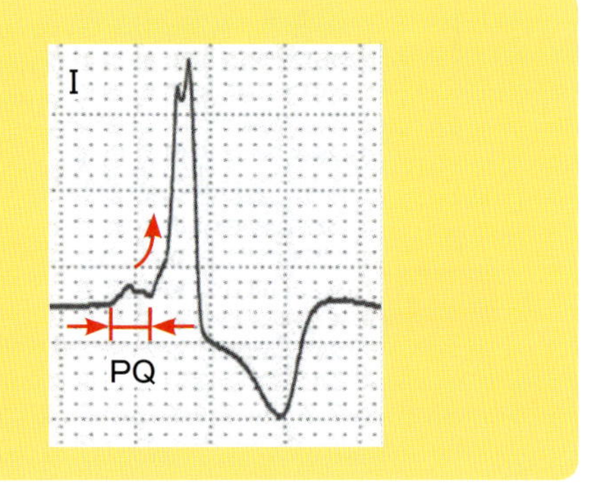

PQが短い

WPW症候群の心電図ができる機序を理解するためには，正常な心電図がどのようにして形成されるかを知っておくことが必要です．正常な心電図では，比較的長いPQとシャープなQRSが認められます．これは房室結節での伝導が遅く，**ヒス-プルキンエ系**での伝導が速いためでしたね．つまり，心臓の収縮には「メリハリ」が効いているわけです．

一方，WPW症候群では**副伝導路**を介してQRSの初期成分が形成されます．副伝導路は，心房と心室の間の房室弁輪（心基部）の外側に貼り付くように存在しています．これは一般の心筋と同じ性質を持っており，房室結節よりも速く心室へ興奮を伝えるため，PQは短くなります（図1）．副伝導路を通った興奮は心基部の心外側から進入してくるので，心内膜側にあるプルキンエ線維に侵入することができず，心筋自体を使って比較的ゆっくりと伝導します．そこで形成されるのが立ち上がりのなだらかな**デルタ（Δ）波**です．つまり，興奮の伝播速度の比が正常と反対になり，心室までは速く，心室から遅くなるのです．「メリハリ」が「ハリメリ」に変わるのです．副伝導路を介すると，全体として心室筋の伝導に時間がかかるためQRSの幅は広くなります（図1）．

ヒス-プルキンエ系：ヒス束からプルキンエ線維までの刺激伝導系を指す．

副伝導路：心房と心室の間にはいくつかの副伝導路があり，WPW症候群に存在する副伝導路をケント（Kent）束ということもある．

デルタ（Δ）波：QRSの初期成分が三角形のように見えるので，デルタ波と名付けられた．

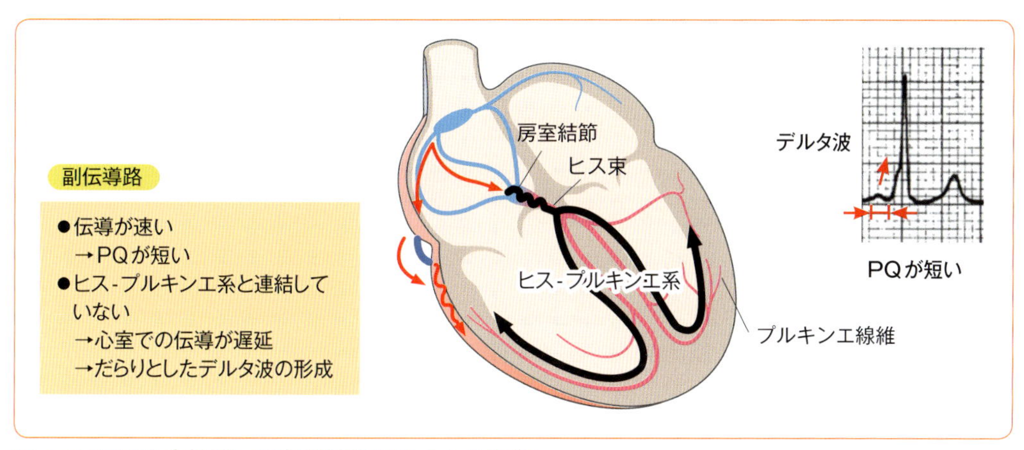

図1 ● WPW症候群：房室副伝導路を介した興奮

副伝導路の多くは心室から心房方向の逆伝導を有し，この伝導方向が発作性上室頻拍の原因になることがあります(p.146 参照)．また，心房細動を合併すると副伝導路を介した伝導によりQRS 幅がより広くなり，一見すると心室頻拍に類似した心電図形態を示します（図 2）．

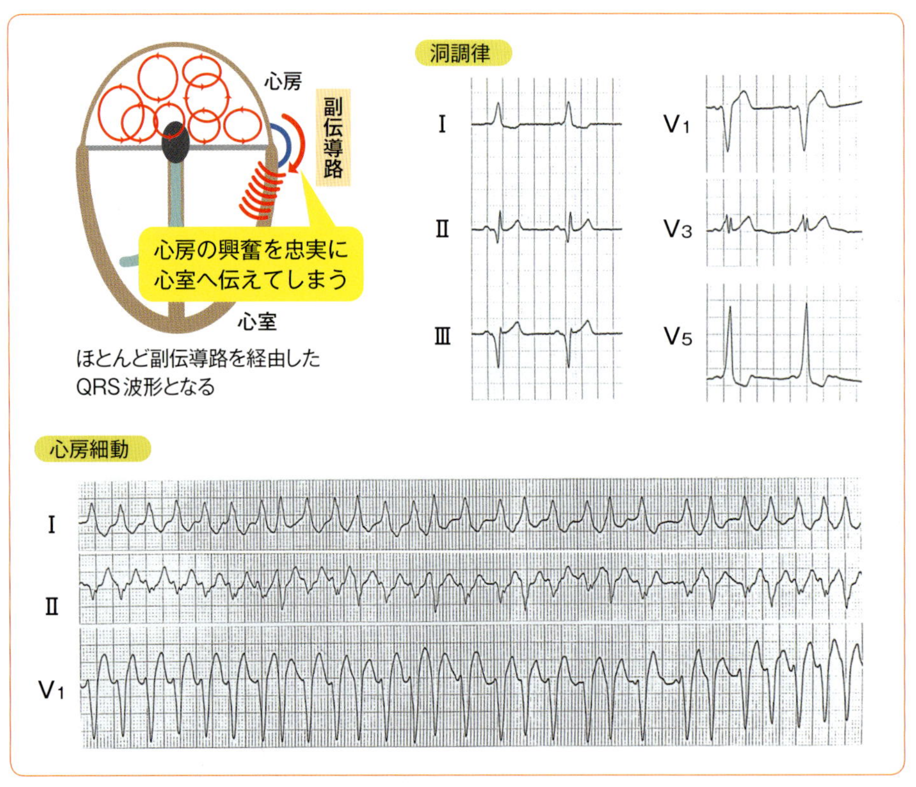

図 2 ● WPW 症候群に合併した心房細動

Note

LGL 症候群（房室結節伝導亢進）

洞調律時の心電図にてPQが120ms未満のShort PQを呈する患者さんに，発作性上室頻拍（多くは房室結節回帰性頻拍）が合併することがあります．以前は房室結節の2点間をバイパスする異常な伝導路（James 線維）が存在するといわれていましたが，最近では房室結節の伝導速度が亢進しているだけだと考えられています．検診などでShort PQを認めても，動悸発作がなければ無治療で経過観察可能です．異所性心房調律については，p.15 参照．

2 1度房室ブロック

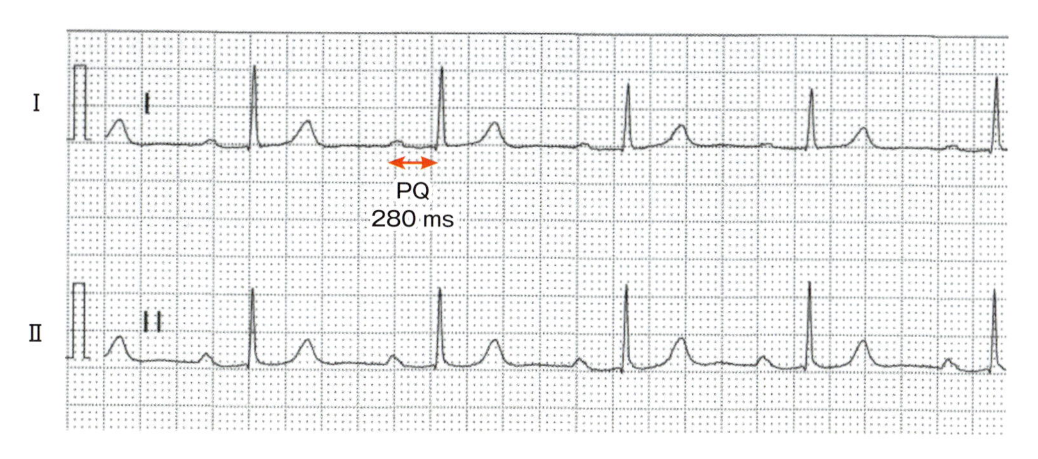

1度房室ブロックの心電図のポイント

●**長い PQ**（220ms 以上）

PQが長い

生理的にPQが長いのは房室結節の緩徐な伝導を反映しており，心房と心室の収縮にわずかな時間差（ため）を作るためだといわれています．この適度な時間差（PQの基準値）は120～220msです．心房から心室へ至る経路のどこかで伝導が遅延し，PQが220ms以上になると1度房室ブロックと診断されます．むろんPとQRSの比は1：1ですが，長すぎるPQは心臓のパフォーマンスを悪化させます．

運動負荷やホルター心電図で洞レートが上昇したときにPQが短縮する傾向があれば，房室結節での伝導遅延が疑われ（交感神経活動の亢進により房室結節の伝導が改善したと考えられ），この場合は重症化することはまれです．しかし，洞レートの上昇によりPQが不変または延長する場合は，ヒス-プルキンエ系の**器質的障害**を表すことがあります．特に脚ブロックや顕著な軸偏位に合併した場合は，注意が必要です（p.49参照）．

器質的障害：線維化や炎症など構造に異常が発生すること．

洞調律中の異常

3 Q 波の幅・深さが変

どこを見る？ どう考える？ チャート

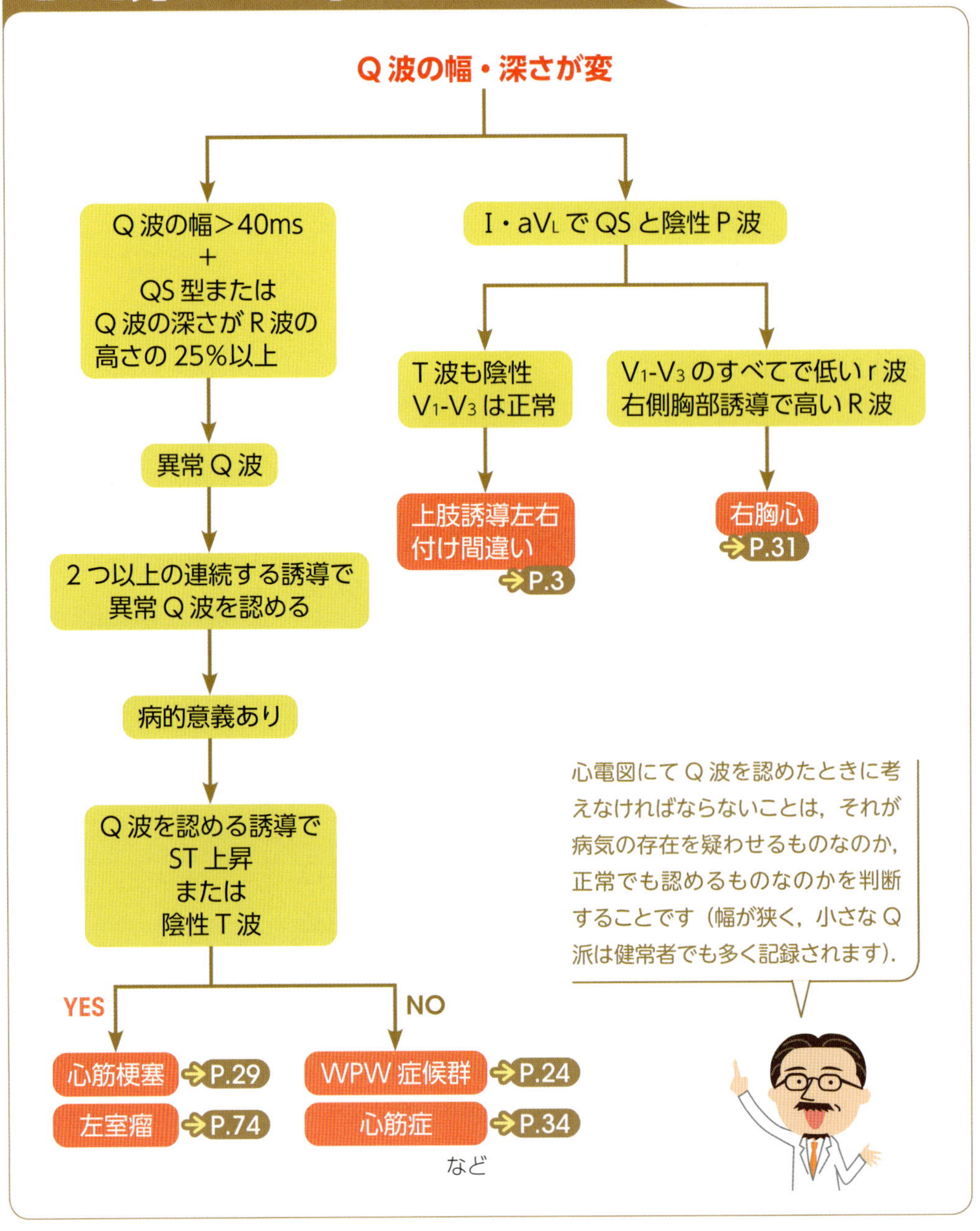

1 心筋梗塞

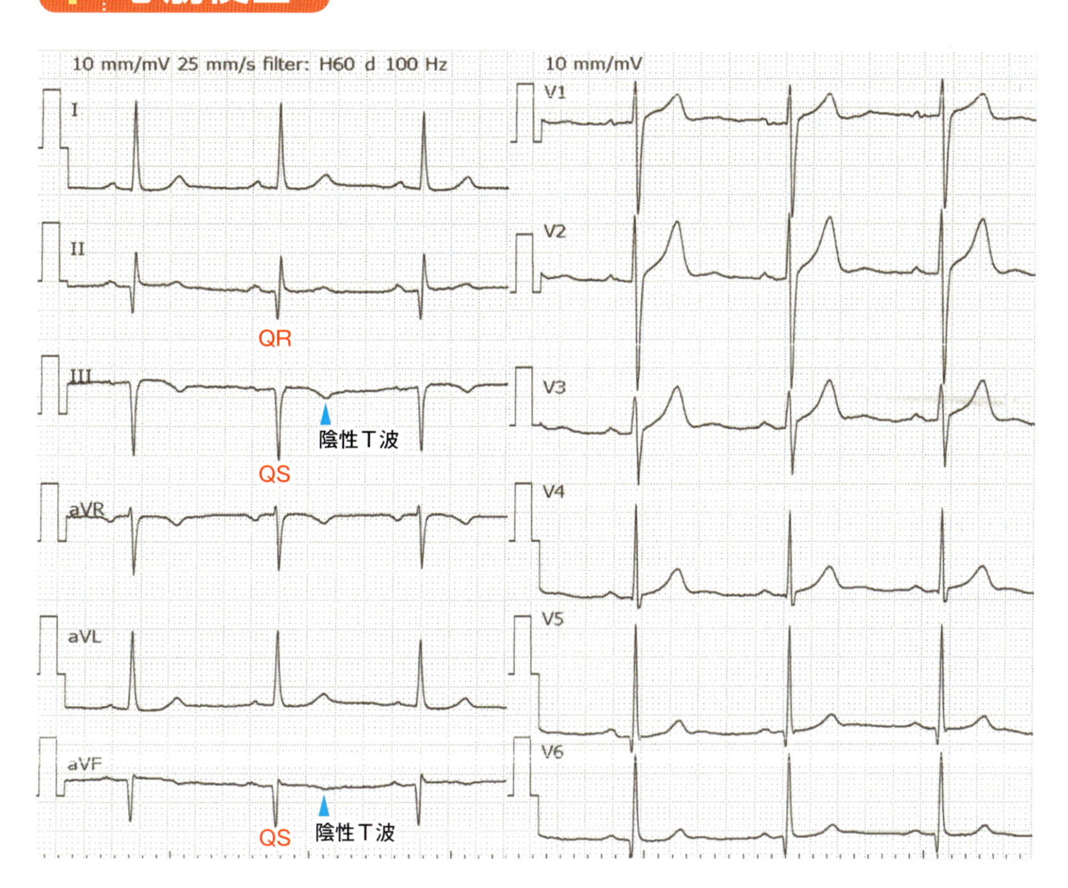

心筋梗塞の心電図のポイント

● **幅広く深いQ波**
（冠動脈支配領域に一致した2つ以上の誘導で
Q波の幅> 40ms
＋Q波の深さがR波の高さの25％以上）

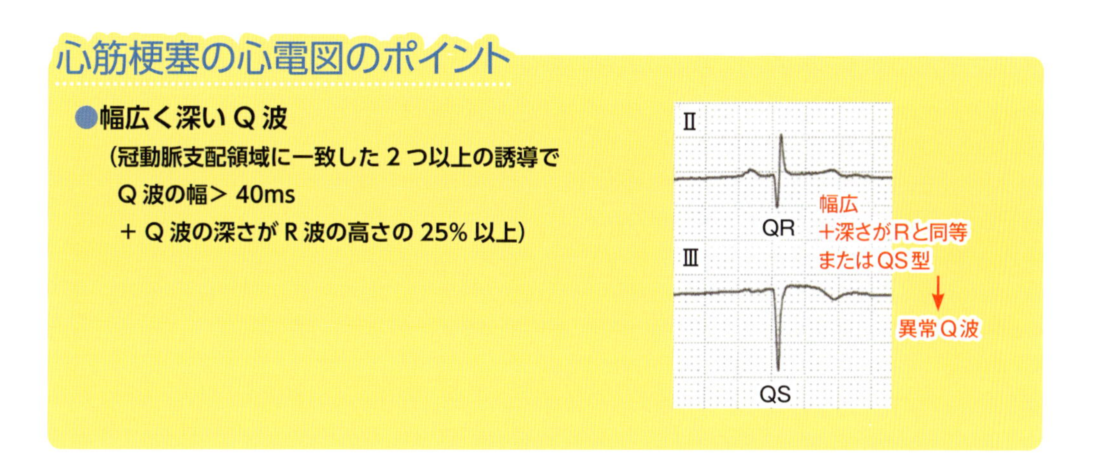

病的なQ波として最も頻度が高いものは，心筋梗塞に伴うものです．心筋梗塞により壊死した心筋が存在すると，**異常Q波**と呼ばれる陰性波が出現します．異常Q波は，通常のQ波に比べて幅広く深いものを指します．

異常Q波：幅が0.04秒以上（心電図の小さな目盛り1mm以上）で，同じ誘導のR波の高さの25％以上の深さがあるものと定義されている．

前頁の心電図は，下壁陳旧性心筋梗塞の心電図です．Ⅱ・Ⅲ・aV_F（2つ以上の連続した誘導）に深くて幅の広い異常Q波が連続して認められます．Ⅱ誘導はQR型で，Q波の深さはR波と同程度であり，異常Q波の条件を満たします．ⅢとaV_Fでは陰性T波も同時に認められ，心筋梗塞を強く示唆します．異常Q波が認められる部位（この患者さんでは右冠動脈の支配領域である下壁）に梗塞巣が存在すると判断されます．V_5・V_6のq波は浅く，幅が狭いので異常Q波の条件を満たしません．心筋梗塞の異常心電図からは発症の時期，病巣の部位と広がりを推定する必要があります．

正常人でも，Ⅲ・aV_F・aV_L誘導などで深いQ波を認めることがありますが，異常所見ととらえるには2つ以上の連続する誘導（例えばⅡ＋Ⅲ誘導）において異常Q波が存在する必要があります．また，ST上昇や陰性T波を伴っていれば心筋梗塞との鑑別が容易になるので，いくつかの所見を総合して診断するとよいでしょう．

注意！

気をつけなければいけない点は，正常人でも時に比較的深いQ波を認めることと，心筋梗塞のときにはいつでもQ波が出現するわけではないということです．

心筋梗塞以外では，肥大型心筋症，拡張型心筋症，WPW症候群，慢性閉塞性肺疾患，心室内伝導障害などでもQ波を生じることがあります．

2 右胸心

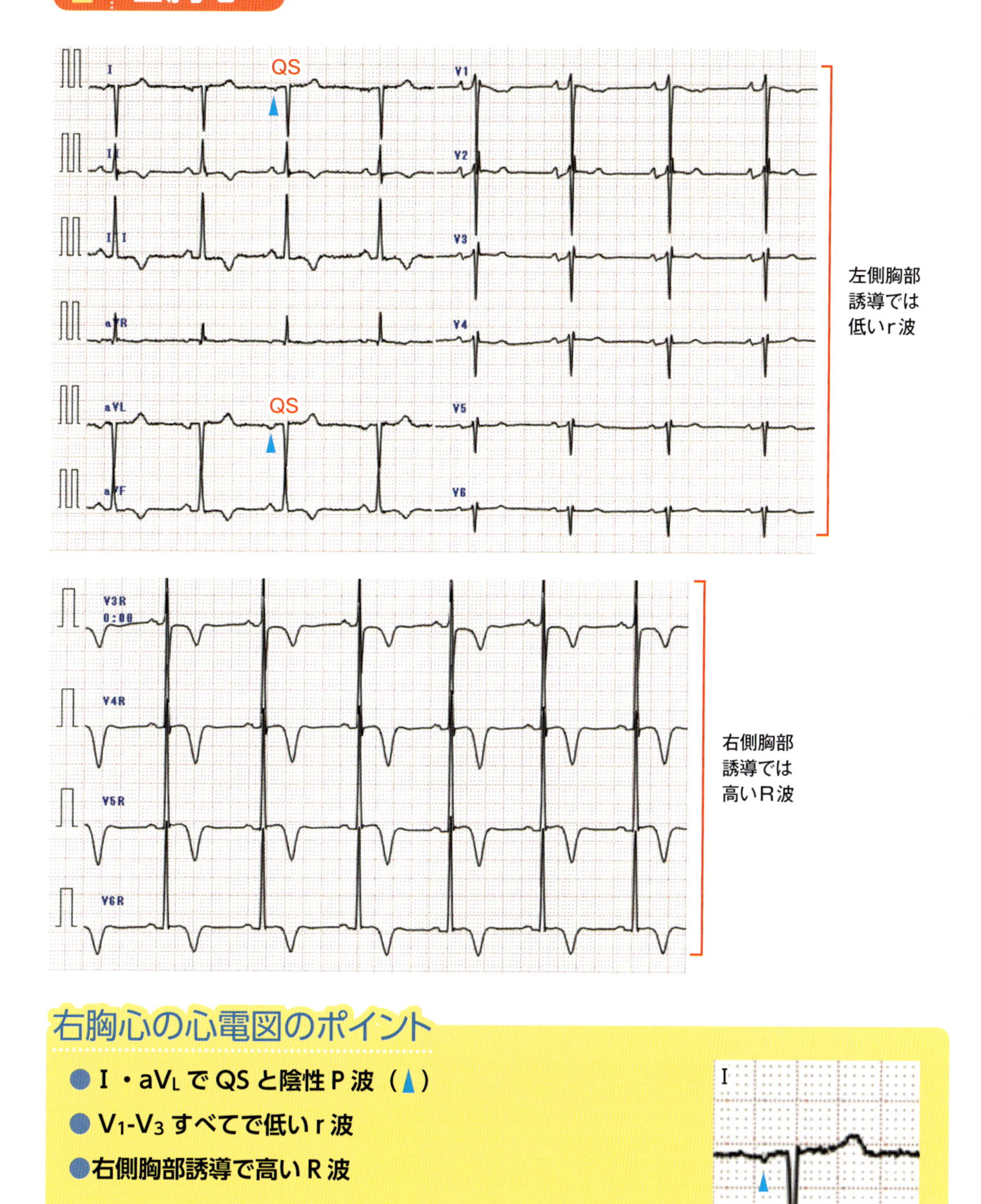

右胸心の心電図のポイント

- I・aV_L でQSと陰性P波（▲）
- V_1-V_3 すべてで低いr波
- 右側胸部誘導で高いR波

図1の胸部X線写真を見てみてください．普段から胸部X線写真を見ている方なら違和感を覚えるでしょう．通常だと真ん中から左寄りにある心陰影が右寄りに存在しています．また，大動脈の陰影も脊椎の右側に見えます．この症例では内臓の左右の位置が逆転しているのです．このような症例を右胸心といいますが，心臓の位置が左右逆になっているので，当然，心電図の形も変わってきます．

心電図の特徴は，Ⅰ・aV_L 誘導で陰性P波を認め，QRS波形もⅠ誘導ではQS型で陰性成分が大きく，Ⅱ・Ⅲ・aV_F 誘導では陽性で，電気軸が右下方向に向かっています（通常は左下方向）．胸部誘導はrSあるいはrSr'型となっており，いずれも小さなr波と深いS波からなっています．一方，右側胸部誘導（V_{3R}・V_{4R}・V_{5R}・V_{6R} 誘導）では左側に比べて高いR波を呈しており，右胸心を示唆する所見です．

注意！

右胸心を示唆する心電図の四肢誘導を見たときに鑑別しなければならないのは，左右上肢の誘導を付け間違えていないかということです．正常症例の四肢誘導の付け間違いであれば胸部誘導は正常なので，鑑別は容易です．

強い右軸偏位を呈する右室肥大も鑑別すべき病態のひとつですが，多くは肺性P波を伴っていたり，前胸部誘導においてR波の増高が認められるため，こちらも鑑別は可能です（p.47参照）．

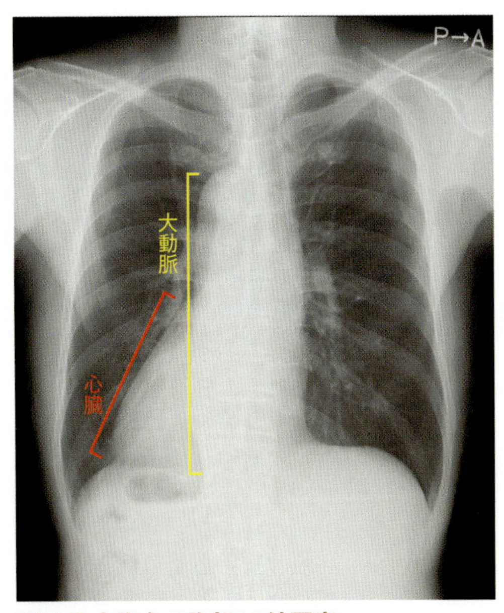

図1● 右胸心の胸部X線写真

洞調律中の異常

4 胸部誘導のR波が大きい・小さい

どこを見る？ どう考える？ チャート

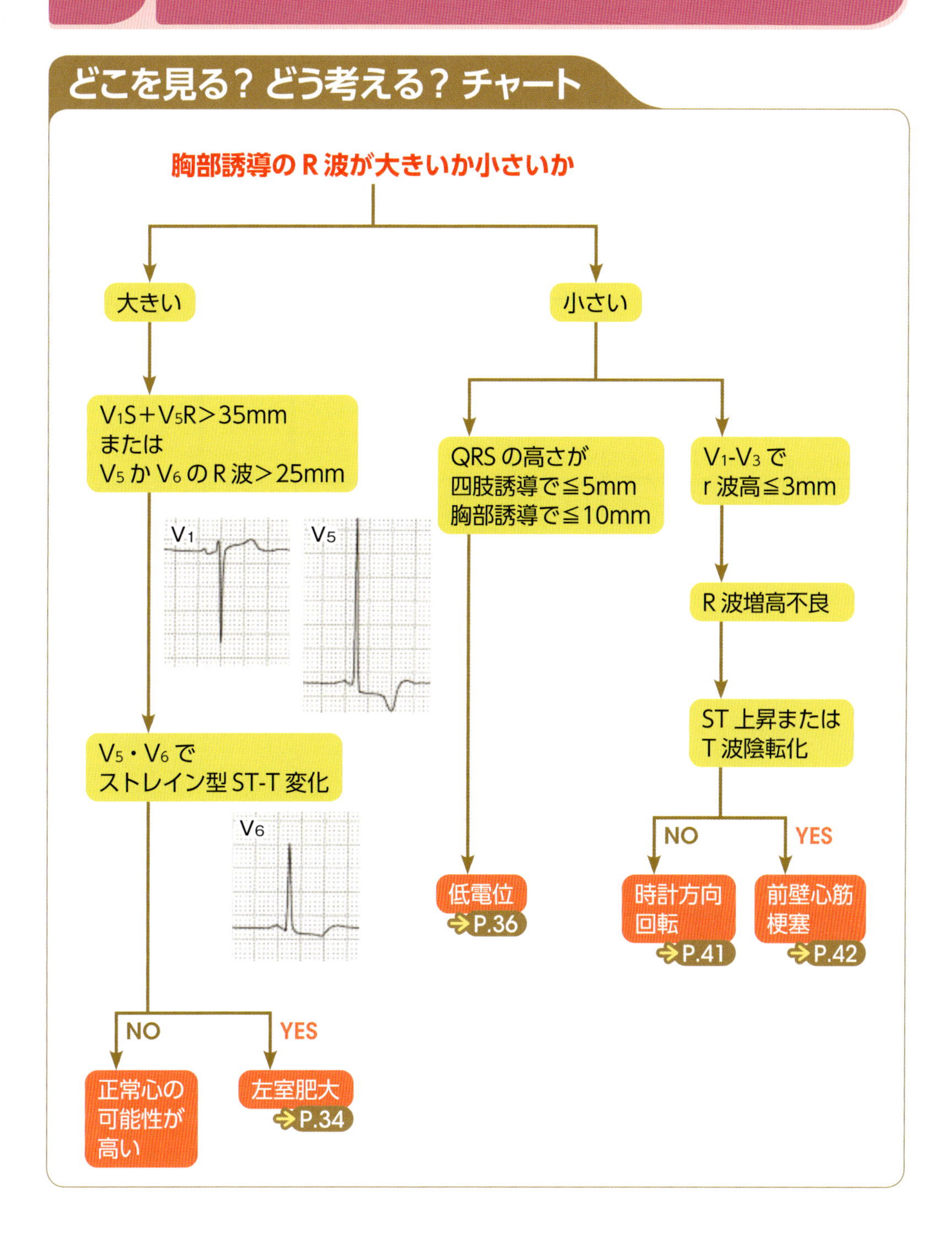

1 左室肥大

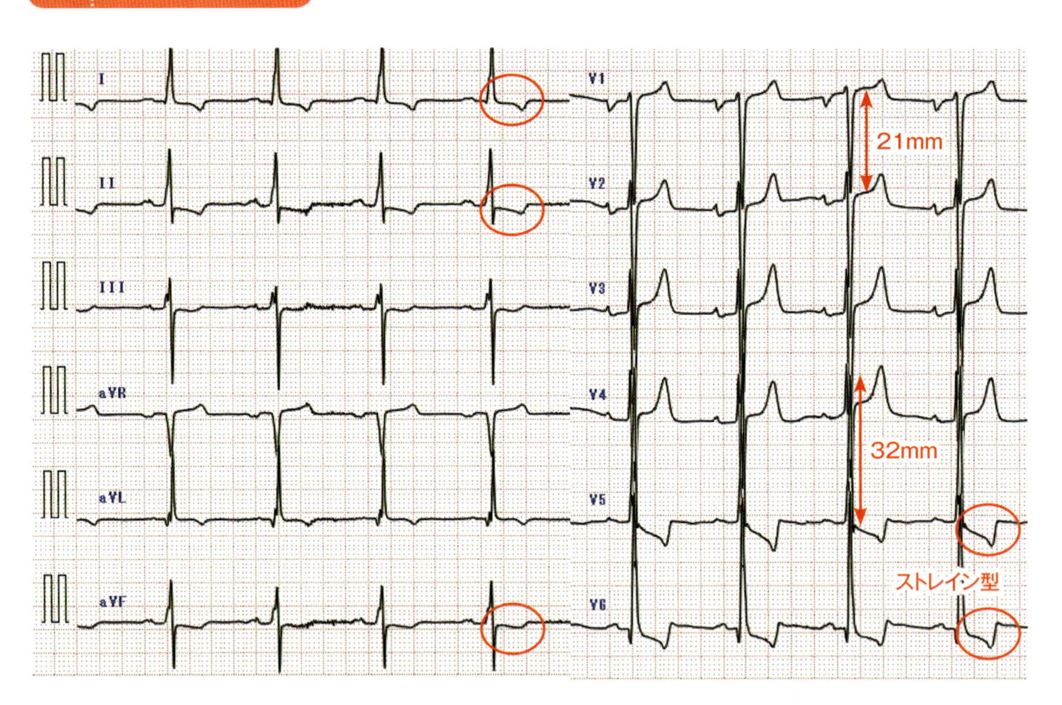

左室肥大の心電図のポイント

- **R 波が大きい（$V_1S + V_5R > 35mm$）**
- **V_5・V_6 でストレイン型 ST-T 変化**

上の心電図では，V_1 の S 波が 21mm，V_5 の R 波が 32mm であり，Sokolow-Lyon の左室肥大の基準を満たしています（次頁参照）．またⅠ・Ⅱ・aV_F・V_5・V_6 では，緩やかな右下がりの ST 低下と陰性 T 波を認め，これは典型的なストレイン型です．心電図で左室肥大所見を呈する疾患の有無を評価するために心エコー図検査を行ったところ，原因不明の心室中隔の限局的な肥厚を認め，肥大型心筋症と診断しました．

R波が大きい

胸部誘導のR波が大きいときに診断しなくてはならないのは，左室肥大の基準を満たすかどうかです．肥大した左心室では，より大きな電気的な活動が起こり，左室側を見る誘導，つまり，Ⅰ・aV_L・V_5・V_6誘導ではR波が高くなり，逆に右側誘導であるV_1・V_2誘導ではS波が深くなります．

この特徴を用いた左室肥大の診断基準として最も知られているのは，Sokolow-Lyonの基準で，V_1のS波＋V_5・V_6のR波（いずれか大きいほう）≧35mmであれば左室肥大の条件を満たします．ほかにもV_5またはV_6のいずれかのR波≧26mmまたは≧30mmという基準もあります．

しかし，これらの方法では左室肥大の把握は十分にできません．特に若年者では**偽陽性**が多く，肥満症例や慢性閉塞性肺疾患患者では**偽陰性**が多くなってしまいます．そこで，左室肥大におけるもうひとつの所見，ストレインを観察する必要があります．ストレインとは，ひずんだという意味で，右下がりの緩やかなST下降に続いてT波が陰転化する所見を指します．ストレイン型は，左室側を見る誘導であるⅠ・aV_L・V_5・V_6誘導で最もよくみられます．

左室肥大をきたす主な疾患としては，高血圧性心疾患，肥大型心筋症，大動脈弁狭窄症が挙げられます．心電図から左室肥大を疑うときはこれらの疾患を念頭において，心エコー図検査などを追加して評価します．

偽陽性：実際には陰性であるのに，陽性の結果が出ること．ここでは，左室肥大がないのに基準を満たしてしまうこと．

偽陰性：実際には陽性であるのに，陰性の結果が出ること．ここでは，左室肥大があるのに心電図基準を満たさないこと．

2 低電位

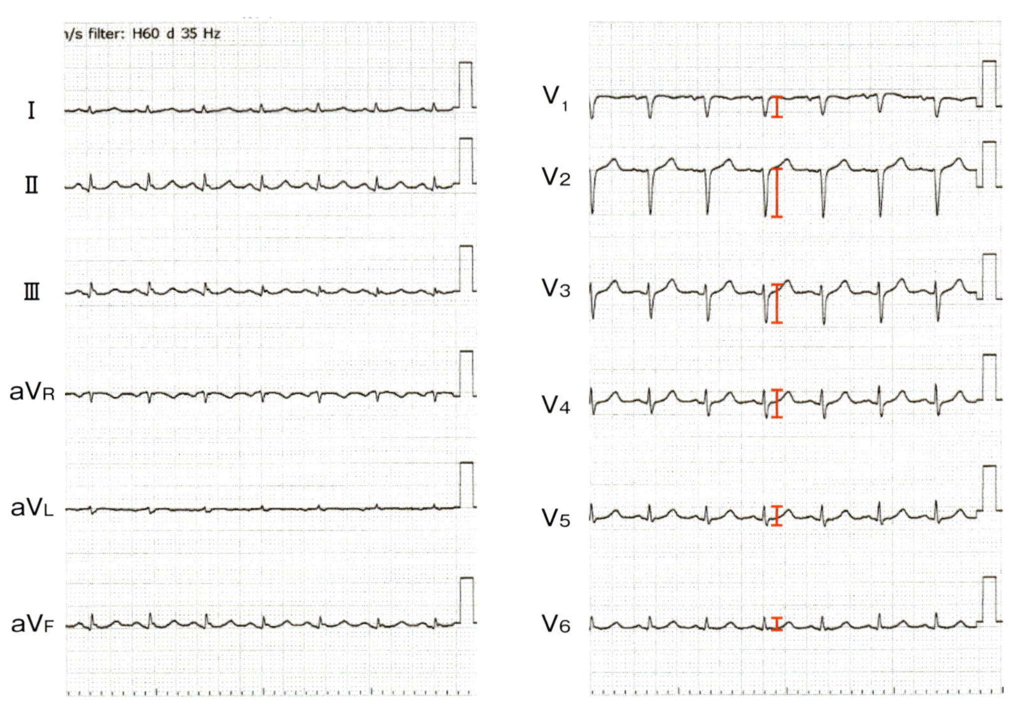

労作時呼吸困難にて来院した患者さん．四肢誘導，胸部誘導いずれの誘導も低電位となっている．

低電位の心電図のポイント

- **R 波が小さい（四肢誘導で≦ 5mm，胸部誘導で≦ 10mm）**

心電図における低電位は，四肢誘導のすべての誘導でQRS 電位が≦ 5mm，あるいは胸部誘導で≦ 10mm である場合に診断します．低電位は，何らかの原因で電極から心臓までの距離が増加したときや，心臓と電極間で空気などにより絶縁された状態になると生じやすくなります．たとえば，慢性閉塞性肺疾患では慢性的に肺の含気量が多い状態になるため，低電位を呈しやすくなります．また，アミロイドーシスなどで，心筋が電気的活動を行わない蛋白に置き換わっているときにも，低電位になります．

前頁の心電図では，四肢誘導すべてで QRS 電位が 5mm 以下となっており，低電位を示しています．また，胸部誘導では，V_2 のみ QRS 電位が 11mm ですが，そのほかの誘導では 10mm 以下であり，低電位傾向となっていました．心エコー図検査を施行すると，全周性に心嚢液貯留を認めていました．労作時呼吸困難の原因は，心嚢液貯留による心タンポナーデであると判断し，心嚢ドレナージを行いました．

貯留していた心嚢液の一部を排液した後の心電図（図 1）では，四肢誘導はまだ低電位の所見を呈していますが，胸部誘導の V_2-V_5 では QRS 電位が 10mm 以上に改善しています．本症例では，心嚢液の細胞診にてがん細胞が検出され，CT 所見にて肺がんを疑う結節影を認めており，原発性肺がんに伴うがん性心膜炎と診断しました．

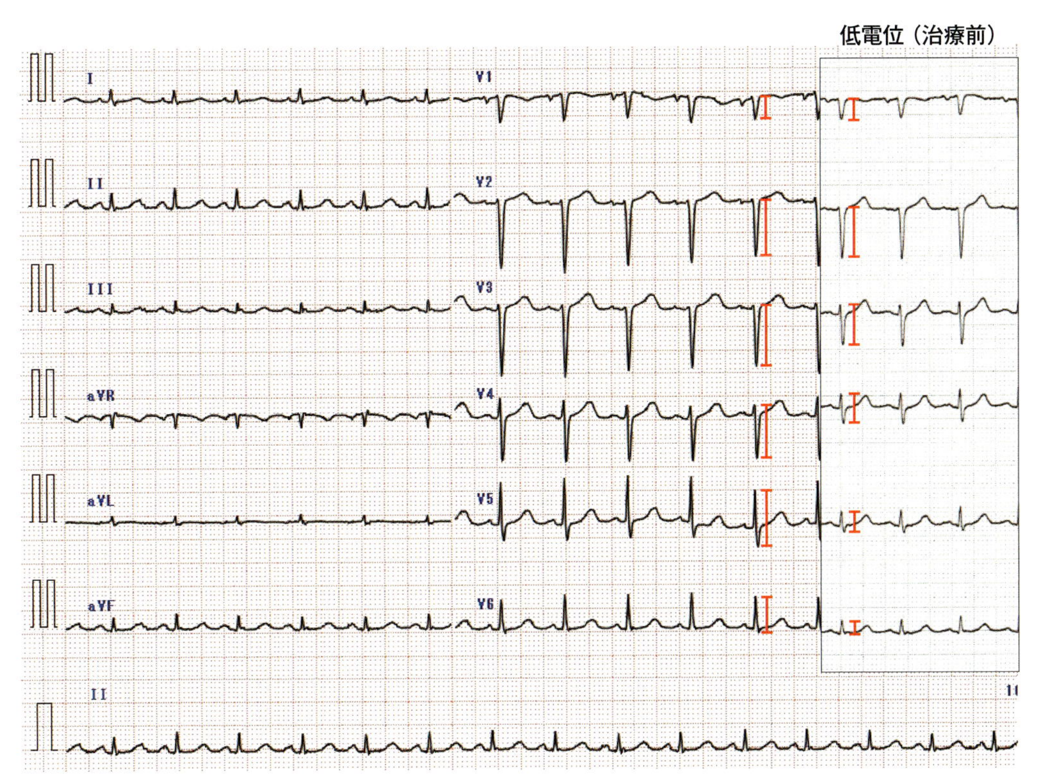

図 1 ● 心嚢ドレナージ後の波高の改善

3 R 波増高不良（poor R progression）

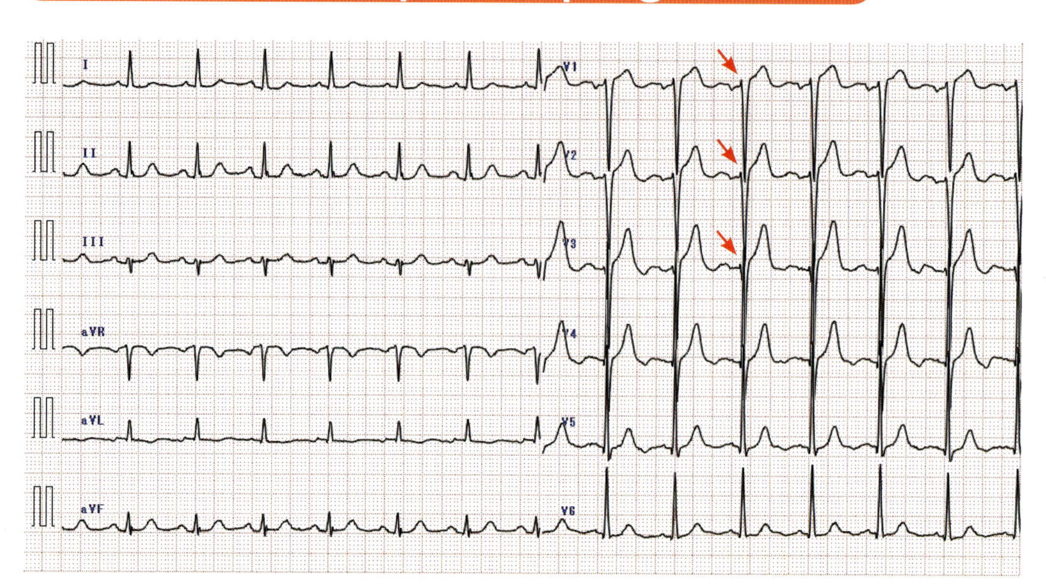

R 波増高不良の心電図のポイント

- **R 波が小さい**

  (V_1-V_3 誘導で≦ 3mm)

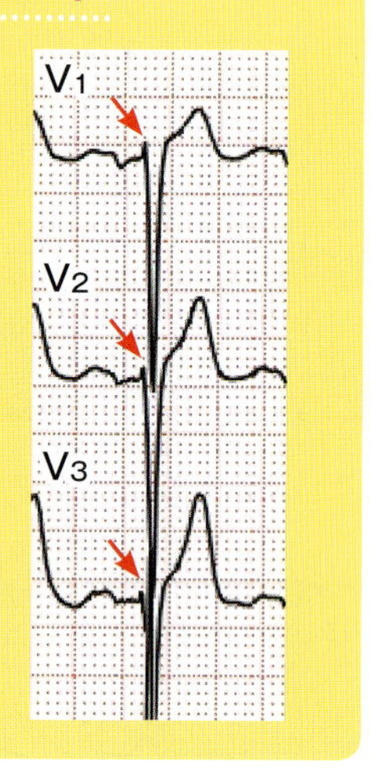

p.42 に心筋梗塞後の R 波増高不良の心電図を示していますので，比べてみてください．

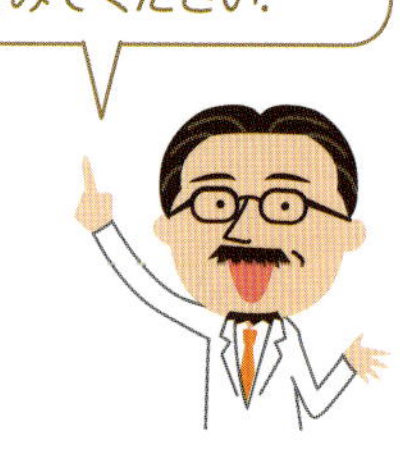

上の心電図では V_1-V_3 誘導の r 波高は 3mm 以下となっており，R 波増高不良の基準を満たしています．心筋梗塞が疑われますが，これ以外の心電図異常を認めず，さらに心エコー図検査は正常（壁運動に異常はなし）で，時計方向回転と診断されました．

正常な胸部誘導では，V_1 から V_6 にいくに従って徐々に R/S 比が大きくなるグラデーションのような波形を描きます．V_1-V_3 のすべての誘導において R 波の増高が小さく，高さ≦ 3mm のとき，R 波増高不良といいます．

R 波増高不良をきたす原因にはさまざまなものがあり，時計方向回転（p.41 参照），肥満，慢性閉塞性肺疾患，心嚢液貯留，心膜炎などが挙げられます．V_1-V_3 での R 波増高不良をきたす原因にはいくつかありますが，前胸部の心筋の起電力が低下している前壁心筋梗塞や心筋症を鑑別する必要があります．

一方，正常人でもやせ型で胸が薄い方，胸郭の中央にくぼみがある方などでは，心臓が垂直位（X 線写真で見ると細く立ったような位置）になり，電極が心臓に対して高位になりがちなので R 波増高不良をきたすことがあります．また，左室肥大所見でも，V_1-V_3 では R 波高が低くなることがあります（p.34 参照）．さらに慢性閉塞性肺疾患の患者さんでは，電気軸が右側かつ後側に偏位することですべての胸部誘導で S 波がみられ，R 波増高不良を呈することがあります．

洞調律中の異常

5 QRSの移行帯が変

どこを見る？ どう考える？ チャート

QRSの移行帯が変（通常の移行帯はV_3あるいはV_4）

移行帯が V_1・V_2

- 移行帯以外の異常なし → 反時計方向回転 →P.41
- V_1-V_3でR波増高とST低下 → 後壁心筋梗塞 →P.45
- V_1-V_3でR波増高とストレイン型ST-T変化 → 右軸偏位 → 右房拡大 → 右室肥大 →P.47

移行帯が V_5・V_6

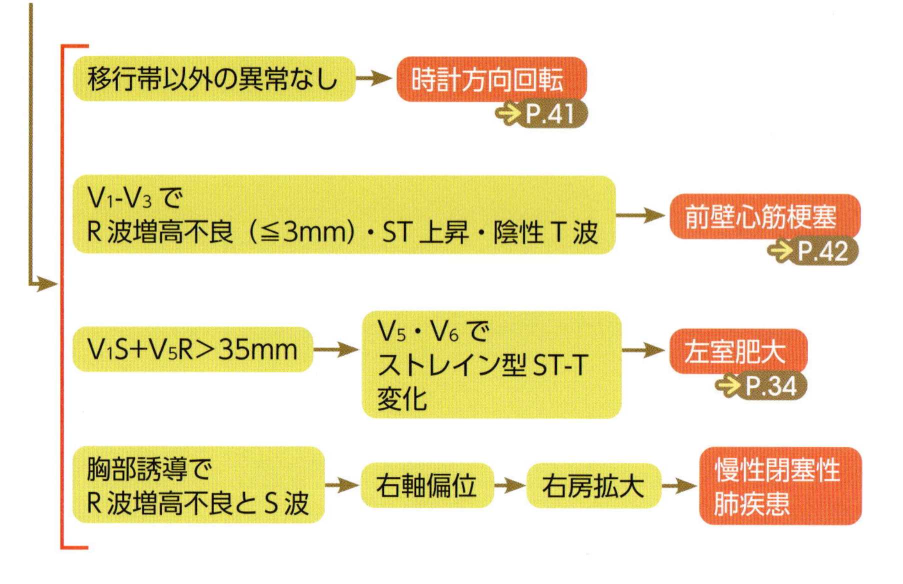

正常心電図における胸部誘導では，$V_1 \rightarrow V_6$ にいくに従って，徐々に R 波が増高し，S 波が浅くなって（R/S 比が大きくなって）いきます．そうすると，どこかで R 波の高さと S 波の深さが逆転する誘導があります．移行帯とは，その R 波の高さと S 波の深さが等しくなる部位のことをいいます（図 1）．通常，移行帯は V_3 または V_4 にあります．
その移行帯が変化する病態について，考えてみましょう．

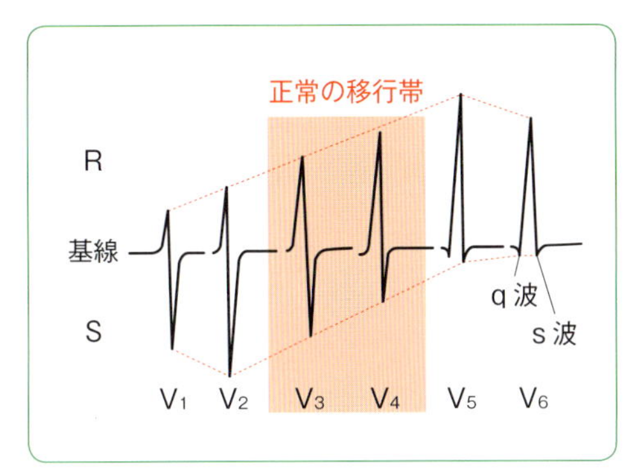

図 1 ● 移行帯

1 時計方向回転・反時計方向回転

時計方向回転・反時計方向回転の心電図のポイント

- 移行帯以外の異常なし
- 移行帯が V_1・V_2 →反時計方向回転
- 移行帯が V_5・V_6 →時計方向回転

心電図の電極の位置は肋間（胸郭）によって決められますが，心臓と胸郭の位置関係は人によってさまざまです．したがって，心臓が長軸（頭尾軸）に回転するだけで移行帯が移動します．移行帯が V_5 あるいは V_6 にあれば心尖方向から見て時計方向回転といい，V_1 または V_2 にあれば反時計方向回転といいます（図 2）．移行帯の変化は，何らかの心疾患により R 波の波高が変化することでも生じます．

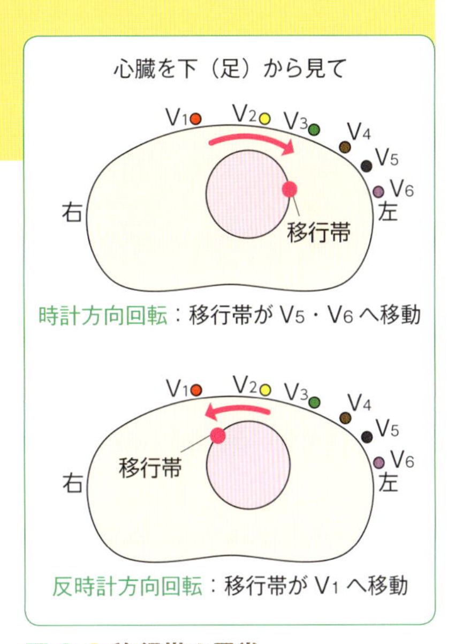

図 2 ● 移行帯の異常

2 前壁心筋梗塞

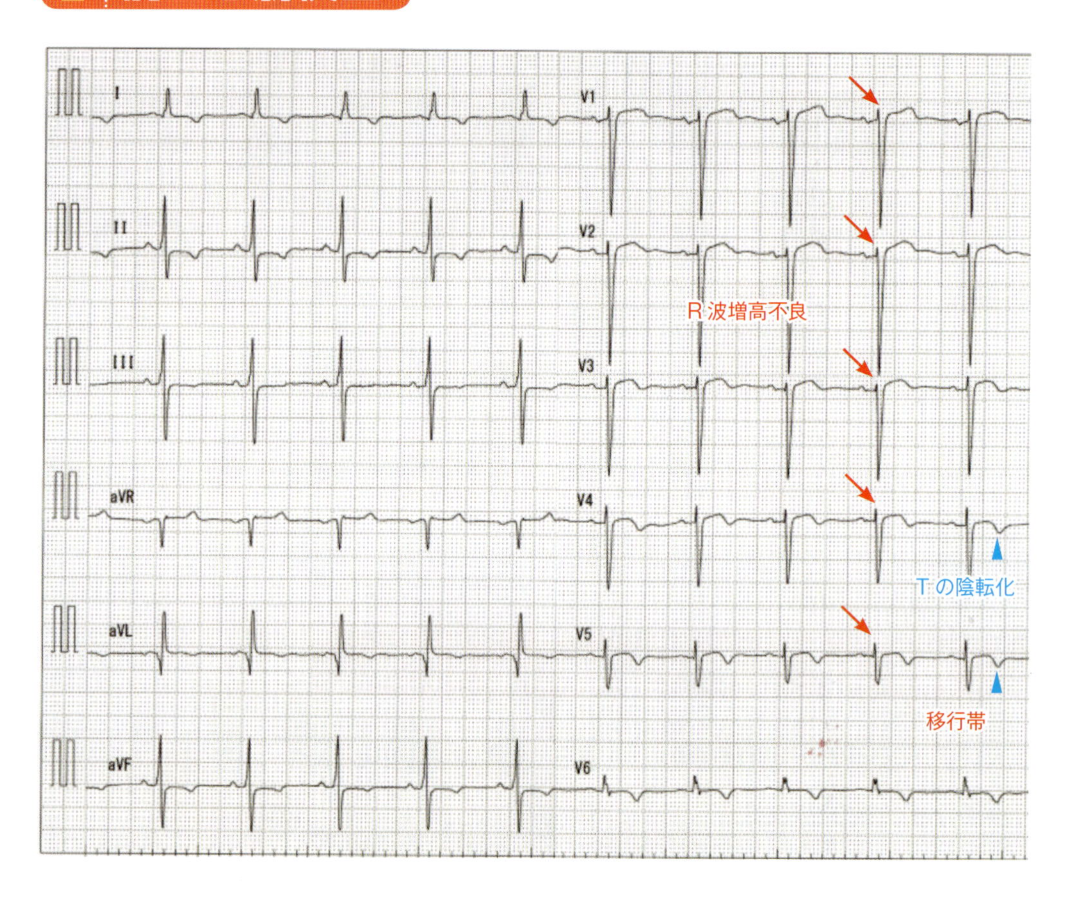

前壁心筋梗塞の心電図のポイント

- **移行帯が V_5・V_6**
- **V_1-V_3 で R 波増高不良（≦ 3mm）・ST 上昇・陰性 T 波**

前壁の心筋梗塞では，梗塞部位である左室前側の起電力が低下しているため，近い誘導である前よりの誘導（V_1-V_3）で R 波の高さが低くなります．

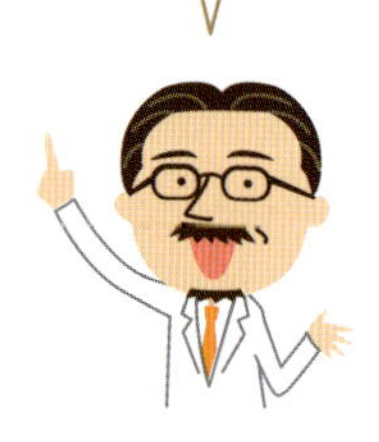

左冠動脈前下行枝近位部が責任病変となるような心筋梗塞では，対角枝が灌流する前側壁も壊死領域に含まれるため，V_1-V_4 で R 波高が低下し，移行帯が V_5 以降になることがあります．これは心筋梗塞により移行帯が変化する一例です．この場合は，同じ誘導で ST 上昇や陰性 T 波といった虚血性変化を伴います．

図3は，2時間前から持続する胸痛を主訴に救急外来を受診したときに施行した心電図です．V_1-V_4でST上昇を認め，対側の誘導であるⅡ・Ⅲ・aV_FでSTが低下しています．V_1とV_2ではR波が消失しています．心エコー図検査の結果も合わせて，急性心筋梗塞と診断し，緊急冠動脈造影を行いました．冠動脈造影では左冠動脈前下行枝近位部に閉塞病変を認めたため，ステント留置を行い，血流は再開しました．

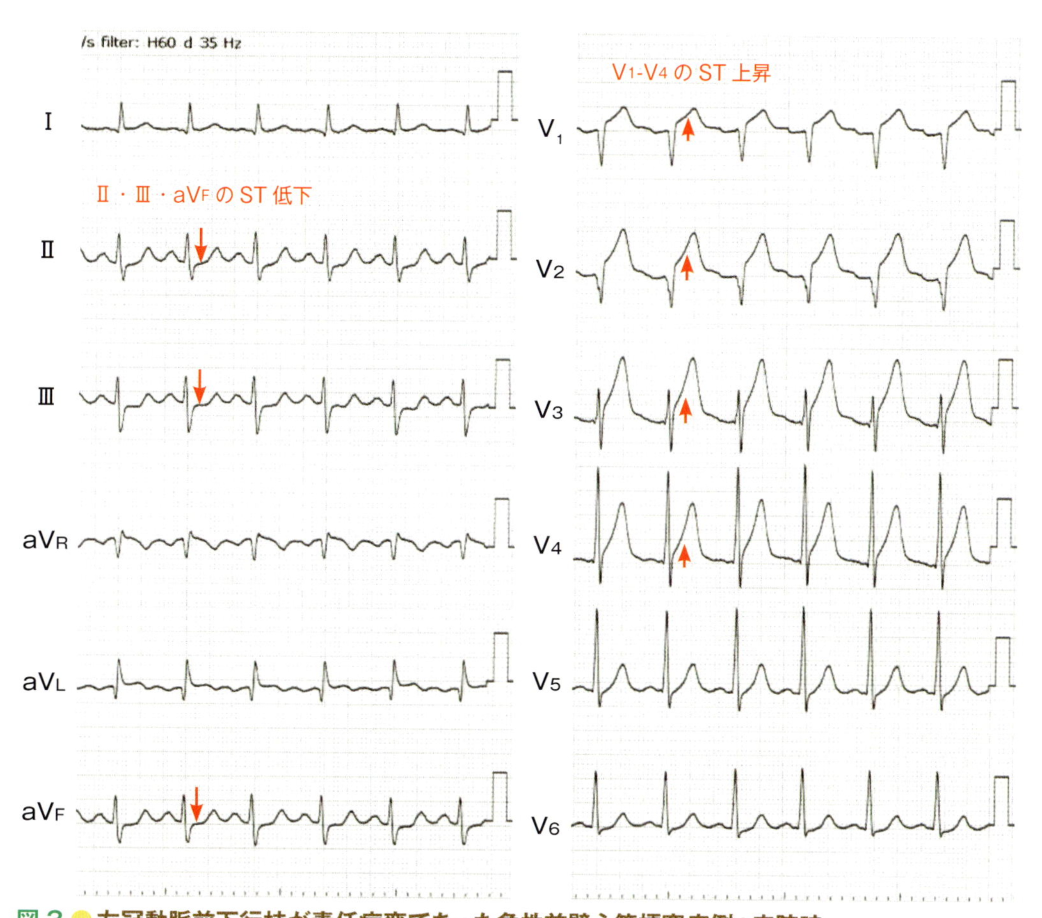

図3 左冠動脈前下行枝が責任病変であった急性前壁心筋梗塞症例：来院時
V_1・V_2誘導で異常Q波（QS型）とV_1-V_4でST上昇とT波の先鋭化を認め，前壁中隔領域の急性心筋梗塞（発症2時間後）．Ⅱ・Ⅲ・aV_FのST低下は前壁誘導でのST上昇の鏡面像．

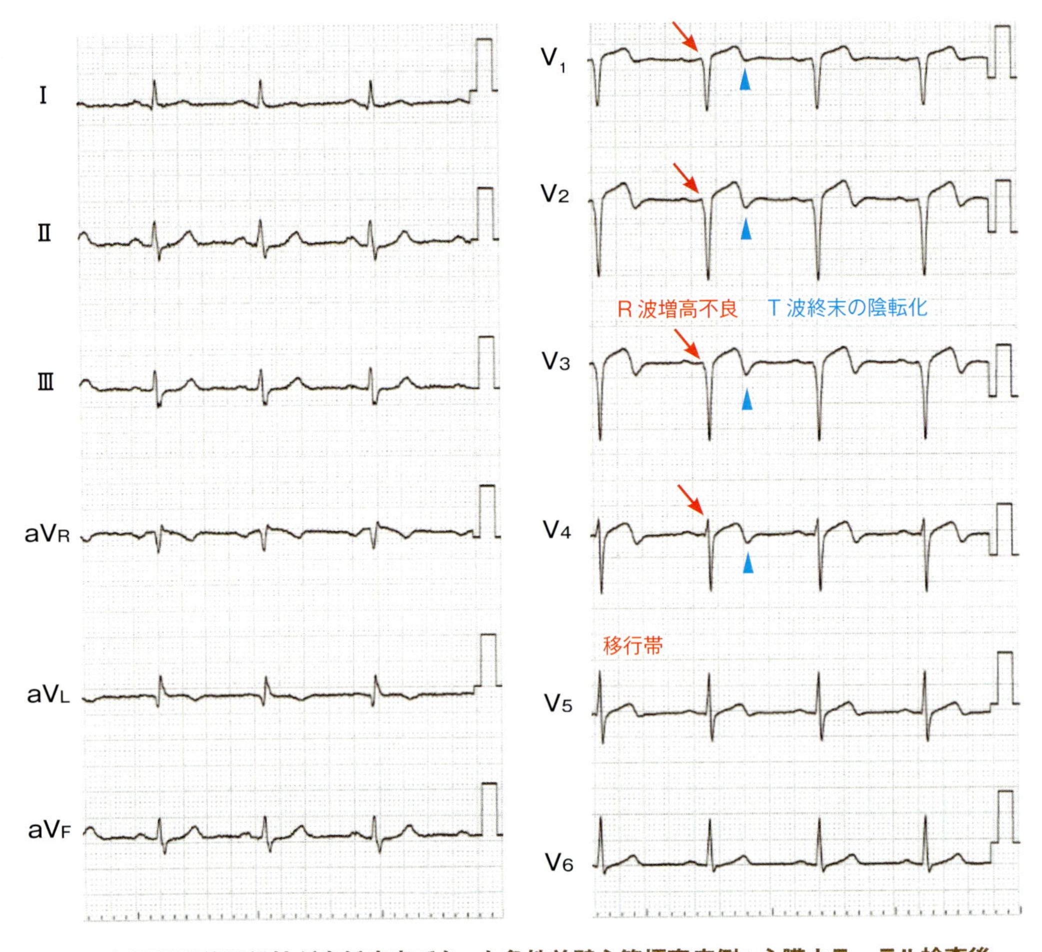

図 4 ● 左冠動脈前下行枝が責任病変であった急性前壁心筋梗塞症例：心臓カテーテル検査後

図 3 の患者さんの治療が終了し，集中治療室に帰室した際の心電図を図 4 に示します．受診時の心電図（図 3）と比較すると，V_1-V_4 での ST 上昇は軽減し，T 波の陰転化を認めています．この T 波の陰転化は心筋梗塞後の自然経過でしばしば生じる所見です．一方，R 波については，V_1-V_3 で R 波が消失し，V_4 でも小さな r 波を認めるのみで，移行帯は V_5 に変化しています．この移行帯の変化は，心臓の回転によるものではなく，前壁の心筋壊死により起電力が低下し，V_1-V_4 での R 波高が低下したことによるものと考えられます．

3 後壁心筋梗塞

発症早期の後壁心筋梗塞

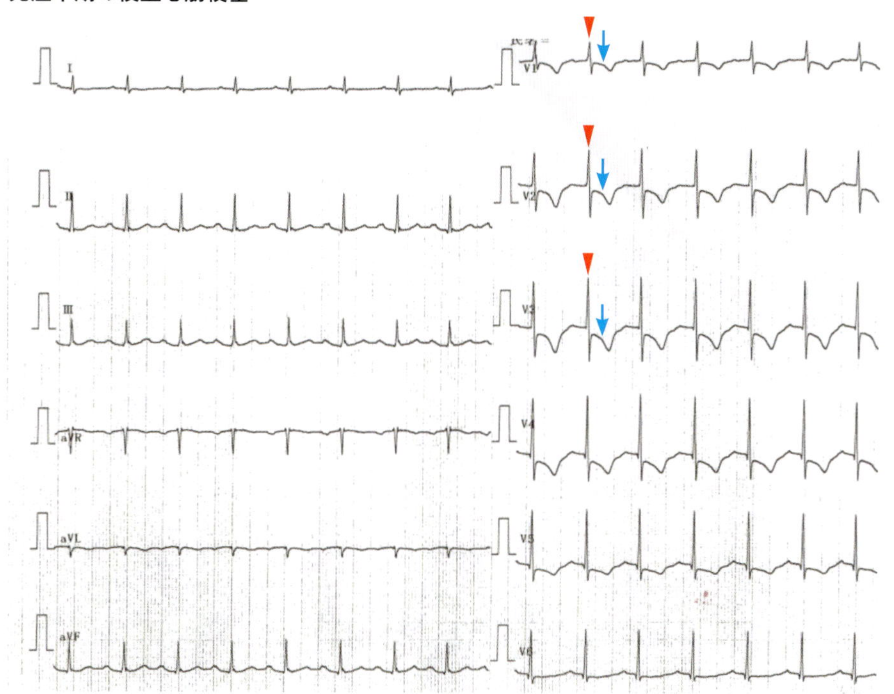

後壁心筋梗塞の心電図のポイント

- **移行帯が V_1・V_2**
- **V_1-V_3 で R 波増高と ST 低下**

V_1-V_3の変化　上下を反転させた鏡面像

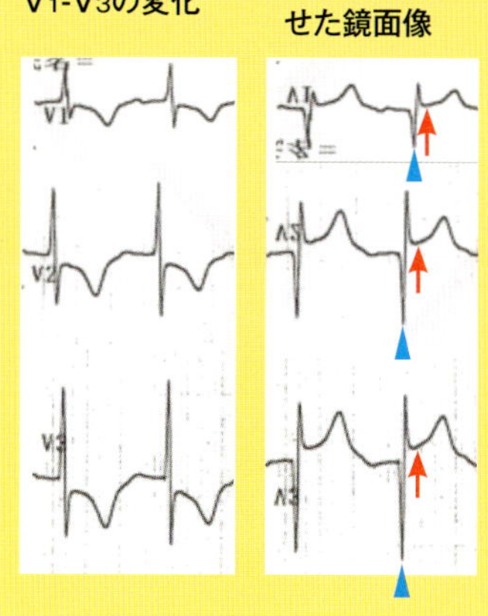

背部における Q 波と ST 上昇は，V_1-V_3 誘導の R 波増高と ST 低下として記録されています．鏡面像を見ると，見慣れた典型的な心筋梗塞の所見であることがわかります〔異常 Q 波（▲）と ST 上昇（↑）〕．

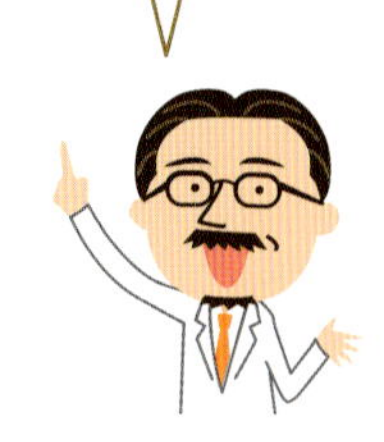

後壁に心筋梗塞を生じると，V_1 誘導の R 波が増高して移行帯は右側に変化することがあります．

後壁心筋梗塞において ST が上昇するのは，通常記録しない背部の誘導（V_7-V_9 誘導）なので，標準 12 誘導心電図においては，他の心筋梗塞でみられるような ST 上昇が認められません．そのため 12 誘導心電図では，V_7-V_9 誘導の対側に位置する V_1-V_3 の変化（鏡面像としての R 波増高と ST 低下）を見て判断します．ただし，発症前から反時計方向回転（V_1 で高い R 波）を有している症例などでは，心電図だけで後壁心筋梗塞との診断はできないので，心エコー図検査などにより壁運動異常の範囲を確認することも重要です．

Note

絶妙な心電図胸部の電極の位置 (p.2参照)

胸部電極の位置は，V_1 から始まって腋窩中線（脇の真ん中）の第 5 肋間（V_6）で終わるよう，絶妙に工夫されています．通常，背部に電極は付けません．これは患者さんが仰向けの姿勢（仰臥位）をとったまま，微動だにしなくても，心電図が記録されるように配置が工夫されているのです．背部誘導を付けるのは面倒で時間がかかり，ルーチン検査としての役割を果たしにくくなります．また，心不全や心筋梗塞などでベッドから起き上がれない患者さんにも負担なく施行できるようになっています．背部の記録がなくても，鏡面像としての V_1-V_3 の所見からその部位の異常を観察することはある程度可能です．

4 右室肥大

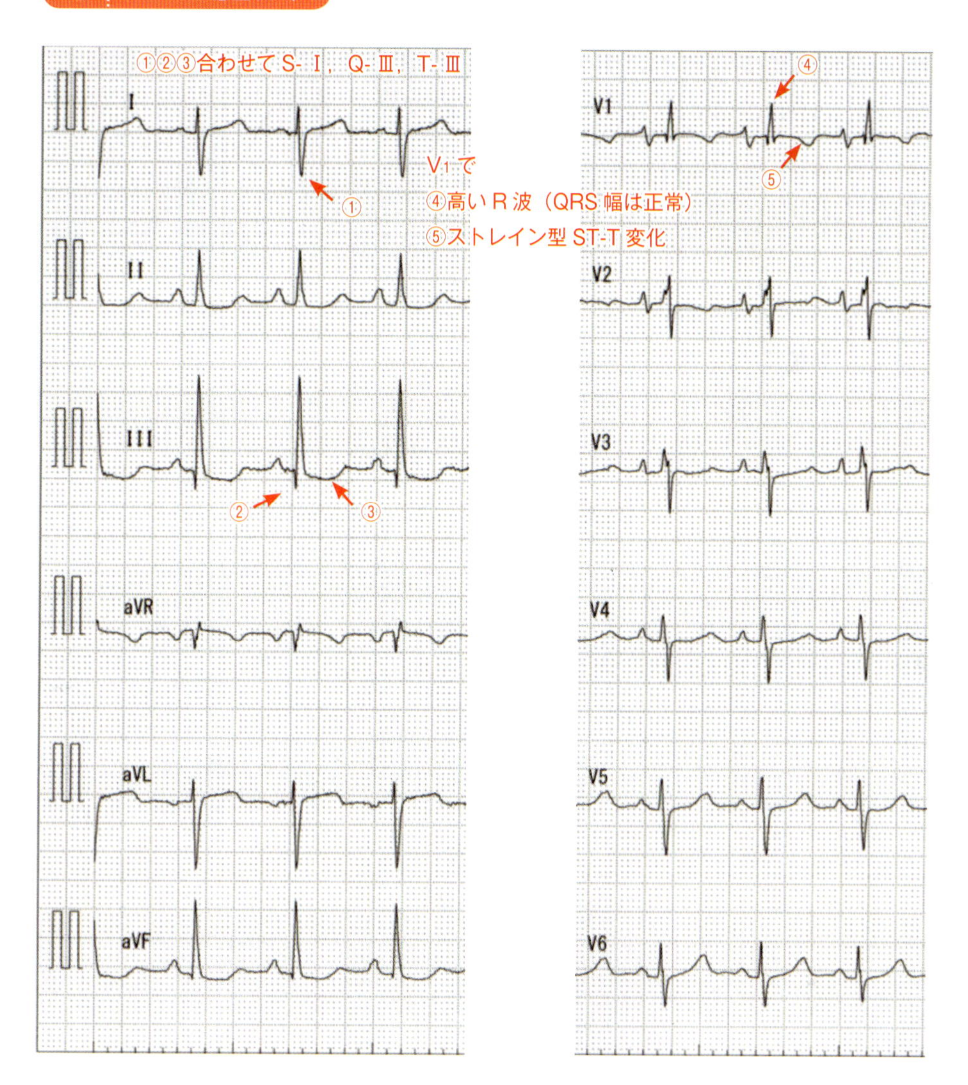

右室肥大の心電図のポイント

- 移行帯が V_1・V_2
- V_1-V_3 でR波増高とストレイン型ST-T変化
- S-Ⅰ，Q-Ⅲ，T-Ⅲ

移行帯の変化をきたす状態として，右室肥大もあります．重症な肺高血圧症など右室肥大を伴う疾患においては，V_1-V_3 の R 波高が増大し，移行帯が V_1 寄りに変化してきます．さらに右室肥大においては，R 波高が増大した V_1-V_3 においてストレイン型（p.34 参照）の ST-T 変化が認められます．また，しばしば右軸偏位や右房拡大所見を伴います．

前頁の心電図は，肺動脈性肺高血圧症の症例です．V_1-V_3 において，R 波が増高しているのに加えてストレイン型の ST-T 変化を認めています．Ⅰ誘導において，S 波が深く（右軸偏位），Ⅲ誘導に Q 波と陰性 T 波を認め，これらの異常をまとめて "S-Ⅰ，Q-Ⅲ，T-Ⅲ" と覚える方法もあります．

洞調律中の異常

6 QRSの幅・軸が変

どこを見る？どう考える？チャート

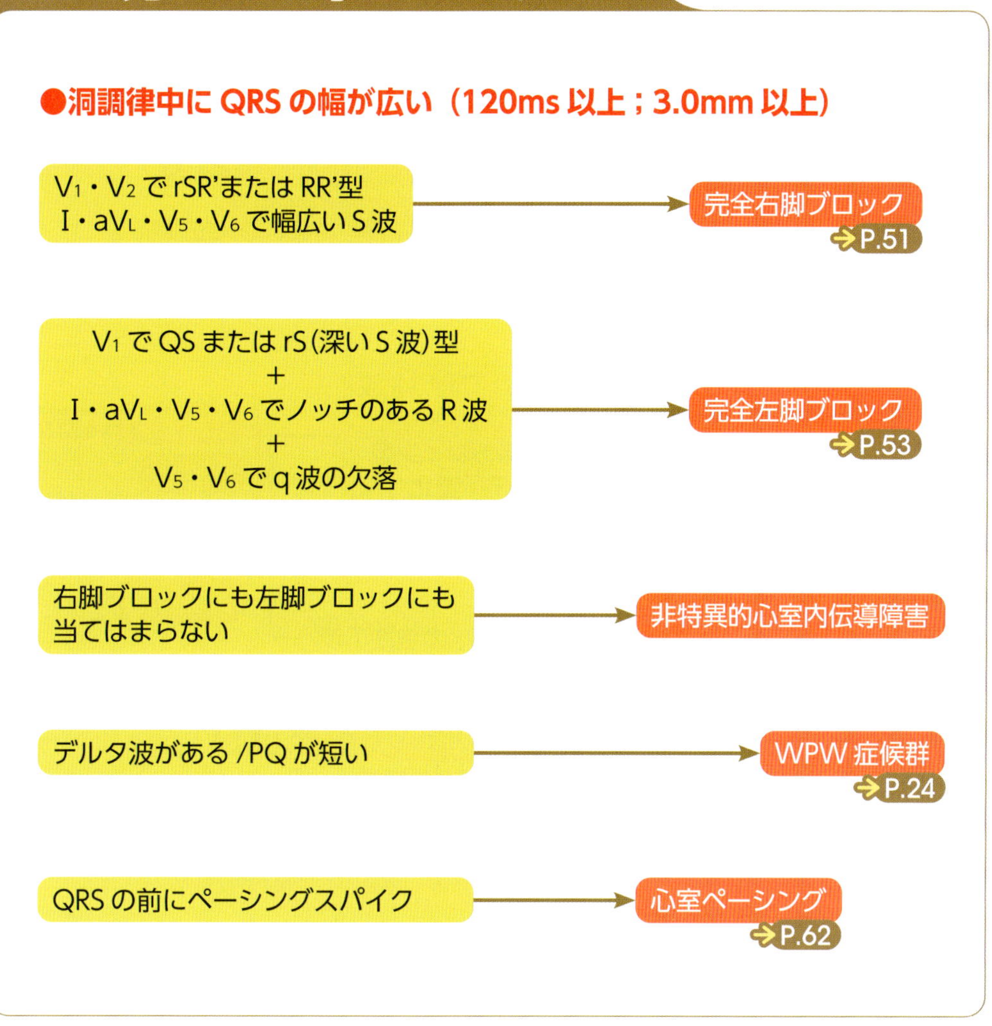

●洞調律中にQRSの幅が広い（120ms以上；3.0mm以上）
V1・V2でrSR'またはRR'型
I・aVL・V5・V6で幅広いS波
完全右脚ブロック
P.51
V1でQSまたはrS(深いS波)型
+
I・aVL・V5・V6でノッチのあるR波
+
V5・V6でq波の欠落
完全左脚ブロック
P.53
右脚ブロックにも左脚ブロックにも
当てはまらない
非特異的心室内伝導障害
デルタ波がある/PQが短い
WPW症候群
P.24
QRSの前にペーシングスパイク
心室ペーシング
P.62

どこを見る？どう考える？チャート

●QRSの軸が変

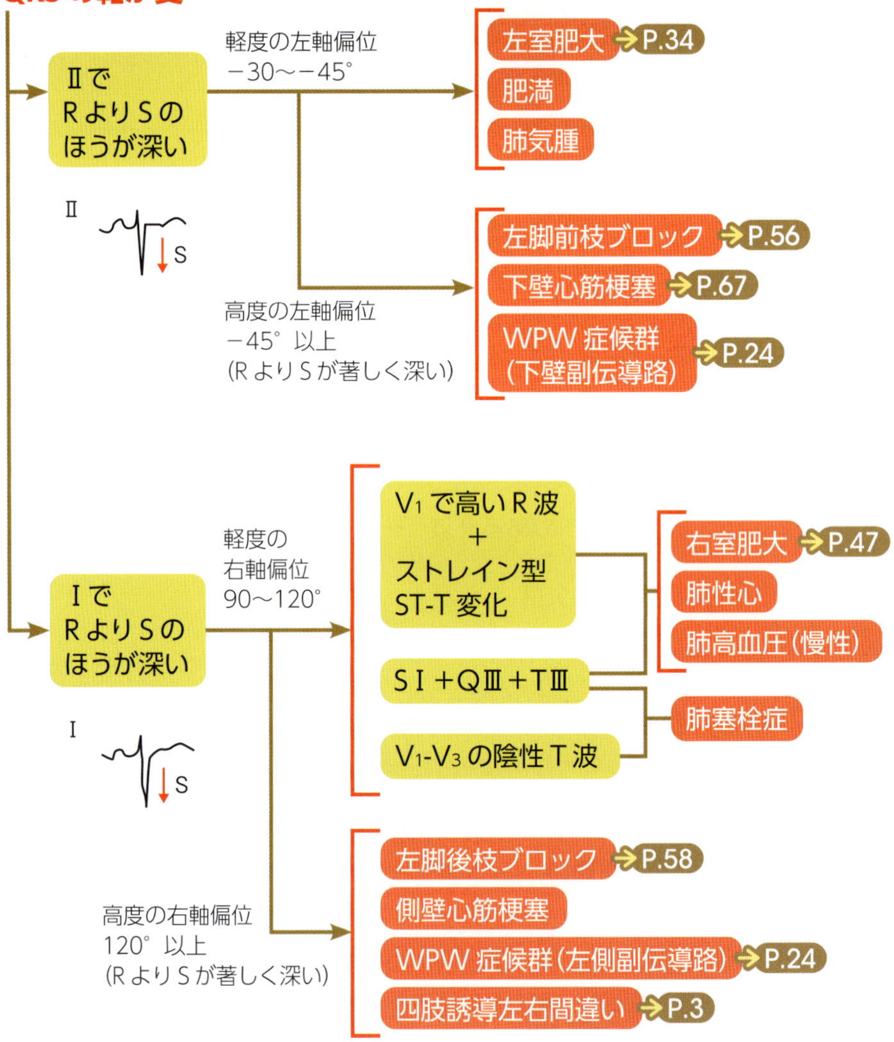

Ⅱで RよりSのほうが深い

Ⅱ (S)

- 軽度の左軸偏位 −30〜−45°
  - 左室肥大 → P.34
  - 肥満
  - 肺気腫
- 高度の左軸偏位 −45°以上（RよりSが著しく深い）
  - 左脚前枝ブロック → P.56
  - 下壁心筋梗塞 → P.67
  - WPW症候群（下壁副伝導路） → P.24

Ⅰで RよりSのほうが深い

Ⅰ (S)

- 軽度の右軸偏位 90〜120°
  - V1で高いR波 ＋ ストレイン型ST-T変化
  - SⅠ＋QⅢ＋TⅢ
    - （上記2つ）→ 右室肥大 → P.47 ／ 肺性心 ／ 肺高血圧（慢性）
  - V1-V3の陰性T波
    - （SⅠ＋QⅢ＋TⅢ、V1-V3の陰性T波）→ 肺塞栓症
- 高度の右軸偏位 120°以上（RよりSが著しく深い）
  - 左脚後枝ブロック → P.58
  - 側壁心筋梗塞
  - WPW症候群（左側副伝導路） → P.24
  - 四肢誘導左右間違い → P.3

1 完全右脚ブロック

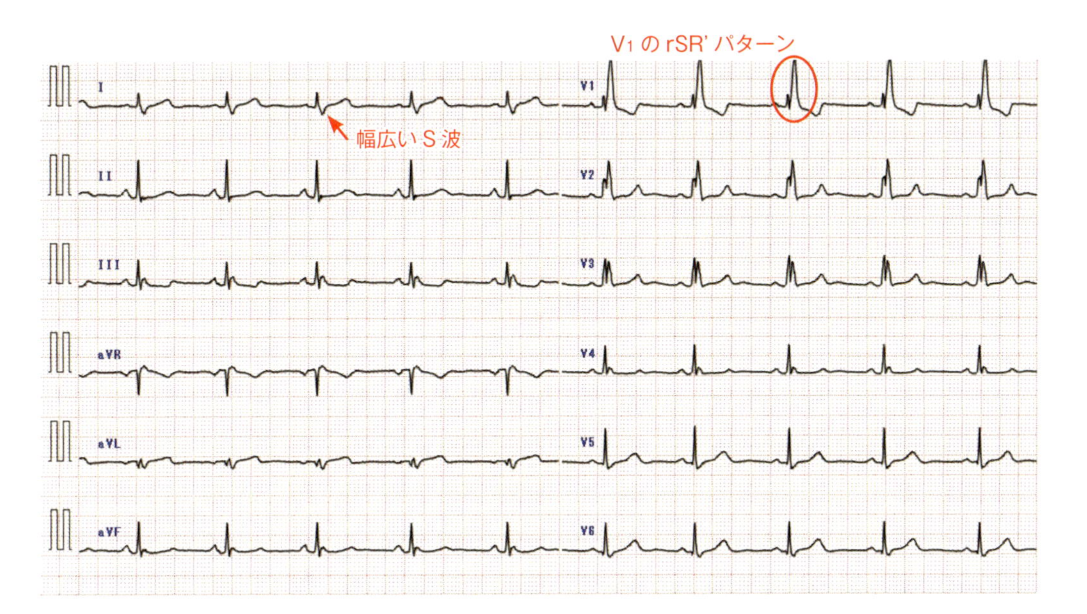

右脚ブロックではV1-V3のR波高が高くなるため，移行帯が右側に変化します．

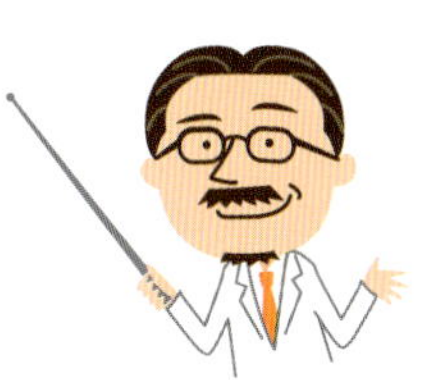

完全右脚ブロックの心電図のポイント

- QRS幅は120ms以上
- V_1・V_2でrSR'またはRR'型
- I・aV_L・V_5・V_6で幅広いS波

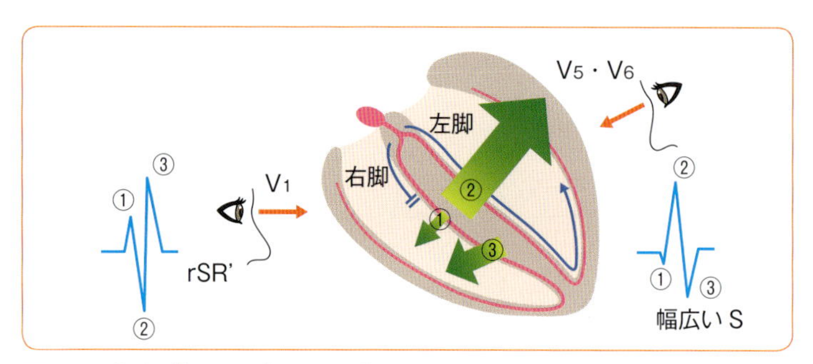

図 1 ● 右脚ブロック（rSR' 型）

まず，脚ブロックのない正常の伝導を考えてみると，心室ではじめに興奮するのは中隔における左から右方向への伝導です．これにより右側誘導の V_1 では小さな r 波が作られ，左側誘導の V_5・V_6 では小さな q 波が作られます．その後左右の心室が同時に興奮しますが，右室よりも左室の起電力が大きいため，全体の電気興奮としては，V_1 では遠ざかる方向になるため深い S 波が作られ，V_5・V_6 では近づいてくる大きな R 波が作られます．

一方，右脚ブロックの場合は，はじめの中隔の興奮は通常通り生じるため，正常伝導と同じ V_1 の r 波と V_6 の q 波ができます（図 1 矢印①）．右室方向への伝導が遅延しているため，左室の興奮を反映して，V_1 での S 波と V_5・V_6 での R 波が続きます（図 1 矢印②）．さらに左室の興奮が終了したあとに右室の興奮が起きるため，V_1 では 2 つ目の R 波，V_5・V_6 では幅広い S 波が作られます（図 1 矢印③）．

以上をまとめると，典型的な右脚ブロックの波形は，V_1 の rSR' 型，Ⅰ・V_5・V_6 での幅広い終末の S 波，心室内の伝導に時間がかかることを反映して QRS 幅が広いことで診断できます．移行帯に関しては，V_1-V_3 で rSR' 型となり陽性成分が目立つようになるため，前側に変化しています．

脚ブロックの診断の鍵となる誘導は，V_1 とⅠ・V_5・V_6 です．

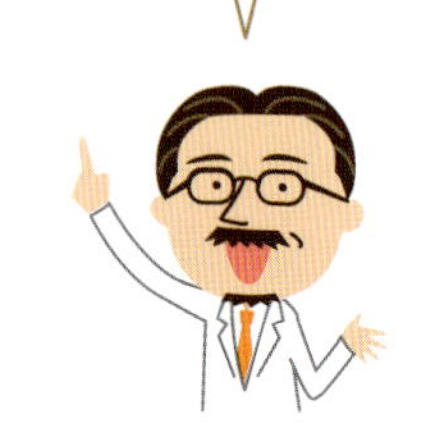

2 完全左脚ブロック

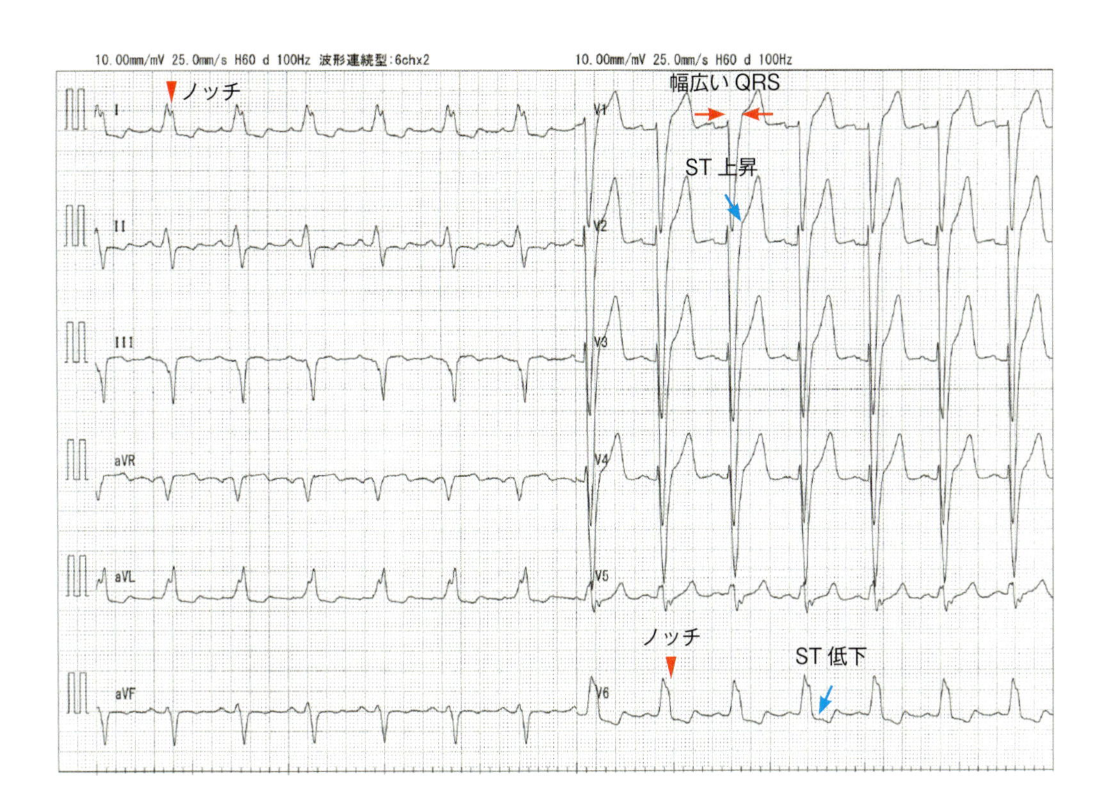

完全左脚ブロックの心電図のポイント

- QRS 幅は 120ms 以上
- V_1・V_2 で QS または rS（深い S 波）型
- Ⅰ・aV_L・V_5・V_6 でノッチ（▼）のある R 波
- V_5・V_6 で q 波がない
- ST は V_1-V_3 で上昇，V_5・V_6 では低下（↙）

左脚ブロック時のQRS波形形成の機序：V_5・V_6のQ波消失とノッチ

Septal q 波が消える理由

正常なヒス - プルキンエ系を使った伝導では，心室中隔の左室側から興奮が始まります．この興奮ベクトルはチラッと左→右方向へ向かうので，左側を見ている誘導（Ⅰ・V_5・V_6）で小さな陰性波（Septal q）が，右側を見ている誘導（V_1）ではr波が形成されます．

左脚がブロックされると中隔は右脚によって興奮するので，初期ベクトルが右→左方向に向かいます（図２矢印①）．したがって，Septal q が消失することになります．

ノッチができる理由

左脚ブロックでは初期のベクトルが中隔の右→左方向へ向かうので，V_1で下向き（QまたはS波），V_5・V_6で上向きのR波が形成されます．その後右室が興奮するので，Ⅰ・V_5・V_6で逃げる方向（V_1では向かってくる方向）のベクトルが形成されます．これが陰性または陽性のノッチとして観察されます（図２矢印②）．その後，大きなベクトルが左側へ向かうので，Ⅰ・V_5・V_6でR波が形成されます（図２矢印③）．

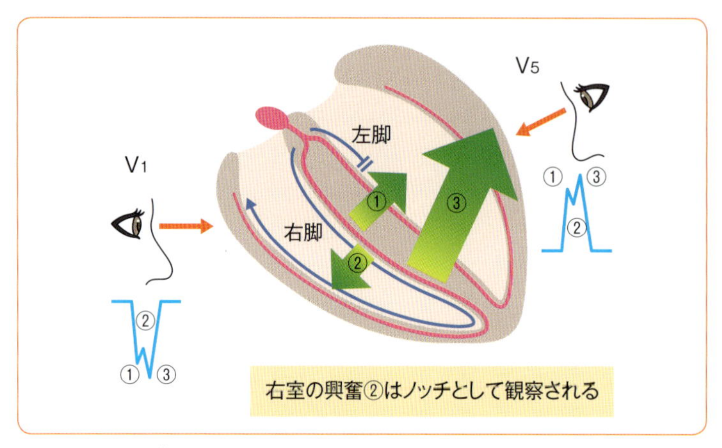

図２ 左脚ブロック（QRSのパターン）

ST-T変化

完全左脚ブロックでは，脱分極の異常に引きずられるように再分極の事相がずれて，ST-T 波が変化します．あべこべパターンとでも言いましょうか，QRS が下を向く誘導で ST が上昇，QRS が上を向く誘導で ST が低下する現象が認められます．QS 型と ST の上昇が連動するので，前壁中隔の急性心筋梗塞と間違われることがあります．

このように，通常の完全左脚ブロックでは ST（J 点）は QRS と逆の極性を示すので，左脚ブロックがあれば虚血性 ST-T 変化は評価できないとされています．しかし，QRS と ST（J 点）の偏位方向が同じ（V_1・V_2 で ST 低下，V_5・V_6 で ST 上昇）であれば，心筋梗塞を疑うべきといわれています（Sgarbossa criteria）．

心不全患者に完全左脚ブロックが合併すると，左室の収縮するタイミングがずれて，心機能の低下に一層の拍車がかかります．このずれを修復する心臓再同期療法が広く行われ，心不全の患者さんの予後改善に貢献しています．

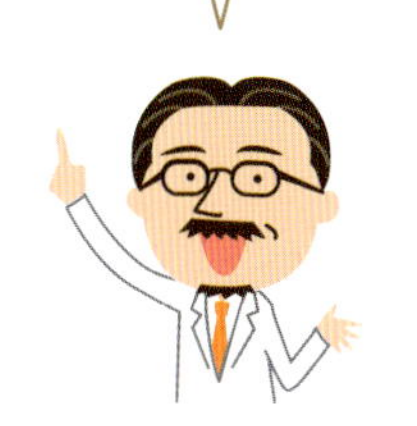

Note

Sgarbossa criteria

①極性が一致した 1mm 以上の ST 上昇➡ 5 点
②極性が一致した 1mm 以上の ST 低下（V_1-V_3）➡ 3 点
③極性が一致しない ST 上昇（5mm 以上）➡ 2 点
3 点以上で特異度 90%以上で心筋梗塞と判断できる．

3 左脚前枝ブロック

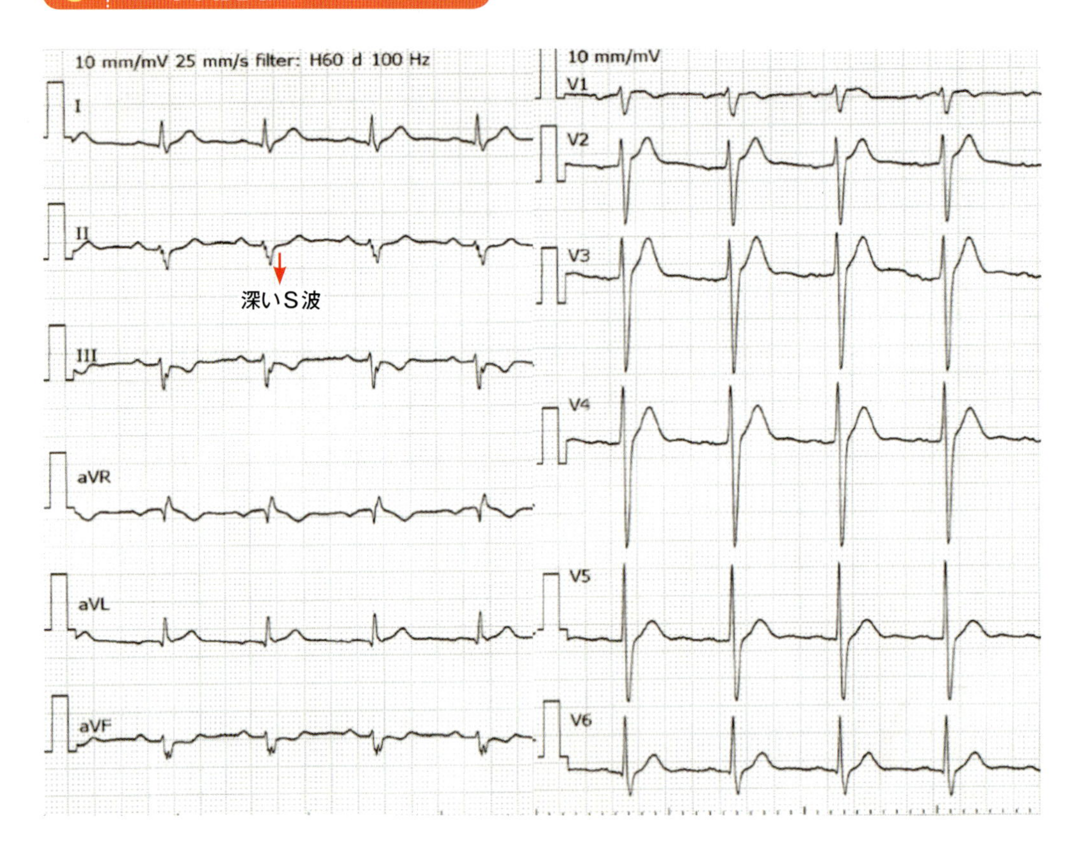

左脚前枝ブロックの心電図のポイント

- Ⅱ で R 波の高さより S 波が著明に深い➡左軸偏位
- Ⅱ で r 波より S 波のほうが著明に大きい➡− 45° 以上の偏位を疑う
  ➡左脚前枝ブロック

左脚前枝ブロックが著明な左軸偏位をきたす理由

図3のように，左脚は前枝と後枝に分かれます．前枝は左室の心基部，後枝は心尖部への伝導を担うので，左脚前枝のみがブロックされると左室の興奮は尾頭方向（左上方）に向かい，電気軸は大きく左に偏位します．

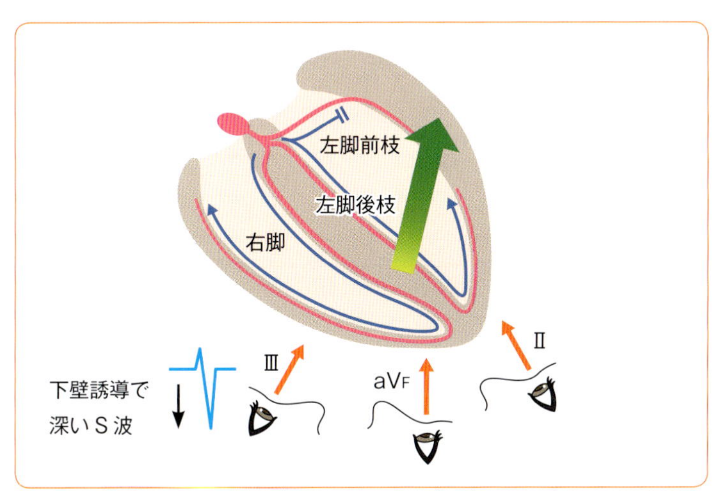

図３ ● 左脚前枝ブロック

そのほか左軸偏位をきたす疾患

Note

- 左室肥大や大動脈弁狭窄症，WPW症候群の一部，肺気腫，肥満などがあります．
- 陳旧性下壁梗塞でもQS型となり，著明な左軸偏位をきたしますが，左脚前枝ブロックとは表現しません．

4 左脚後枝ブロック

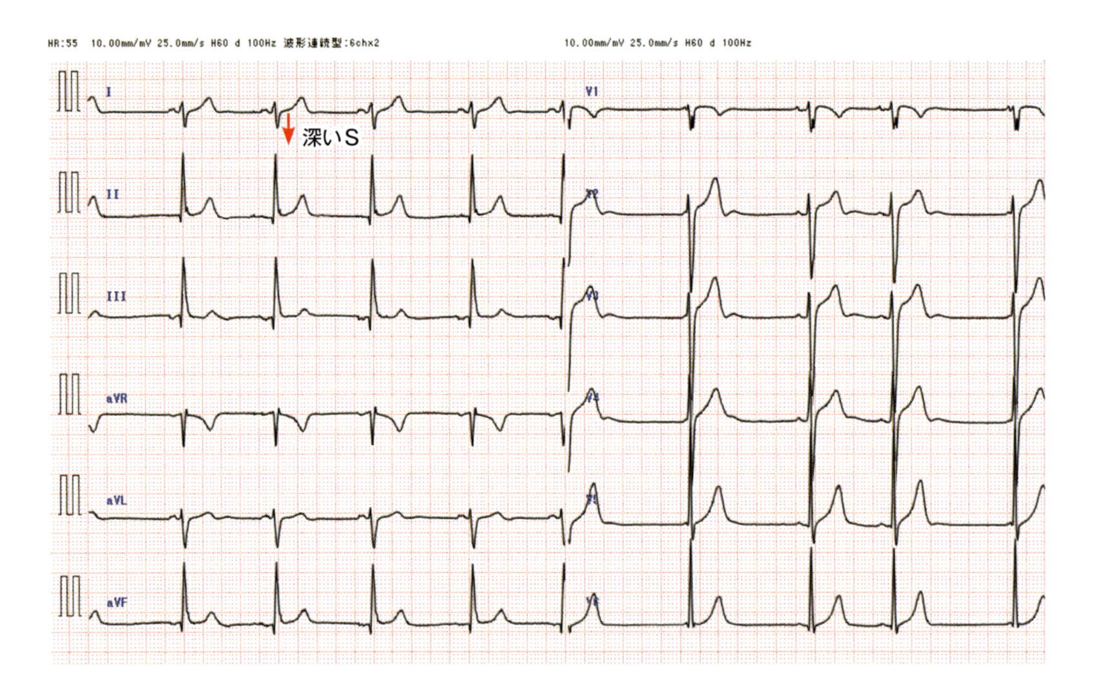

左脚後枝ブロックの心電図のポイント

- Ⅰ・aV_Lで小さいrと深いS（rS型）
- ＋120°以上の著明な右軸偏位➡左脚後枝ブロック

左脚後枝ブロック以外でも，右室肥大，WPW 症候群，陳旧性側壁梗塞などで右軸偏位を認めることがあります．左脚後枝ブロックが臨床的に意味を持つのは，右脚ブロック（p.51 参照）と合併したときであり，左脚後枝のみが単独で障害されることはまれです．

前枝ブロックのところでも述べましたが，左室心尖部の興奮を担う後枝がブロックされているので，左脚前枝からの興奮が心基部左側から伝導してくるため，電気軸が右側にずれます（図 4）．

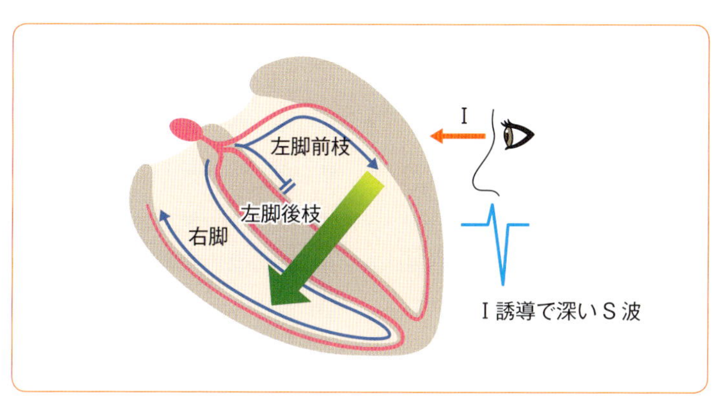

図 4 ● 左脚後枝ブロック

5　2 枝ブロック

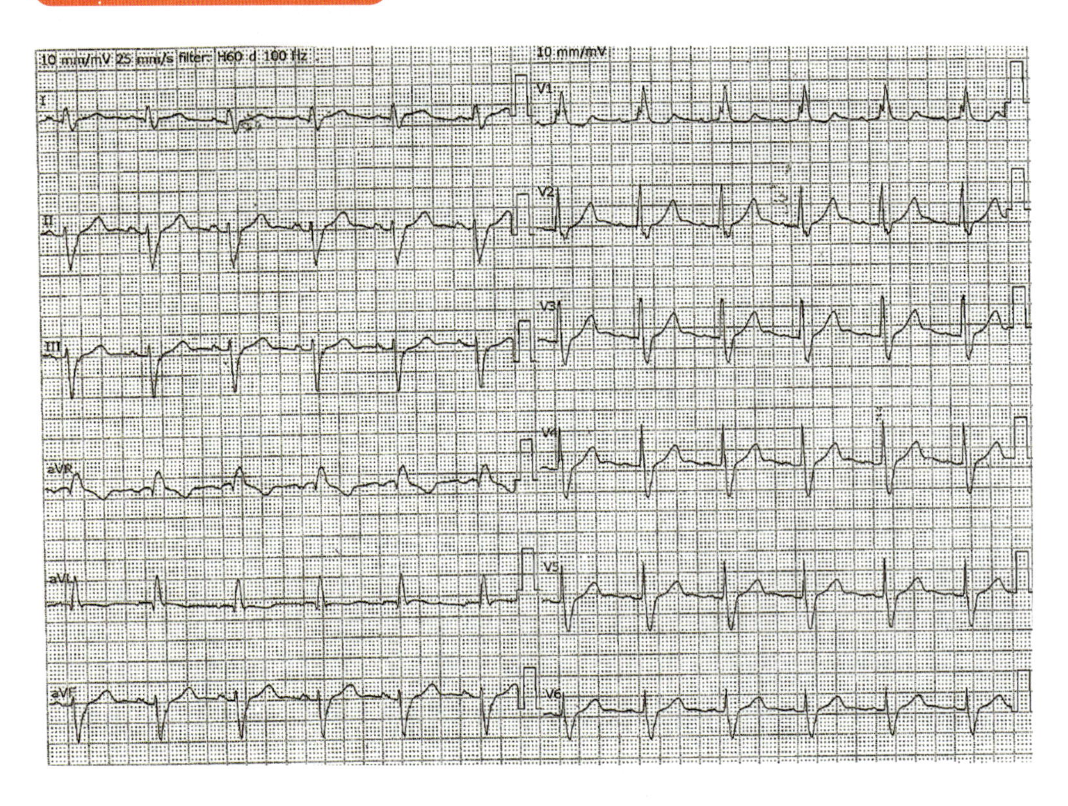

2 枝ブロックの心電図のポイント

- V_1 で rR' 型を示す右脚ブロック
- Ⅱで rS 型（左軸偏位）であり，左脚前枝ブロックが疑われる
- PQ（PR）は正常（左脚後枝は健全）
- 完全右脚ブロック＋左脚前枝ブロック➡ 2 枝ブロック

  （完全右脚ブロック ＋ 左脚後枝ブロックのパターンもあり）

注）2 枝ブロック +PQ 延長➡ 3 枝ブロック

2枝ブロックとは，右脚に加えて左脚前枝・後枝のうち，どちらか1本が途絶している状態です（図5）．完全左脚ブロックも実質的には2枝ブロックですが，通常そのような表現はしません．

3枝ブロックとは，2枝ブロックに加えて1度房室ブロックも合併しており，残りの1枝も伝導遅延を起こしている可能性が高いと判断します．ただし，房室伝導遅延を合併している可能性もあります．

2枝ないし3枝ブロックは将来，完全房室ブロックに移行する可能性が高く，突然死のリスクもあります．失神の既往などがあれば，ペースメーカの考慮が必要となります．

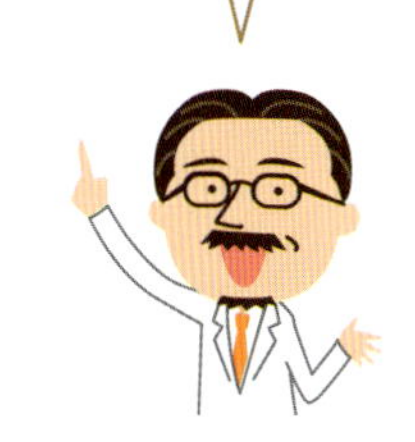

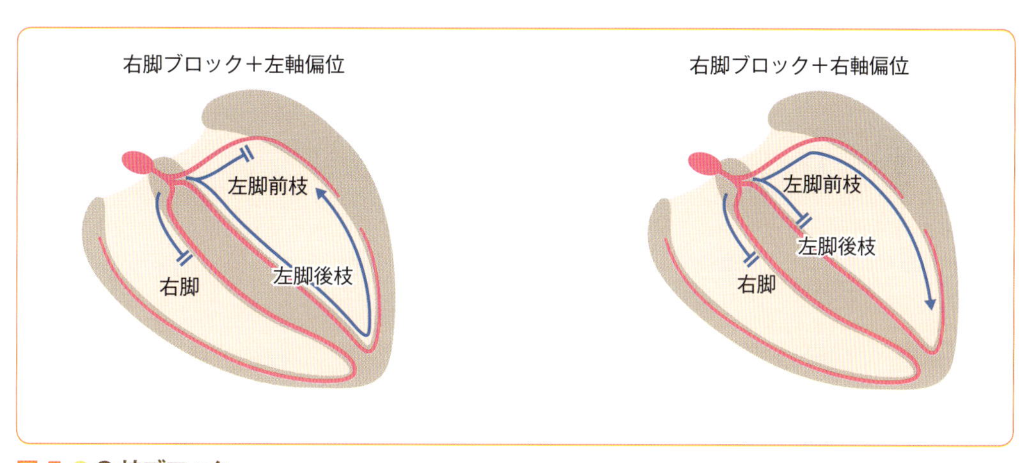

図5 ● 2枝ブロック

6 心室ペーシング

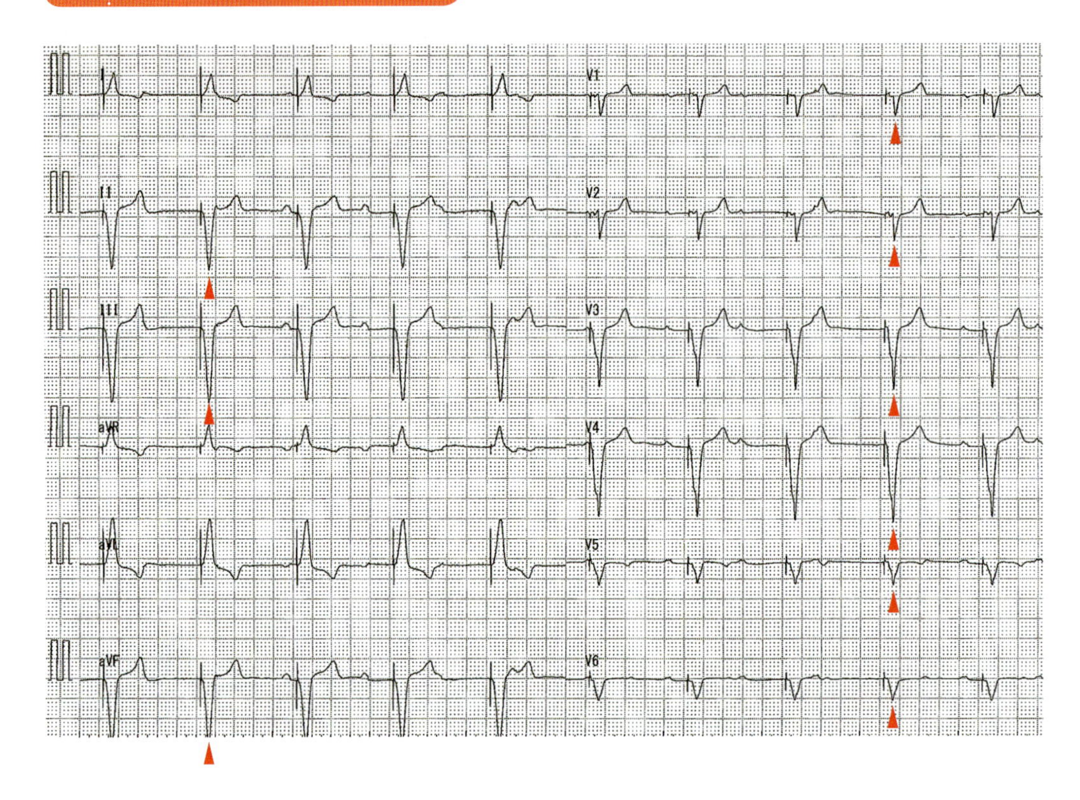

心室ペーシングの心電図のポイント

- QRS の直前にペーシングスパイクが確認される
- 左脚ブロック様の幅広い QRS
  (右室ペーシングの場合)
- 右室心尖部ペーシングでは下壁誘導（Ⅱ・Ⅲ・aV_F）と V_1-V_6 ですべて陰性の QRS となる（▲）

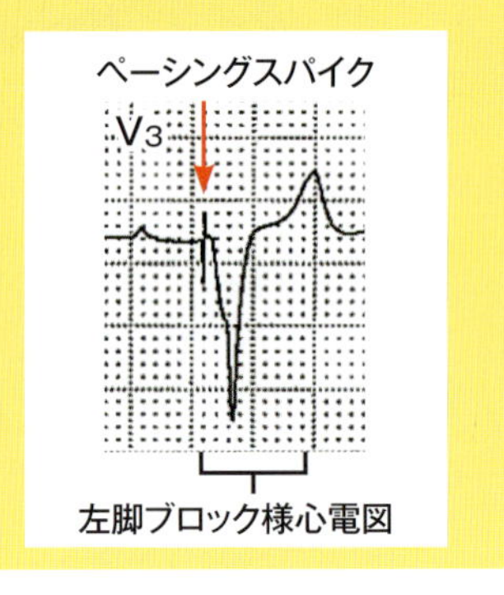

注）心房ペーシングについては p.75 参照.

人工的ペースメーカが植込まれた患者さんにおいて，心室が人工的にペーシングされている状態での心電図はQRS幅が広くなります．これは心室期外収縮や心室頻拍のときにQRSの幅が広くなるのと同様で，刺激伝導系を使わずにゆっくりと興奮が心室へ広がっていくからです．ペーシングしている部位によってQRS波形が変わりますが，通常は右室心尖部からペーシングされるため，心臓の興奮は右室から左室へと伝わります．したがって，QRS波形は左脚ブロック（p.53参照）に類似します．すなわちV_1-V_3でQS型となり，同時に同誘導のST上昇やT波の増高を認めます．ただし，通常の左脚ブロックとの違いはQRSの前にペーシングスパイクがあることと，ベクトルが心尖部から心基部へ向かうため，極端な上方軸（Ⅱ・Ⅲ・aV_Fで陰性）になり，かつ前胸部から後背部へ向かうため，V_1-V_6すべての胸部誘導で陰性になります．

人工的ペースメーカ：徐脈性不整脈の患者さんに対して，あらかじめ設定した心拍数で人工的にペーシングするデバイス治療．心室をペーシングする場合，静脈を経由したリード（導線）を最も安定した（固定の良い）場所に留置する必要があるので，多くは右室の心尖部付近が選ばれる．

洞調律中の異常

7 STの形が変

どこを見る？どう考える？チャート

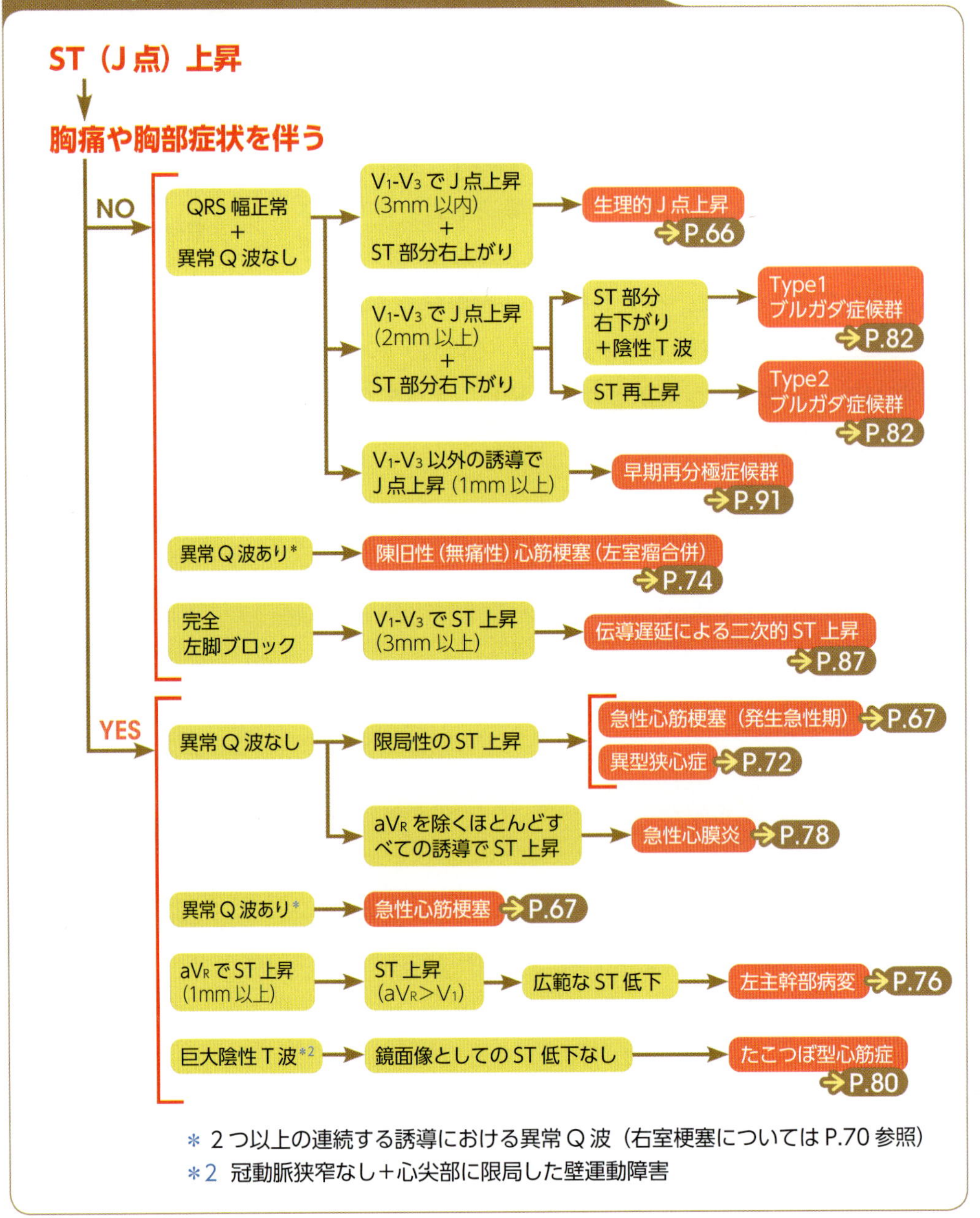

＊ 2つ以上の連続する誘導における異常Q波（右室梗塞についてはP.70参照）
＊2 冠動脈狭窄なし＋心尖部に限局した壁運動障害

どこを見る？どう考える？チャート

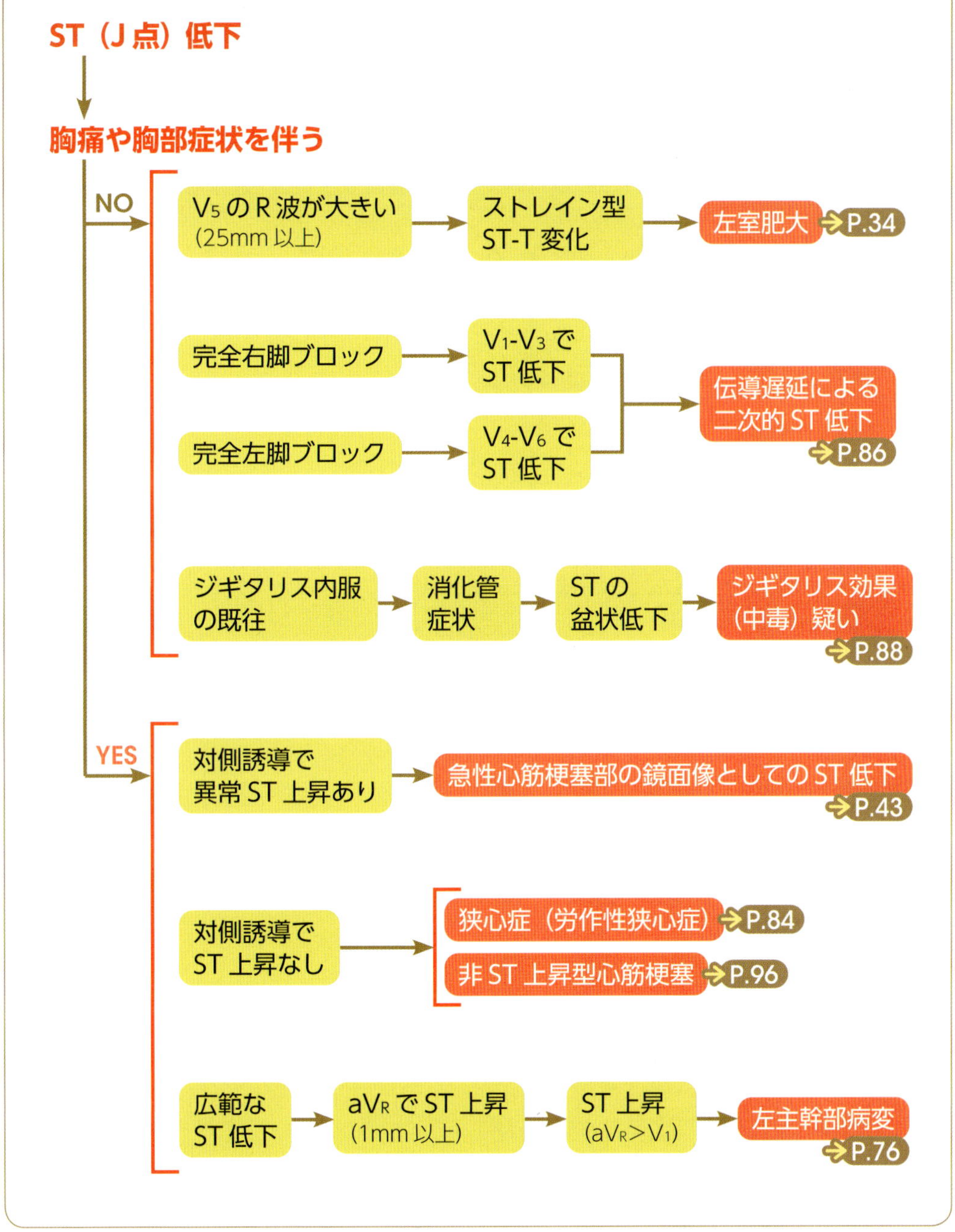

ST（J点）低下

↓

胸痛や胸部症状を伴う

NO

- V_5 のR波が大きい（25mm以上）→ ストレイン型ST-T変化 → 左室肥大 →P.34
- 完全右脚ブロック → V_1-V_3 でST低下 → 伝導遅延による二次的ST低下 →P.86
- 完全左脚ブロック → V_4-V_6 でST低下 → 伝導遅延による二次的ST低下 →P.86
- ジギタリス内服の既往 → 消化管症状 → STの盆状低下 → ジギタリス効果（中毒）疑い →P.88

YES

- 対側誘導で異常ST上昇あり → 急性心筋梗塞部の鏡面像としてのST低下 →P.43
- 対側誘導でST上昇なし →
  - 狭心症（労作性狭心症） →P.84
  - 非ST上昇型心筋梗塞 →P.96
- 広範なST低下 → aV_R でST上昇（1mm以上）→ ST上昇（aV_R>V_1）→ 左主幹部病変 →P.76

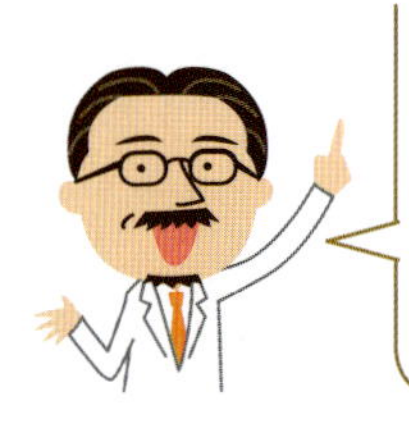

正常心電図ではＪ点（QRS の終末）は基線に近づきますが，必ずしも基線にぴったりと戻るわけではありません．特に V_1-V_3 ではＪ点の生理的（病的ではないという意味）上昇がよく認められ，最大 3mm までは許容範囲だとされています．ただし，生理的なＪ点の上昇と判断するには，その後の ST 部分が右上方に向かっていることが重要です（図 1）．

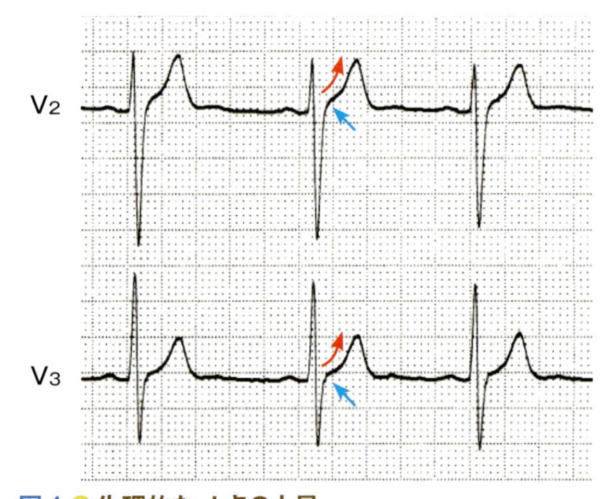

図 1 ● 生理的なＪ点の上昇

1 急性心筋梗塞

下壁心筋梗塞の経時的心電図変化（四肢誘導のみ）

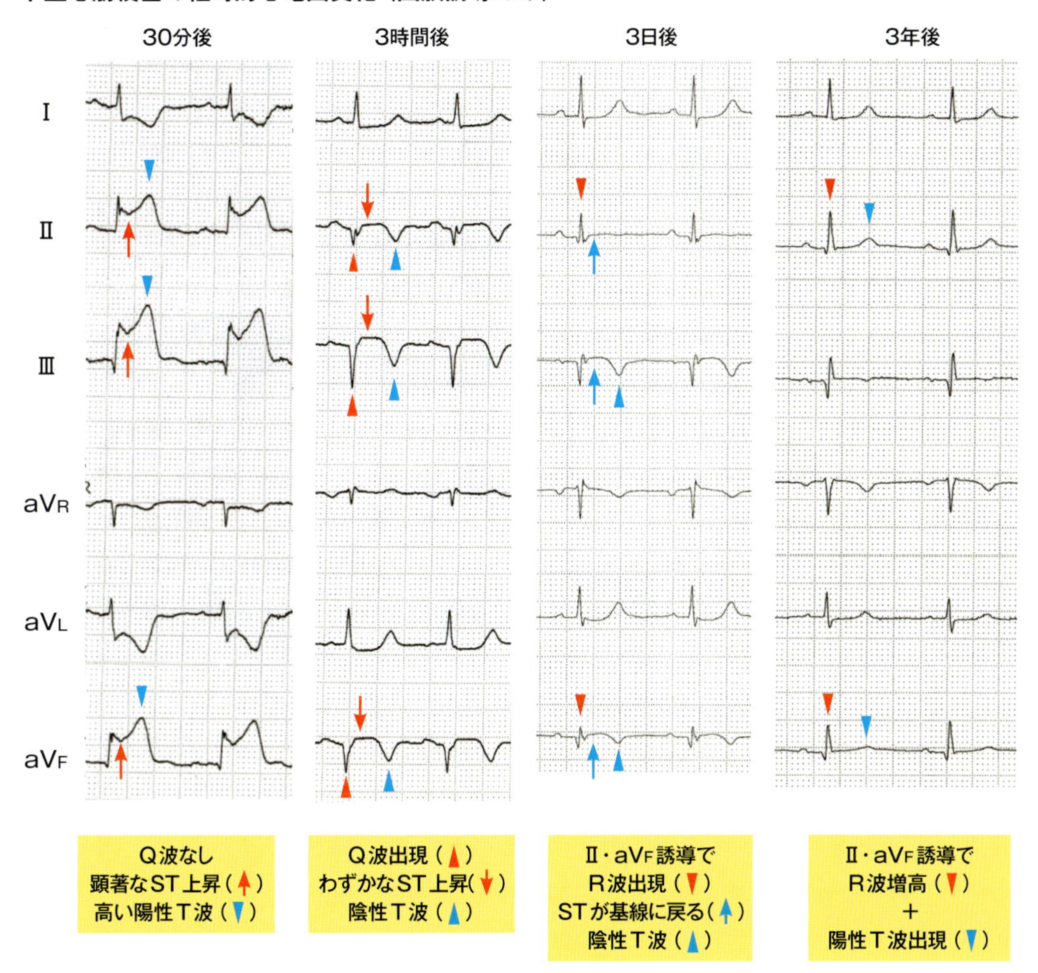

急性心筋梗塞の心電図のポイント

- **ST上昇**

  （Ⅱ・Ⅲ・aVFでみられる→下壁梗塞）
- **異常Q波**（発症直後はなし）

これは，急性心筋梗塞（下壁）の典型的な経時的心電図変化です．心電図所見から発症してどれくらいの時間が経過したかを推定できるとよいでしょう．

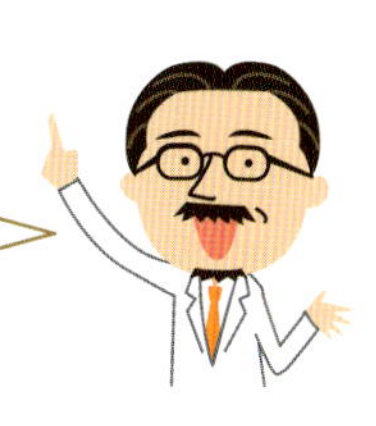

急性心筋梗塞などにより，貫壁性の心筋虚血が発生するとST 部分で異常電流（傷害電流）が発生し，ST（J 点）が上昇します．この現象は心筋梗塞発症後，15〜30 分後の早期に発生します．ST 上昇と，その後に発生する異常 Q 波は，心筋梗塞部位を判断するのに有用です．表 1，図 2 に，ST 上昇と異常 Q 波出現部位と心筋梗塞部位との関連を示します．

図 3 は，前壁中隔急性心筋梗塞において記録された 12 誘導心電図です．異常 Q 波（▲）を V_1 と V_2 に，著明な ST 上昇（↑）を V_1-V_5 に認め，この記録部位に相当する心室壁（前壁中隔）に心筋虚血（梗塞）が発生していること，心電図変化（異常 Q 波＋ ST 上昇＋陽性 T 波）から発症後数時間以内であることがわかります．痛みのために交感神経が緊張したのか，洞頻拍も認めます．ST が上昇する疾患はほかにもたくさんありますが（表 2），心筋梗塞による ST 部分はボックス型（上に凸）を呈するのが特徴とされています（ただし，例外も多く認められる）．

ST 上昇と異常 Q 波は，異常〔虚血（心筋梗塞）〕部位診断に使えます．
ST の低下は，虚血部位診断には使えません！

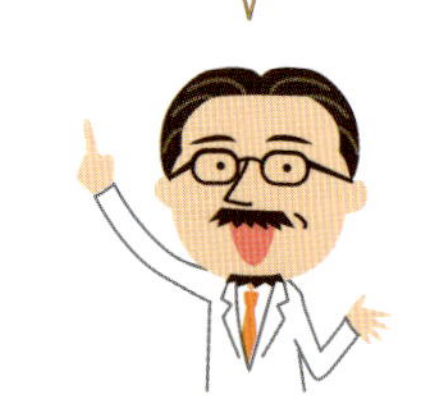

表 1 ● 梗塞部位と ST 上昇・異常 Q 波を示す誘導

梗塞部位	ST 上昇・異常 Q 波を示す誘導
広汎前壁梗塞（左前下行枝）	V_1-V_6
前壁中隔梗塞（左前下行枝）	V_1-V_3
心尖部または側壁梗塞（左前下行枝または左回旋枝）	I，aV_L，V_4-V_6
下壁梗塞（右冠動脈または左回旋枝）	II，III，aV_F
右室梗塞（右冠動脈）	V_{3R}，V_{4R}

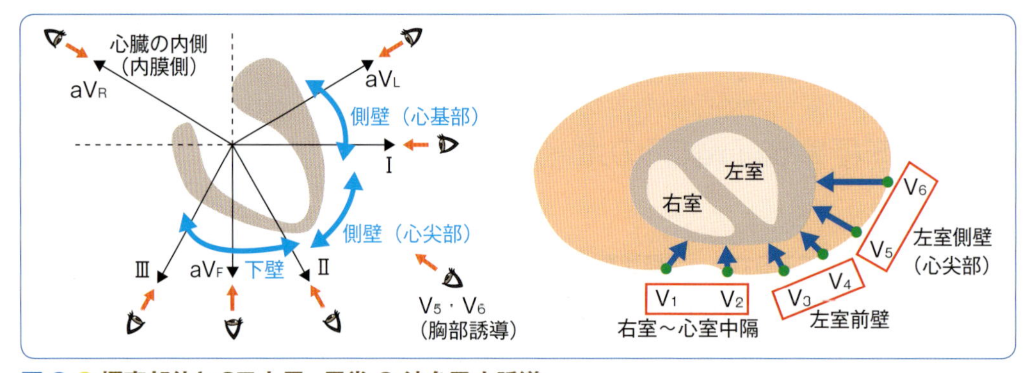

図 2 ● 梗塞部位と ST 上昇・異常 Q 波を示す誘導

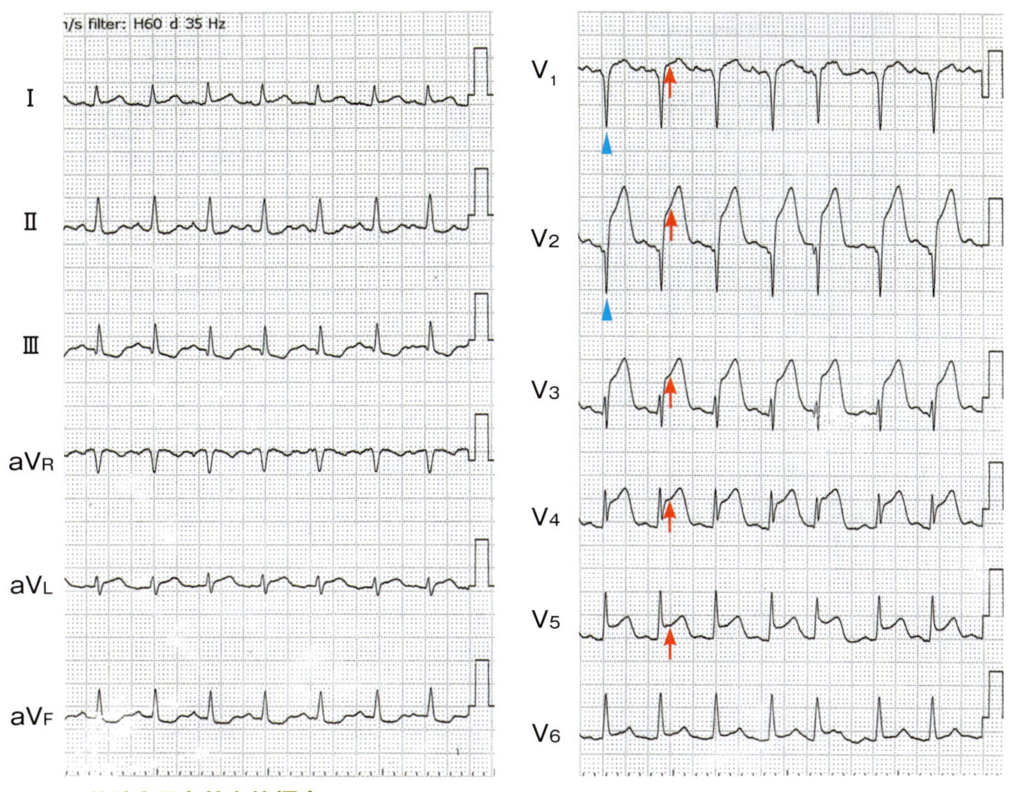

図3 ● 前壁中隔急性心筋梗塞
異常Q波（▲）とST上昇（↑）を認める.

表2 ● ST（J点）が上昇する心電図の比較

	心筋梗塞 異形狭心症 （貫壁性虚血）	左脚ブロック	WPW症候群 （右側副伝導路）	ブルガダ 症候群	急性心膜炎	生理的 ST上昇 （早期再分極）
ST上昇 領域	前壁中隔：V1-V3 側壁：V4-V6+Ⅰ，aVL 下壁：Ⅱ，Ⅲ，aVF	V1-V3	V1-V3	V1-V3	ほぼすべて （aVR以外）	主にV1-V3
ST型	ボックス型 上に凸 対側のST低下	右上がり	右上がり	右下がり	右上がり 下に凸	右上がり
QS型	あり	あり	時にあり	なし	なし	なし
デルタ波	なし	なし	あり	なし	なし	なし
胸痛	あり	なし	なし	なし	あり 体動・姿勢・呼吸 で増悪	なし
心エコー	壁運動低下	正常 非同期的収縮	正常	正常	心嚢液貯留	正常

上記以外にSTが上昇する疾患として，たこつぼ型心筋症の急性期などもある（p.80参照）.

2 右室梗塞

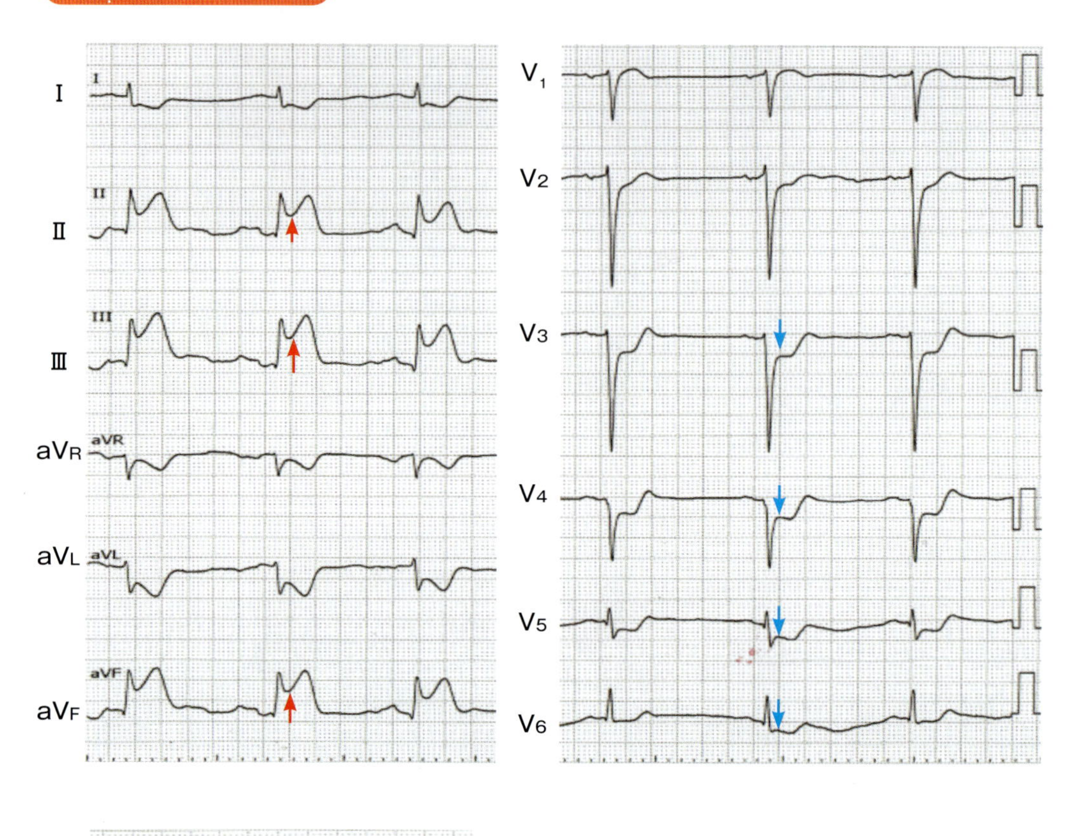

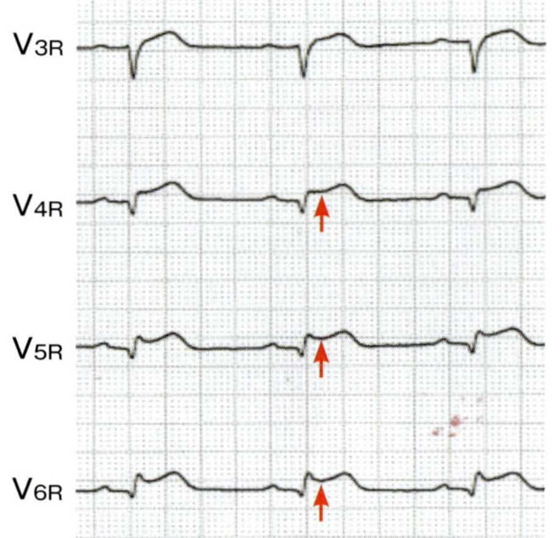

右室梗塞の心電図のポイント

- Ⅲ＞ⅡのST上昇
- V_{4R}でST上昇（0.1mV以上）

前頁の心電図の四肢誘導では，Ⅱ・Ⅲ・aV_F の ST 上昇がとても目立ちます（↑）．ST 上昇の程度はⅢ＞Ⅱ誘導であり，右冠動脈が責任血管であることが示唆されます（回旋枝による下壁心筋梗塞では ST 上昇の程度はⅡ＞Ⅲになる）．下壁誘導と反対側に位置する V_3-V_6 では，鏡面像としての ST の低下を認めます（↓）．

PP 間隔が不整で，徐脈傾向があります．洞結節枝の虚血も合併しているようです．前頁の心電図の右側誘導では，V_{4R} から V_{6R} にかけての ST 上昇（0.12 m V）を認め（↑），右室梗塞の診断大基準のひとつ（V_{4R} で 0.1mV 以上の ST 上昇）を満たします．

この患者さんは 4 年前に前壁中隔の心筋梗塞を発症しています．V_3・V_4 が QS 型になっています．前壁中隔の壁運動低下に右室も含んだ下壁の心筋梗塞が合併し，顕著な心室機能低下に陥り，ショック状態になりました．補助循環を装着し，早期の冠動脈インターベンションを行い，救命されました．

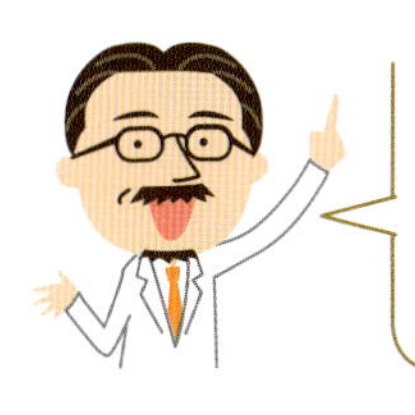

下壁急性心筋梗塞の患者さんに遭遇したとき，右室梗塞を疑い，右側胸部誘導（V_{3R} と V_{4R}）を記録する余裕と冷静さがあれば，あなたもプロの仲間入りです．

3 異型狭心症

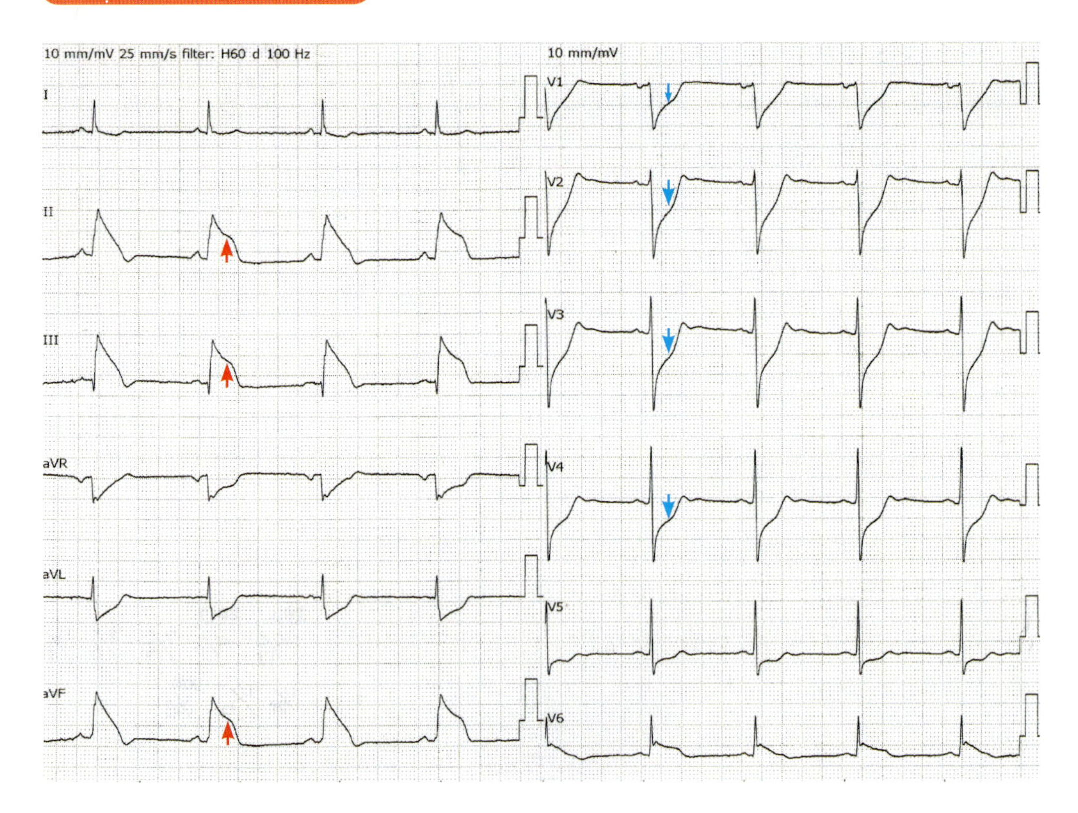

異型狭心症の心電図のポイント

- 異常 Q 波なし
- 限局性の ST 上昇（↑）
- 鏡面像としての ST 低下（↓）

この心電図だけでは急性心筋梗塞との鑑別は困難ですが，胸痛の持続時間が短いこと，ニトログリセリンに対して反応することなどから，異型狭心症と診断されます．

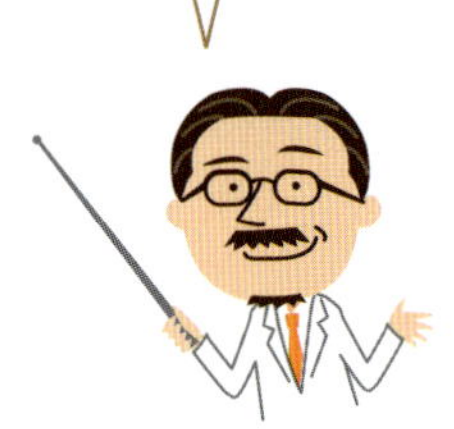

異形狭心症は冠攣縮性狭心症とも称され，冠動脈の一過性の攣縮（スパスム）によって生じる狭心症です．典型的な場合は早朝安静時に発生し，貫壁性の虚血により，心電図ではSTが上昇します．胸痛は数分程度で改善し，ニトログリセリンの舌下投与が有効です．心筋梗塞との鑑別が重要になりますが，STの変化や症状の持続，薬剤に対する反応などにより鑑別されます．

前頁の心電図は，入院中の患者さんが早朝，胸痛を訴えた際に記録されたものです．下壁誘導でSTの顕著な上昇（↑，Ⅲ誘導で最大0.7mV）と，V_1-V_4で鏡面像としてのST低下（↓）を認めます．心拍数は58/分と洞徐脈傾向を認め，洞結節への血流障害を示唆します．ニトログリセリンの舌下投与により，すみやかに胸痛は消失しSTは基線に戻りました．

4 左室瘤

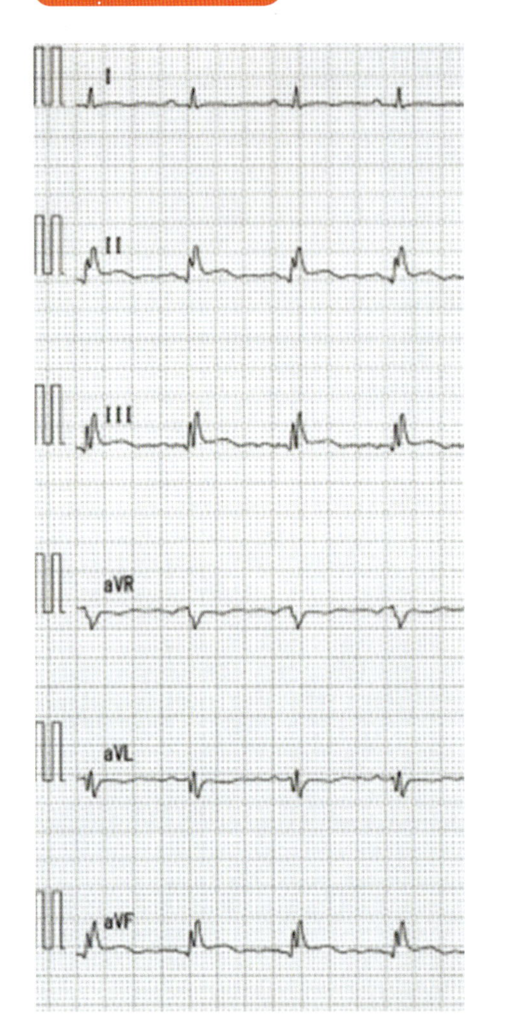

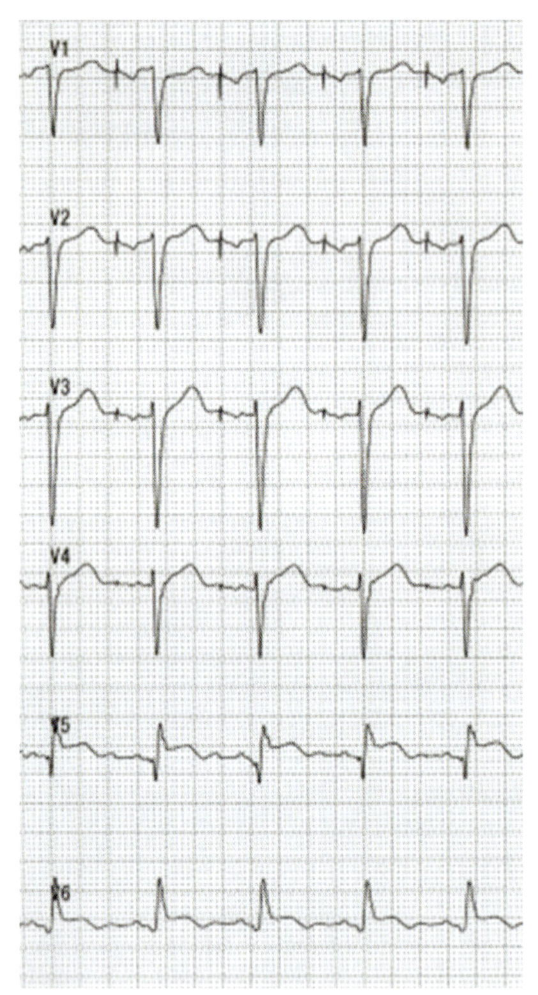

左室瘤の心電図のポイント

- Ⅱ・Ⅲ・aVF・V5・V6 の ST 上昇（↑）
- V5・V6 の異常 Q 波

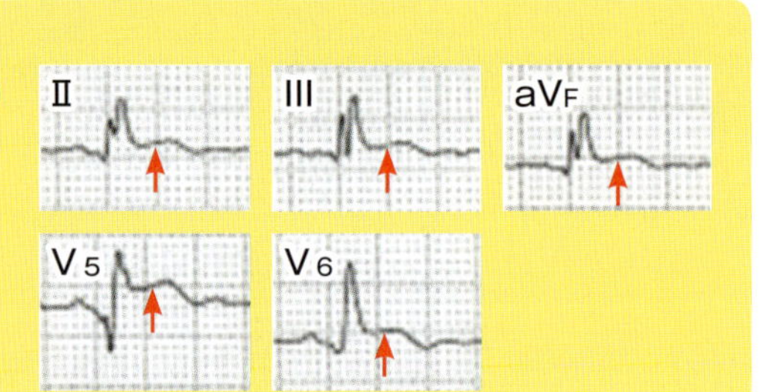

ST 部分（J 点）の上昇をきたすもうひとつの病態に，左室瘤があります．心筋梗塞や心筋症などで左室壁が**奇異性運動**するときに認められます．急性心筋梗塞発症後に ST 部分の上昇が続く場合は，左室瘤形成による心臓破裂のリスクが高まるといわれています．また，心筋梗塞発症後に基線に戻りつつあった ST が再度上昇する場合は，同一領域の再梗塞や心膜炎の発生が考えられます．

奇異性運動：収縮期に左室壁が遠心性に移動すること．

前頁の心電図は，拡張相肥大型心筋症の患者さんです．胸部誘導では Poor R progression（R 波増高不良）と V_5・V_6 で異常 Q 波もあります．洞不全症候群と心室頻拍を認めるため，植込み型除細動器（ICD）が植込まれており，心房ペーシングが行われています．図 4 に心エコー図を示します．収縮期，心尖部に風船のように外側へと膨隆する心室瘤を認め，その領域（下壁誘導と V_5・V_6）に一致した ST 上昇が認められます．

心室瘤で ST が上昇する機序は，心筋梗塞巣周囲の貫壁性虚血，奇異性運動による周辺心筋のストレッチによる膜電位変化などが原因だといわれていますが，まだ明確にはされていません．

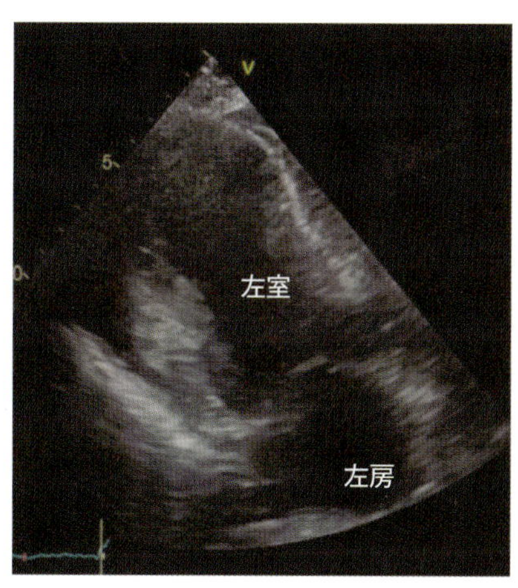

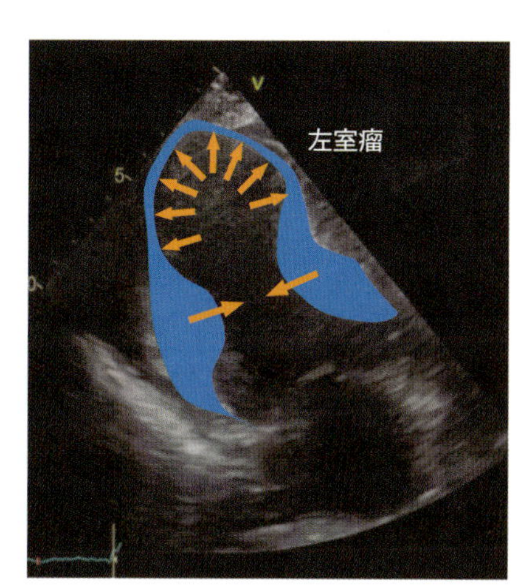

図 4 ● 心エコー図で見た心室瘤（左室心尖部）：心尖部からの2腔エコー像（収縮期）

5 左主幹部病変

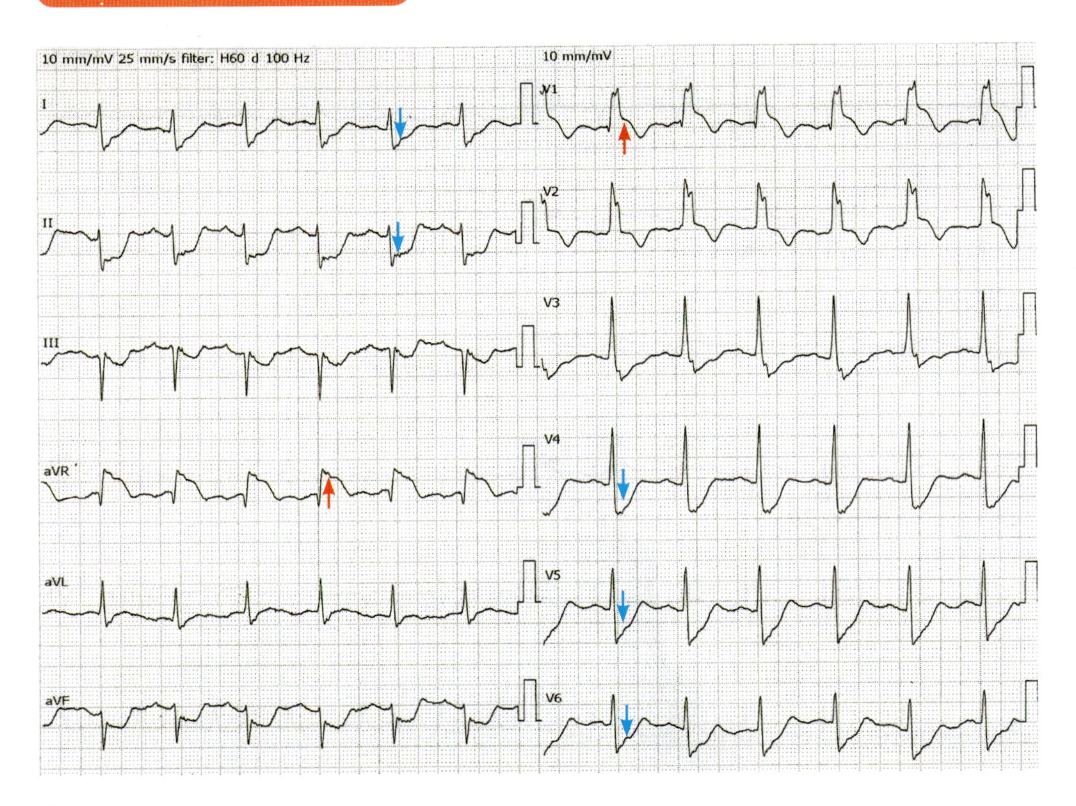

左主幹部病変の心電図のポイント

- **広範囲にわたる水平方向の ST 低下（↓，特にⅠ・Ⅱ・V_4-V_6 誘導）**
- **aV_R で ST 上昇（↑，1mm 以上）**
- **ST 上昇が V_1 よりも aV_R で大きい（↑）**

aV_R での ST 上昇は左前下行枝や 3 枝病変による虚血でも認められるので，左主幹部病変に特異的なものではありませんが，上記のような所見があれば同部位の狭窄または閉塞を疑います．

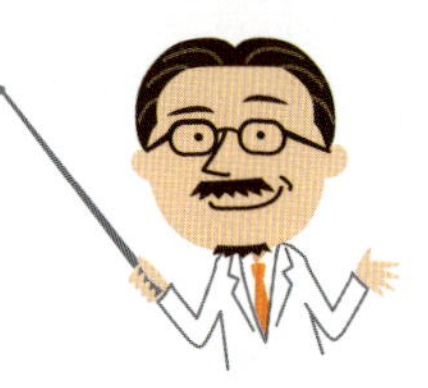

冠動脈で最も重要な部位は左冠動脈主幹部です．この部位に血流障害が生じると左室の広い範囲が虚血の状態になり，極めて重篤な状態に陥ります．この血管が完全に閉塞すると短時間で心原性ショックにより死亡すると考えられ，患者さんが生存して医療施設に到着できたということは，わずかながら血流が残っていることを示唆します．左室の全体に貫壁性の虚血が生じると典型的な ST 上昇がむしろ見えにくくなり，aV_R で ST が最大に上昇するといわれています．

前頁の心電図を見てください．左主幹部のほぼ完全閉塞の患者さんです．激しい胸痛と失神を訴えて救急車にて搬送されました．血圧は 70 台であり，心原性ショック状態でした．心電図では特徴的所見がすべて認められます（前頁ポイント）．V_1 での ST 上昇は 2mm 程度ですが，aV_R でのそれは 4～5mm にも達しています（↑）．それ以外に PQ 延長，著明な左軸偏位，完全右脚ブロックを認め，3 枝ブロックの様相も呈しています（p.61 参照）．この後，完全房室ブロックが発生し，再度失神しました．心室（特に中隔）の広範な虚血により刺激伝導系も傷害されたと考えられます．一刻も早く冠動脈インターベンション，一時的ペーシングリード挿入，IABP による循環補助などの実施が求められます．

6 急性心膜炎

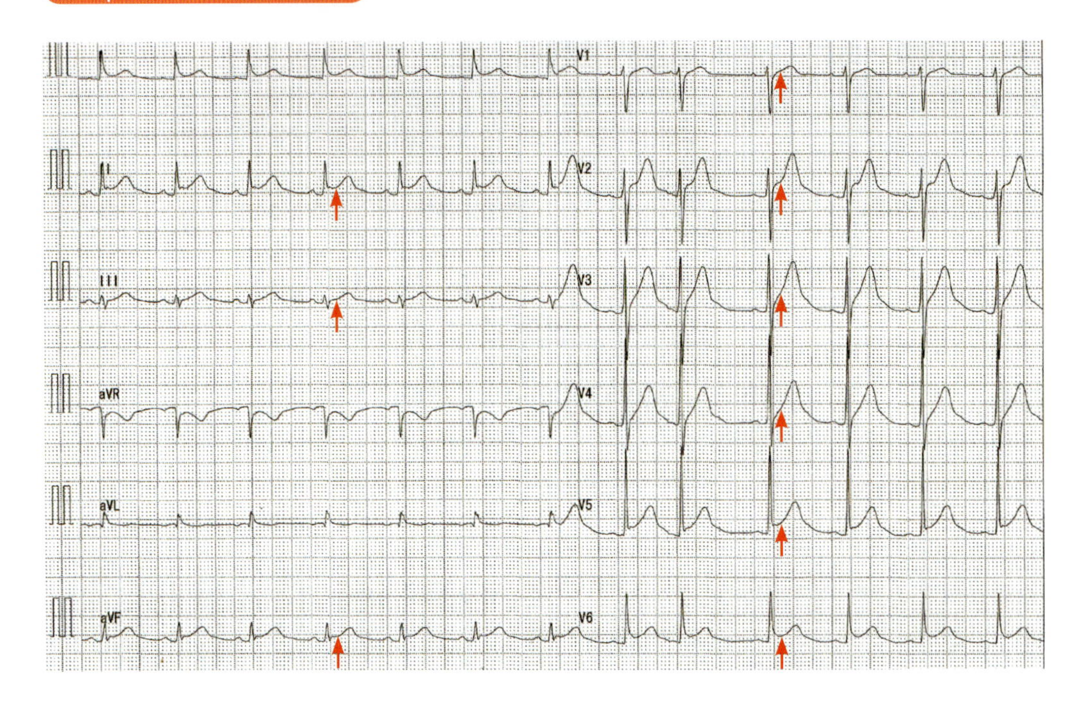

急性心膜炎の心電図のポイント

- aV_R を除く広範な誘導での ST 上昇（↑）
- 下に凸の ST 上昇
- 心嚢液貯留が多い場合には低電位

（上記心電図は心嚢液貯留なし）

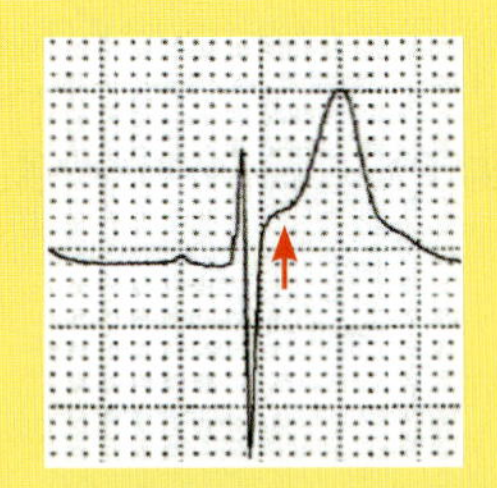

心膜炎は，心臓の外側を包む心膜に炎症が生じることで発症します．原因としてはさまざまなものがあり，ウイルスや細菌による感染症，膠原病，悪性腫瘍の心臓転移などが挙げられます．心膜炎を発症すると，体位や呼吸により強さが変動する胸痛を訴えます．急性期には心膜全体に炎症が波及するために，aV_R を除いたすべての誘導で ST（J 点）が上昇します．心膜炎での ST 上昇は下に凸になることが特徴的です（急性心筋梗塞では上に凸の ST が特徴的）．多くの場合，発症後数日で ST 上昇は改善し，多くの症例で数週～数カ月後には正常化します．

Note

早期再分極症候群との違い

心膜炎と似た心電図所見を呈するものに，早期再分極症候群があります．両疾患はいずれも下に凸の ST 上昇を呈しますが，心電図変化をきたす誘導が異なります．早期再分極では，下壁誘導（Ⅱ・Ⅲ・aV_F）や側壁誘導（Ⅰ・aV_L・V_4-V_6）で ST 上昇が多くみられます．一方，心膜炎では ST 上昇の範囲が広く，炎症のある心外膜の領域に対応するすべての誘導（aV_R を除く）に生じることが一般的です．また，V_1-V_3 での ST 上昇（3mm 未満）は生理的な現象のことがあるので，下壁や側壁誘導での ST 上昇がない限り早期再分極症候群には含まれません．

7 たこつぼ型心筋症

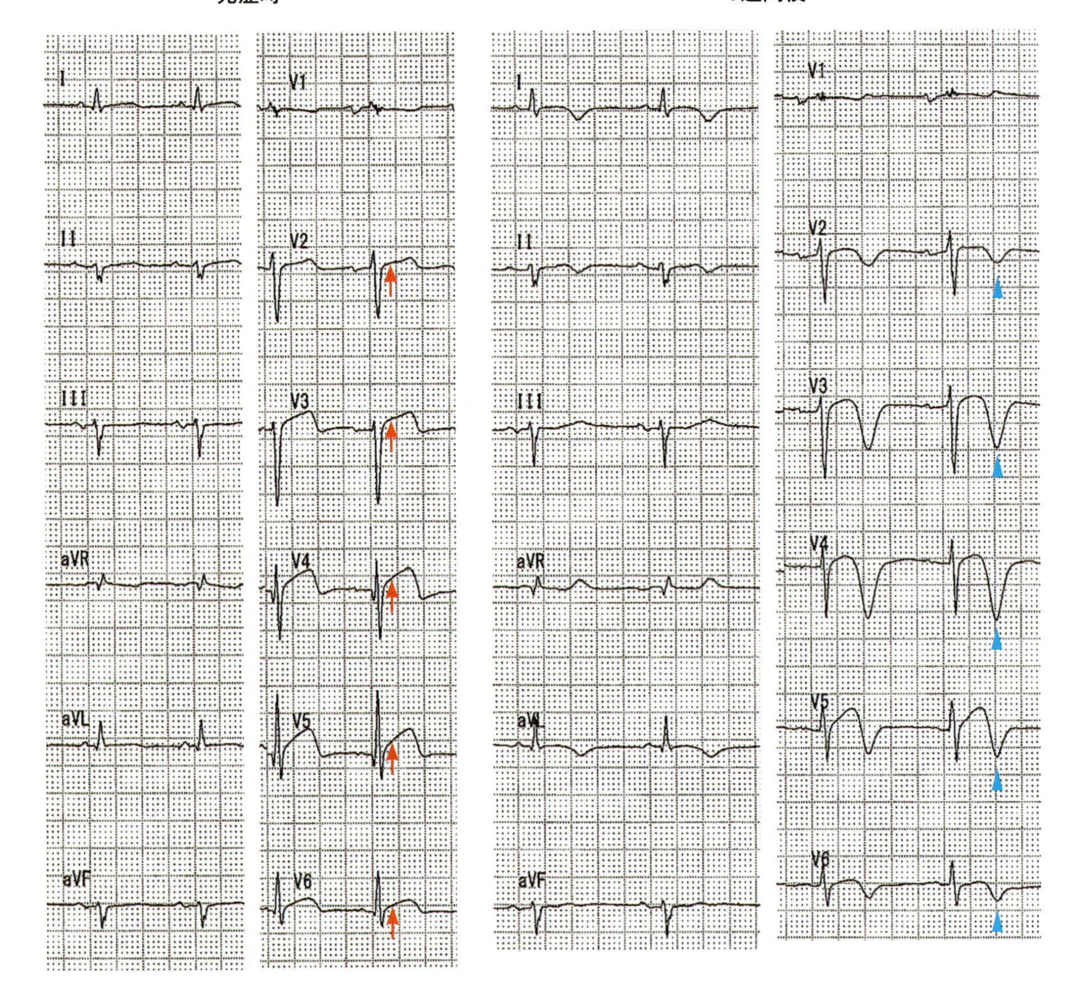

たこつぼ型心筋症の心電図のポイント

- 発症直後は胸部誘導での ST 上昇（↑）
  （鏡面像としての ST 低下変化を認めない点が心筋梗塞と異なる）
- 経時的に巨大陰性 T 波を示す（▲）
  （胸部誘導に特徴的）
- 数週間の経過で心電図変化は消失し，心機能も回復することが多いたこつぼ型心筋症は，精神的・身体的なストレスを誘引として発症する心尖部の一過性壁運動低下を呈する疾患です．その心臓の形があたかも「たこつぼ」に似ていることからわが国の研究者によって命名され，この呼称は海外でも広く使われています．また，わが国での大震災後に多発したことでも有名です．病態の解明はいまだ十分ではありませんが，心電図の特徴としては多くの症例で胸部誘導での ST 上昇や，経時的に巨大陰性 T 波が観察されます．心電図変化や急激な症状は急性心筋梗塞と類似していますが，冠動脈に異常がなく，壁運動異常の範囲も血管支配と一致しません．たこつぼ型心筋症の場合は数週間の経過で改善し，壁運動異常も寛解することが特徴といえます．

鏡面像変化：ST上昇を伴う心筋梗塞の心電図では，梗塞部と反対側の誘導では逆にST低下を認めることがあり，鏡面像と呼ばれる．たこつぼ型心筋症においては，鏡面像を呈することはないとされている．

8 ブルガダ症候群

A：coved型（Type1）

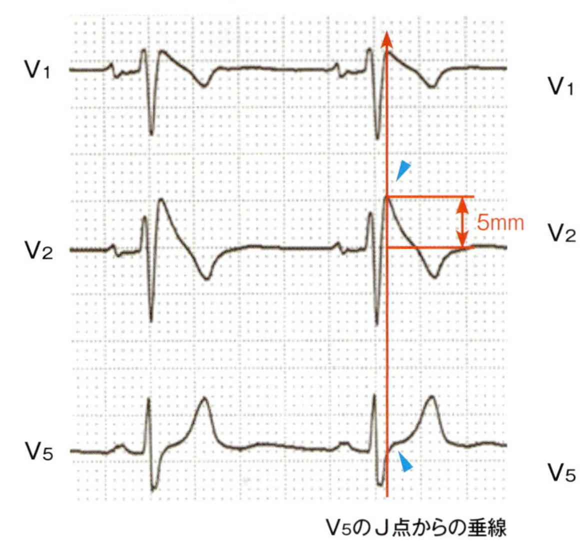

B：saddle-back型（Type2）

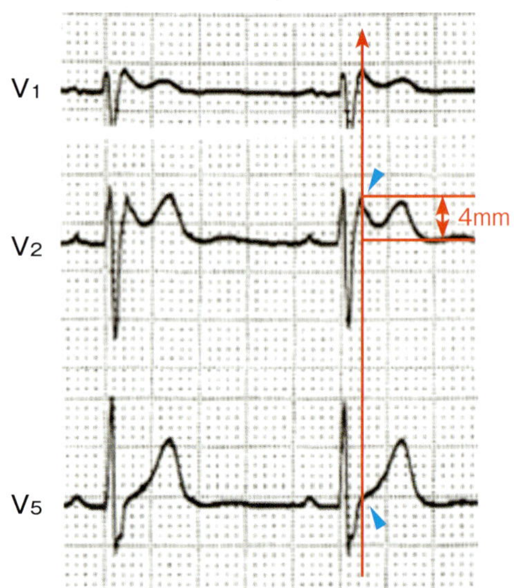

V_1-V_3 では，生理的に 2〜3mm 程度の J 点の上昇を認めることがあります．ブルガダ症候群との違いは，J 点に続く ST 部分の向きです．生理的な場合は ST 部分が上向きです．一方，ブルガダ症候群では上昇した J 点のあと，ST 部分が必ず下方に向かいます．そのまま下降して T 波の陰転化に連動すれば Type 1，再度上昇すれば Type 2 という診断になります．

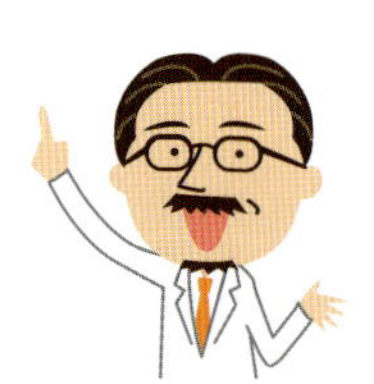

ブルガダ症候群の心電図のポイント

- **全体の胸部誘導から J 点を正しく認識する**（V_5・V_6 の J 点から垂線を引く）
- **V_1-V_3 における ST 上昇**（2mm 以上）
- **右脚ブロックとの鑑別が重要**（正しい J 点の認識に依存している）

1992 年に Brugada らは，右脚ブロック型の QRS でいくつかの特徴を有した心電図の患者さんに突然死が高頻度に観察されることを報告し，このような病態がブルガダ症候群と呼ばれるようになりました．ブルガダ症候群は，右脚ブロック型のQRSと前胸部誘導（V_1-V_3）におけるST上昇を呈する疾患で，突然死をきたす可能性があることが知られています．わが国の男性に比較的多く認められます．

ブルガダ症候群におけるST上昇には特徴があり，J点が2mm（0.2mV）以上上昇し，その後STが急速に下降し，T波の陰転化へと連動するものをcoved型（Type1）と呼びます（前頁心電図A）．陰転したT波を伴わない場合でもType1と診断します．

また，J点が2mm（0.2mV）以上上昇し，その後STがいったん下降し，再度上昇するものをsaddle-back型（Type2）と呼びます（前頁心電図B）．

coved型（Type 1）心電図に加え，①心室細動（VF）の確認，②自然停止する多形性心室頻拍，③突然死（45歳以下）の家族歴，④coved型ST上昇の家族歴，⑤電気生理学的検査でのVF誘発，⑥失神発作，または⑦夜間苦悶様呼吸のうち1つ以上を認める場合にブルガダ症候群と診断されます．①～⑦を認めない場合にはブルガダ型心電図と呼ばれ，通常ブルガダ症候群とは区別されます．

注意！

Type1と2の間を変動することがあり，注意が必要です．突然死のリスクはType 1に高いとされています．

Note

診断に難渋する際に試みること

前述したような方法を用いてもブルガダ症候群の診断に難渋することも，しばしば経験します．そのような際には，以下のような方法で診断に至るケースもあります．

①通常より1肋間上で記録すると，上記変化が明瞭化することがあります．

②Ⅰc群抗不整脈薬剤負荷〔ピルシカイニド（サンリズム®）静注〕によるJ点の上昇（＋0.1mV）とType2からType1への変化の有無を観察します．必ず入院のうえ行い，負荷後のモニター監視を怠らないよう注意します．

③最大許容運動負荷試験では，回復早期にSTの上昇やType2からType1への変化が認められることがあります．

また，最近では，無症候性でType2のみ呈する場合は，ブルガダ症候群の範中に含めないことが提唱されています．

9 狭心症（労作性狭心症）

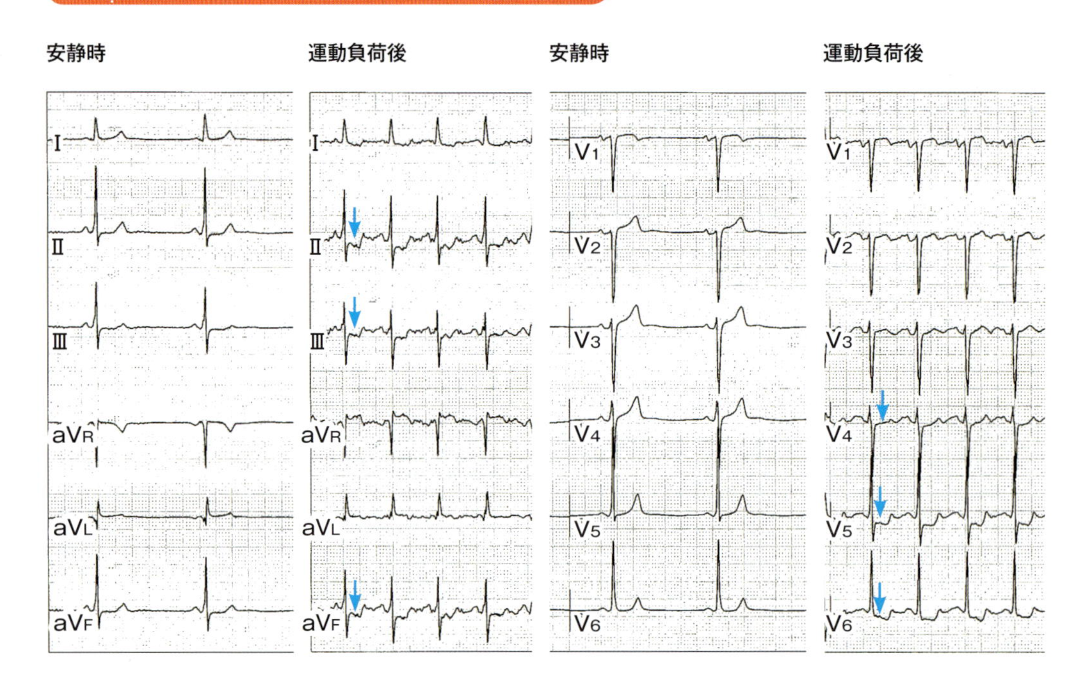

労作性狭心症の心電図のポイント

- 労作に伴って出現する一過性の ST 低下（↓，水平型あるいは右下がり）
- 労作（一定の負荷）によって再現性をもって出現する
- 数分の経過で寛解することが多い
- 対側誘導で ST 上昇なし

狭心症では，心筋虚血によりSTが変化します．冠動脈は心臓の外側から血流を供給しているので，冠動脈の狭窄により血流が不足した場合は心内膜側の心筋が虚血になるため，STが低下することになります．これ以外にも大動脈弁狭窄症，肥大型心筋症なども狭心症の原因となります．

労作性狭心症では安静時には特に症状はありませんが，労作などに伴い心筋が虚血状態に陥ると，多くの場合は狭心発作（胸痛・冷汗など）が出現します．心電図においては，水平型（horizontal），あるいは右下がり（down sloping）のST低下を認め，発作が治まると心電図変化は数分で消失します．

前頁の心電図では，狭心症の患者さんに運動負荷検査を施行した際の変化です．安静時には特に異常所見は認めていませんが，運動負荷にて胸痛を訴え，同時にⅡ・Ⅲ・aV_F・V_4-V_6で水平型～右下がりのST低下を認めました．症状や心電図変化は，運動を中止した3分後完全に消失しました．このような症例では冠動脈の高度狭窄が疑われ，冠動脈形成術やバイパス手術が検討されることになります．

心筋虚血：心筋の酸素需要の増加に対して，酸素供給が追い付かない状態のこと．冠動脈の狭窄があっても，安静時には酸素の需要量は高くないので虚血は生じない．運動などで血圧と脈拍数が上がると需要量が増え，通常であればそれに見合うだけの血流が増えないといけない（Flow reserveといわれる）が，狭窄があると供給が増えず，虚血状態になる．

冠動脈形成術：バルーンやステントを用いて，冠動脈狭窄を内側から拡張させる治療方法のこと．

Note

STの低下と上昇：同じ虚血性心疾患なのになぜSTの変化は逆になるの？

虚血に陥った心筋はエネルギー不足により，細胞の膜電位が浅くなります．一方，健常な心筋は深くマイナスに帯電しているので，これらの間に電位差（傷害電流）が発生して，STが偏位するといわれています．虚血の分布が心内膜側（狭心症の多く）であればSTが低下する方向に，貫壁性（全層性）の虚血（心筋梗塞の多くまたは典型的な異型狭心症）であればSTが上昇する方向に傷害電流が流れます．

10 脚ブロック

心臓の刺激伝導系のうち，右脚あるいは左脚の障害により，それぞれ右脚ブロックあるいは左脚ブロックを呈します．右脚ブロックでは，心室の興奮は全体として左から右へと伝わります．左脚ブロックでは，反対に右から左へと伝わります．

完全右脚ブロック (p.51参照)

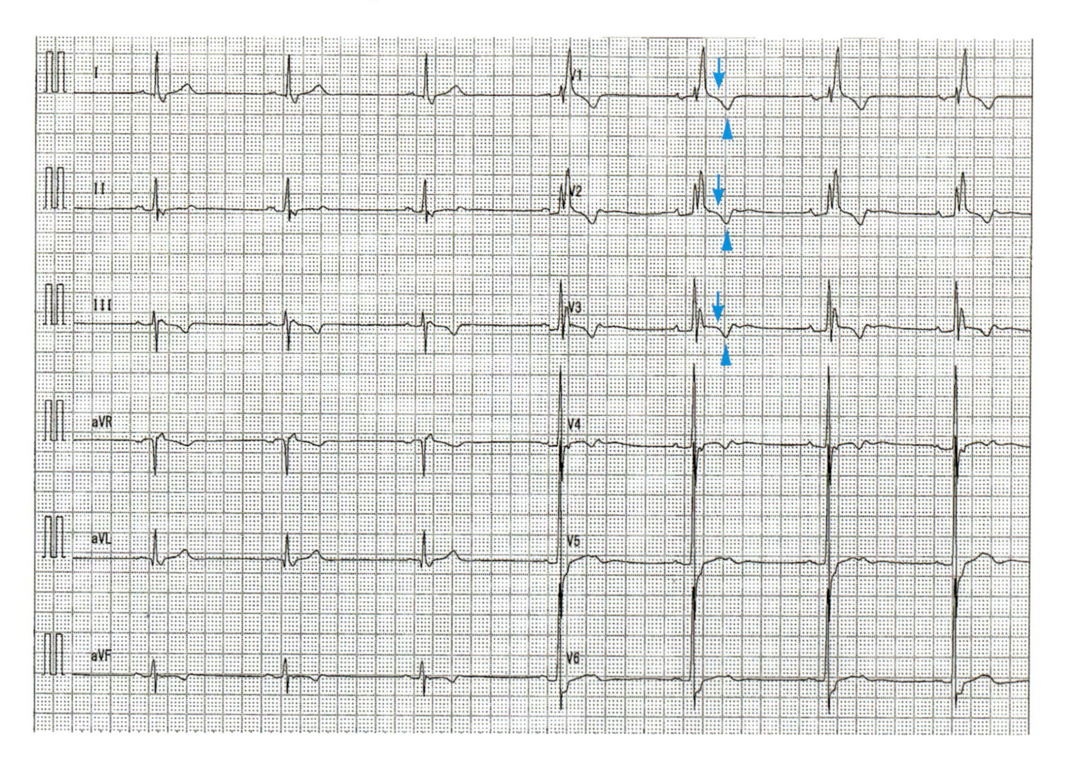

完全右脚ブロックの心電図のポイント

- V_1 で rSR´ 型の QRS 波形
- V_1-V_3 で ST 右下がり（↓）と T 波の陰転化（▲）
- I・aV_L・V_5・V_6 で幅広い S 波

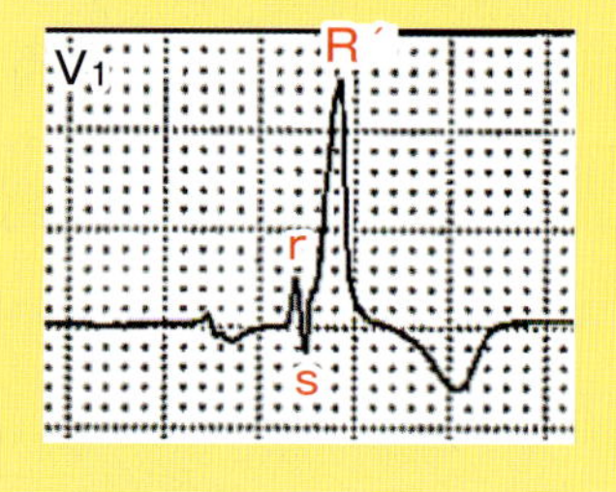

完全左脚ブロック (p.53参照)

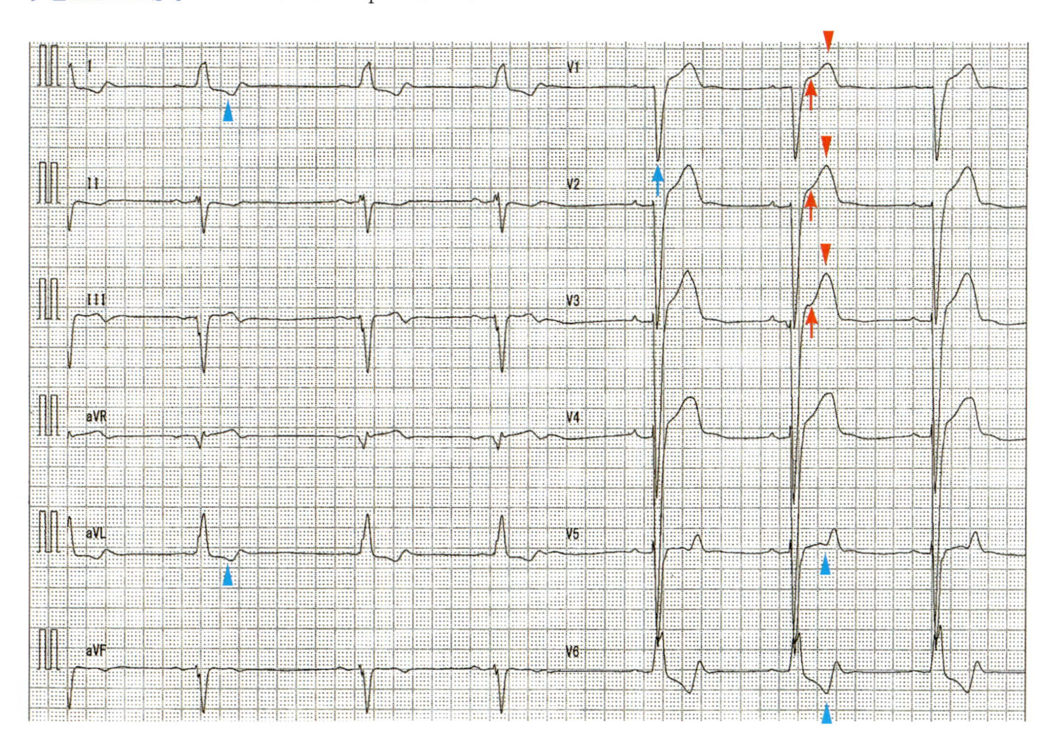

完全左脚ブロックの心電図のポイント

- V_1-V_3 で QS または rS 型（↑）
- V_1-V_3 で ST 上昇（↑）・T 波の増高（▼）
- I ・aV_L・V_5・V_6 で陰性 T 波（▲）

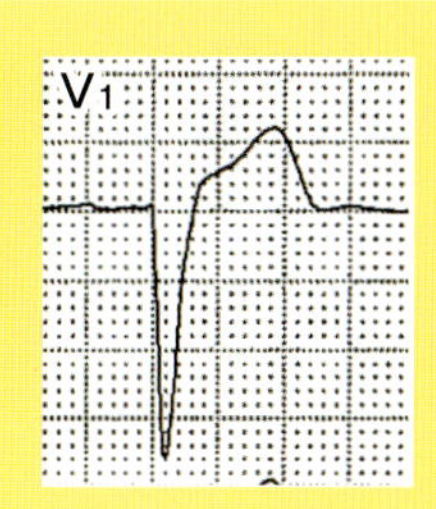

右脚ブロックは病的意義が乏しいことも多いですが，左脚ブロックはしばしば病的な背景を伴うこともあり，その基礎疾患（虚血性心疾患，心筋症など）を調べることが重要です．

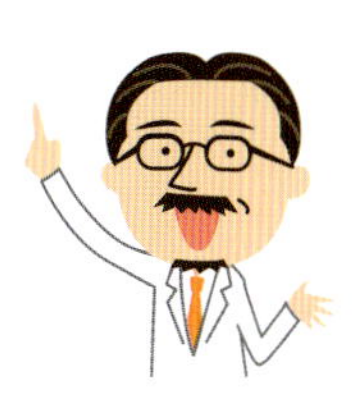

11 ジギタリス効果（中毒）

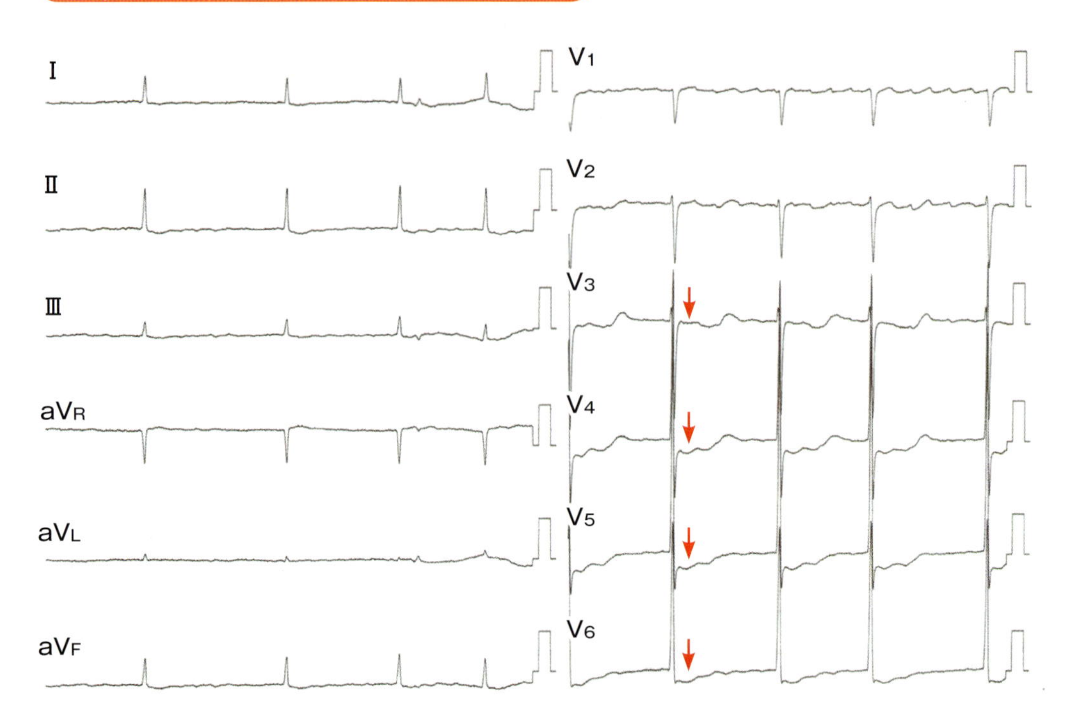

ジギタリス効果（中毒）の心電図のポイント

- ST低下（↓，盆状低下）
- QTの短縮
- 房室結節抑制による徐脈性心房細動

＊高いジギタリス血中濃度

注）上記心電図では，U波が増高しQTが延長したように観察される．

心房細動の心拍数コントロールや強心薬としてしばしば**ジギタリス**が使用されますが，時に中毒に陥ることがあり，その発見に心電図が重要な役割を果たします．前頁の心電図は，ジギタリス効果（中毒）を呈した症例で，食欲低下と全身倦怠感を主訴に来院しました．心電図では下に凸の緩やかなST 低下（盆状のST 低下と呼ばれる）と陰性T 波，徐脈性心房細動が認められ，ジギタリス中毒と診断されました．これ以外に洞徐脈，伝導障害（房室ブロック）や頻脈性不整脈（接合部頻拍），最重症例では心室細動を合併します．

ジギタリス：強心作用と陰性変時作用（脈を遅くする作用）を同時に持つユニークな薬剤なので，心房細動を合併した心不全の治療に好んで使用されるが，最近はβ遮断薬などにその役割を奪われつつある．

注意！

ジギタリスは治療有効域が狭いので，中毒にならないよう血中濃度を測定し，低めの濃度に保つことが重要となります．特に高齢者，腎機能低下者などでは注意が必要です．

Note

有名な画家ゴッホはジギタリス中毒だった?

ゴッホの生きた時代（19 世紀半ば），ジギタリスはてんかんの治療薬として使用されていたそうです．ゴッホの主治医だったガッシュ博士はゴッホをてんかんと診断し，その治療のため，過剰なジギタリスを投与したのではないかという説があります．視野が黄色く見える「黄視症」はジギタリス中毒の典型的な症状です．ゴッホが南仏に移って突然画風が黄色調に変わったのは，このためだというのです．真偽のほどはともかく，おもしろい話です．

12 J波が大きい

J波とは，QRSとST接合部（J点）に上方へ突出する波形を示します（図5）．発見者の名前を冠してOsborn波ともいわれ，古くから健常人に一定の割合で認められる正常亜型と考えられていました．しかし，最近，一部の症例で突然死の発生があると報告され，注目を集めています．その成因に関しては，心臓の外側の心室筋細胞膜に一過性の電流が外向きに流れるためだといわれています．J波を認める病態として代表的な2疾患（早期再分極症候群，低体温）に関して，説明します．

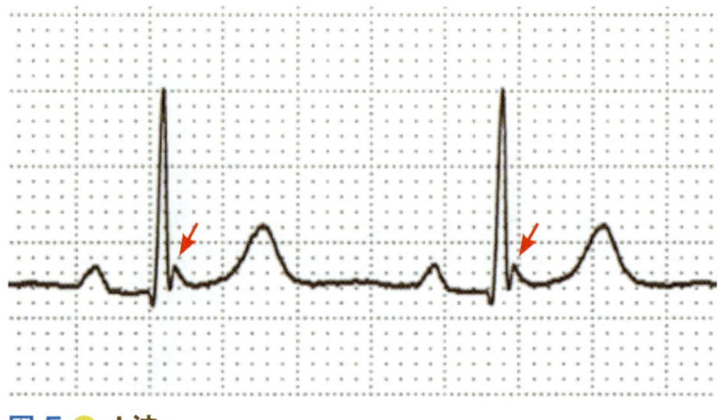

図5 ● J波

早期再分極症候群

A：下壁誘導でのJ波を認める症例

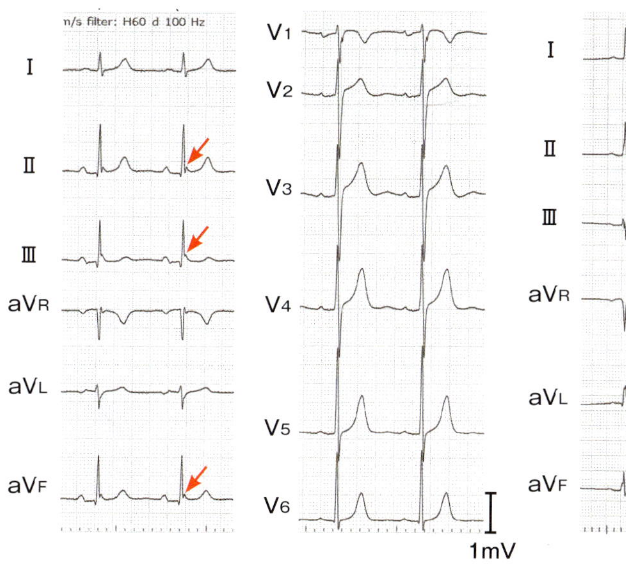

B：側壁誘導でのJ波を認める症例

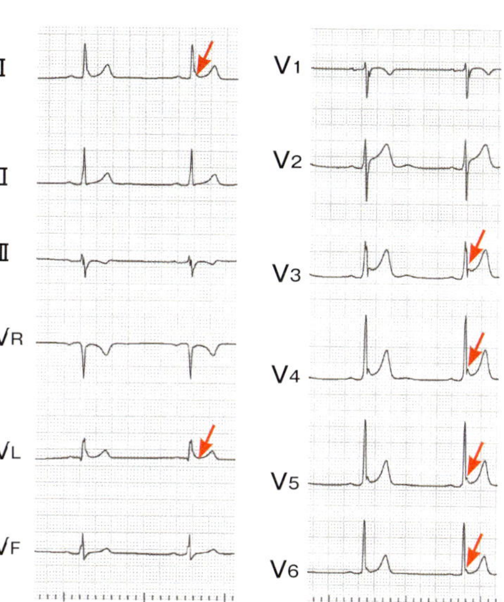

早期再分極症候群の心電図のポイント

- J波が存在すること（↙）
- 広範な誘導におけるST上昇（下に凸）

早期再分極症候群とは，心電図の下壁誘導（Ⅱ・Ⅲ・aVF）と側壁誘導（Ⅰ・aVL・V4-V6）のなかの，少なくとも2誘導以上で1mm以上のJ点の上昇を有し，かつ失神の既往や突然死の家族歴を有する患者さんのことを指します．2008年にHaïssaguerreらが特発性心室細動のなかに早期再分極症候群が多いことを報告し，注目を集めました．早期再分極症候群は正常人（特に若年のスポーツ愛好者）にも多く認められますが，上方に突出するJ波を有する場合（J波症候群とも呼ぶ），広範な誘導におけるST上昇を認める場合やST部分が横向きまたは下向きの場合は，危険性が高いといわれています．

早期再分極がある場合でも，何の症状もなく経過することが多いので，あまり患者さんを脅かさないほうがよいでしょう．ブルガダ心電図よりもリスクはずっと低いと考えられており，突然死のリスクは1万人にひとりといわれています．

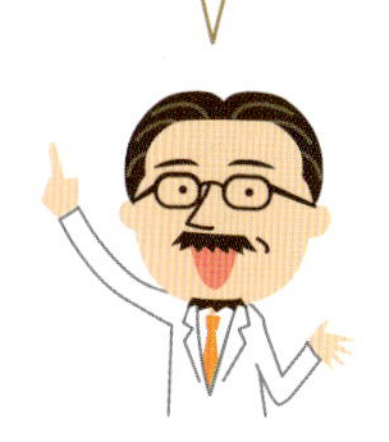

低体温

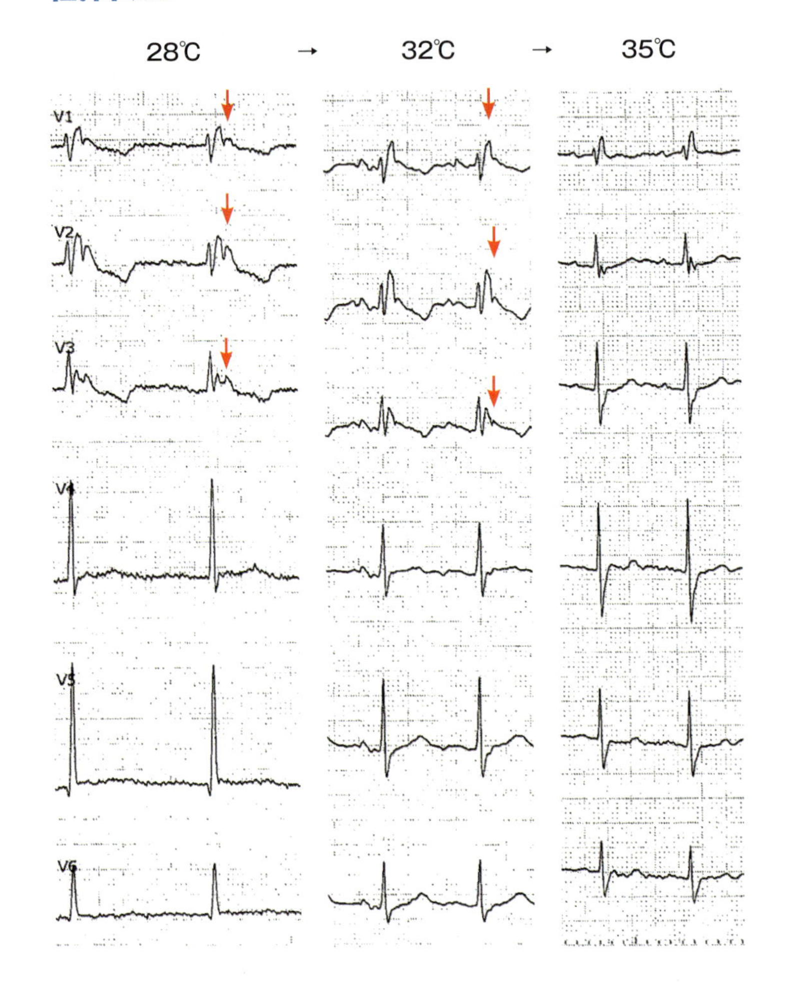

このように，QRS 波の終末に J 波が出現し，復温にて徐々に消失します．

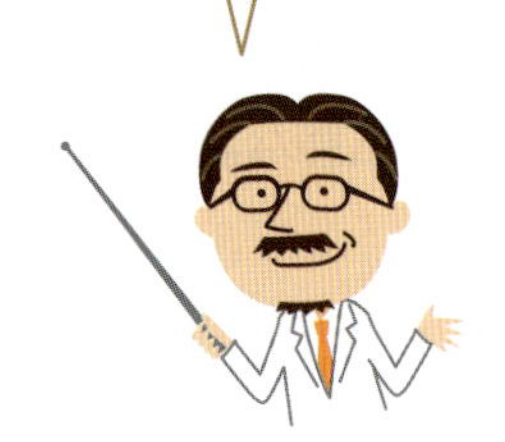

低体温の心電図のポイント

- **Osborn（J）波の存在（↓，低体温の程度と相関する）**
- **PQ の延長・QT の延長を伴う**

低体温とは，深部体温が 35℃以下になることをいいます．低体温では循環器系に対しては徐脈や心停止といずれも抑制的に作用することが多いですが，心電図では J 波の出現が特徴的です．

洞調律中の異常

8 T波の形が変

どこを見る？ どう考える？ チャート

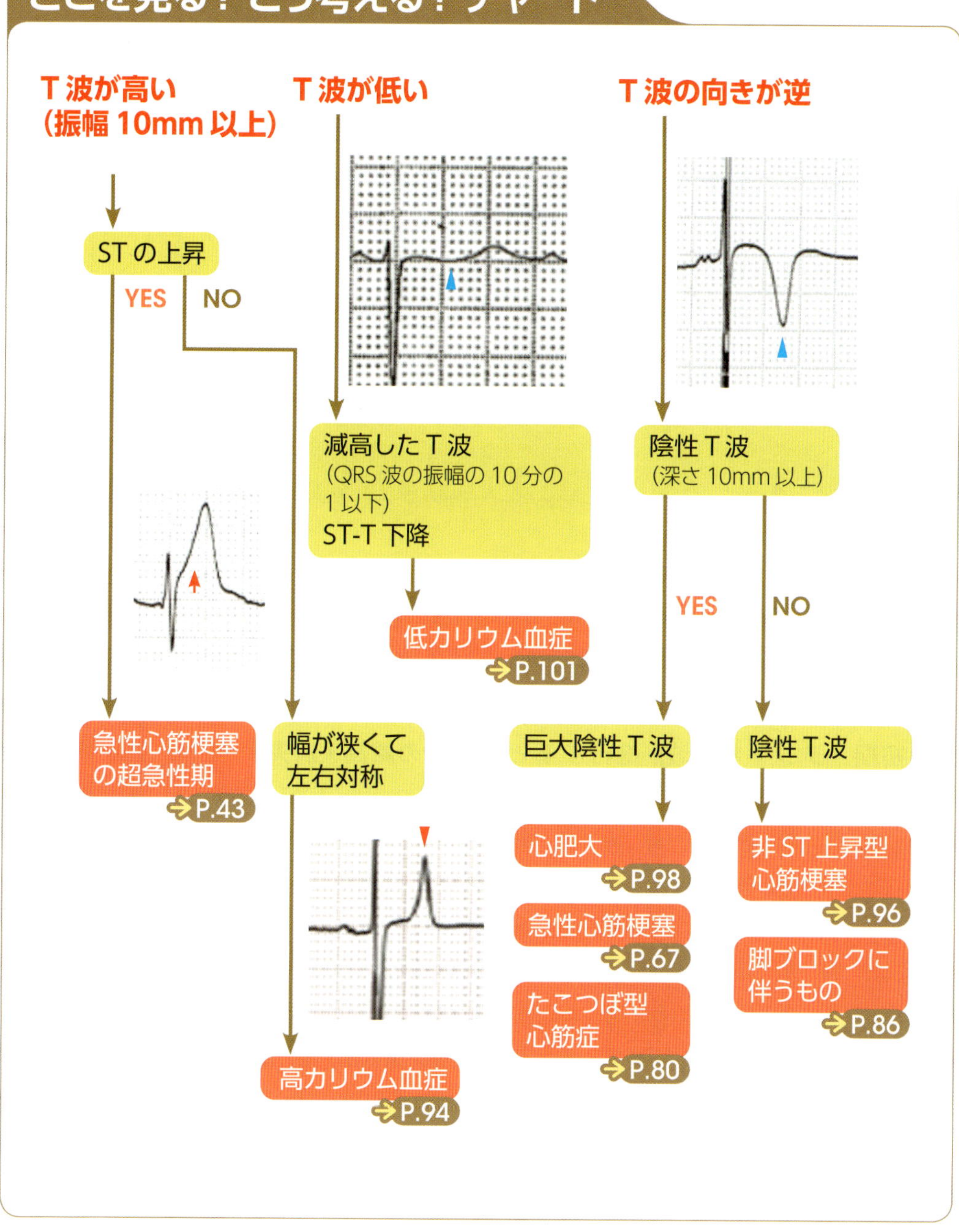

1 高カリウム血症

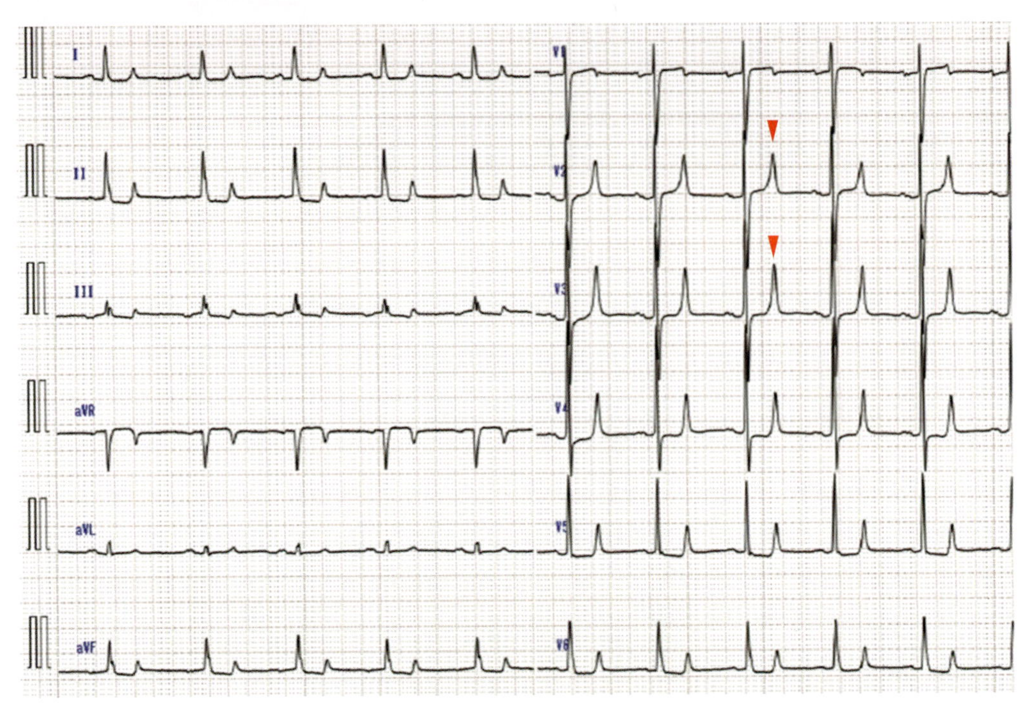

＊血清K値：7.2mEq/L

高カリウム血症の心電図のポイント

- **Ⅱ でＰ波が減高＋前胸部誘導でテント状Ｔ波（▼）がはっきりと確認できる**
- **初期→テント状Ｔ波，進行すると→Ｐ波の減高・消失，QRS 間隔の延長**

テント状Ｔ波

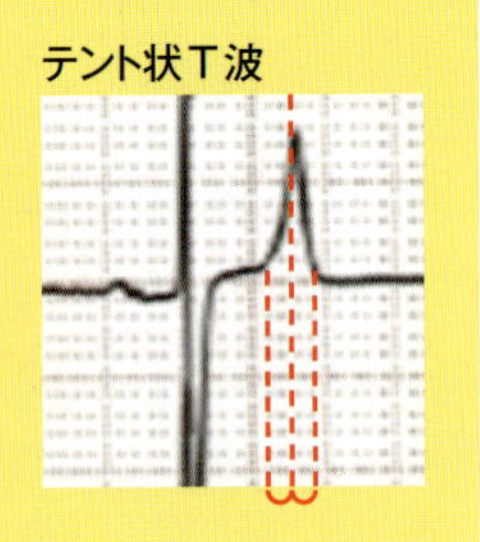

幅が狭くて左右対称性の先鋭なＴ波を，テント状Ｔ波といいます．正常なＴ波の山の頂点は，真ん中よりやや右寄りに出現します．

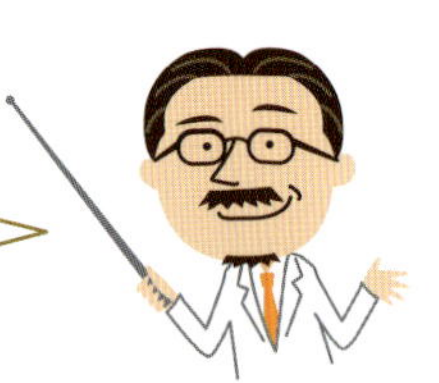

高カリウム血症の緊急度は心電図でわかる

高カリウム血症は致死的不整脈（**心室細動**）を引き起こすことがあり，注意が必要です．しかし，血清カリウム値が6mEq/L台で心電図変化を認めるときも，血清カリウム値が7mEq/L台でも心電図変化を認めないときもあります．この違いが何かというと，血清カリウム値が急激に変化したかどうかです．慢性的な血清カリウム値高値の場合（たとえば維持透析患者さんなど）は，心電図変化を呈さないことがあります．一方，高齢者や腎機能低下者における脱水などでは急激に血清カリウム値が上昇するため，緊急の対応が求められます．しかし，救命救急の現場では高カリウム血症の発生が，急速なのか緩徐なのかの判断が難しい場合があります．このときに役に立つのが心電図というわけです．

高カリウム血症になった場合，最初に発生するのが振幅の大きなT波（左右対称で尖鋭化したテント状T波）です．活動電位の再分極相が急峻になるのがその原因といわれています．さらに高カリウム血症が進行すると静止膜電位の減少に伴い，心筋の伝導速度が低下し，P波の減高・消失，QRS間隔の延長が出現し，心室細動や心停止に発展することもあります．心電図変化を伴う高カリウム血症を認めたときは，速やかな対応が必要となります．

心室細動：心室内で多発するランダムなリエントリーによって，心室が無秩序に震えるだけで心拍出が消失する．電気的な活動はあるが，機能的には心機能が停止した状態．

2 非 ST 上昇型心筋梗塞

心筋梗塞発生6時間後

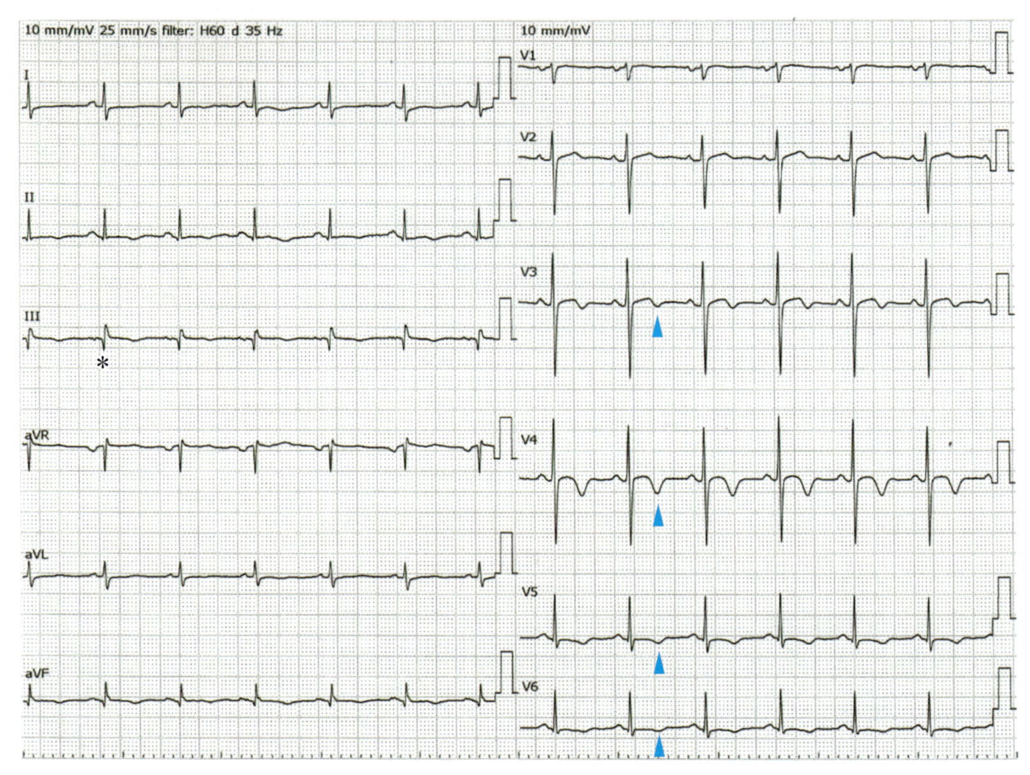

＊Ⅲ誘導の q 波は異常 Q 波ではない（p.30 参照）

非 ST 上昇型心筋梗塞の心電図のポイント

- 異常 Q 波はない
- 陰性 T 波（▲）のみが異常所見

心電図だけでは，この陰性T 波の原因が心筋梗塞であるとは断定できません．胸痛の病歴，逸脱酵素の変化，心エコー図検査，冠動脈造影検査などを組み合わせて非 ST 上昇型心筋梗塞と診断されます．

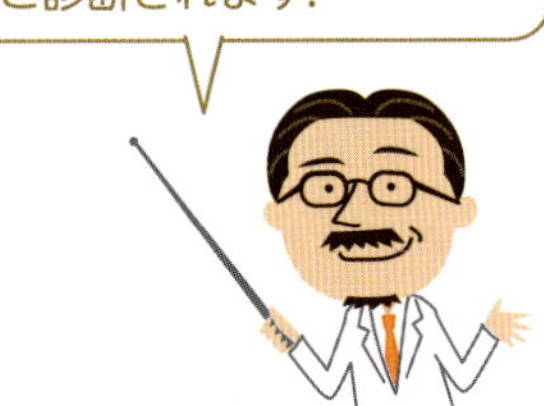

心筋梗塞なのにQ波がない

非ST上昇型心筋梗塞（別名：非Q波梗塞）は，急性期は心筋梗塞と同様の症状や心筋逸脱酵素の上昇を認める一方，その後の経過で異常Q波を認めず，R波の減高や陰性T波が出現します．虚血が比較的短時間で解除された場合や，もともと**側副血行路**が発達していた部位に梗塞が発生したときに認められます．以前は異常Q波が出現する心筋梗塞を貫壁性梗塞，異常Q波が出現しない心筋梗塞を心内膜下梗塞と区別していましたが，現在は必ずしも一致しないと考えられています．

側副血行路：冠動脈の高度狭窄が徐々に進行して慢性的な虚血状態に陥ると，虚血部位に新たな循環を提供して虚血を改善しようとする機構が働く．この新たに出現する循環路を側副血行路と呼ぶ．

Note

T波単独での評価は困難

aVR・V1の陰性T波は正常範囲内
〔心筋再分極異常による一次性変化と，心室内伝導障害（脱分極異常）による二次性変化がある〕

T 波は，心室筋の興奮（脱分極）からの回復（再分極）を表しています．心筋虚血などによって心室の再分極相に異常が生じた場合，心室筋の興奮からの回復の過程が障害され，陰性 T 波を呈することがあります．また，左脚ブロックや WPW 症候群などによる心室内伝導障害（遅延）がある場合も，心筋間で再分極の時相がずれて陰性 T 波になることがあります．図 1 は心尖部肥大型心筋症の心電図です．V3-V6 の陰性 T 波の深さは，心基部レベルに対する心尖部レベルの相対的心筋肥大度に依存します．T 波の形はさまざまで，直前の ST 部分やその他の異常所見（心電図以外も含む）と合わせて評価しなければなりません．つまり，病的意義を持つ T 波を見分ける力を養う必要があるといえます．

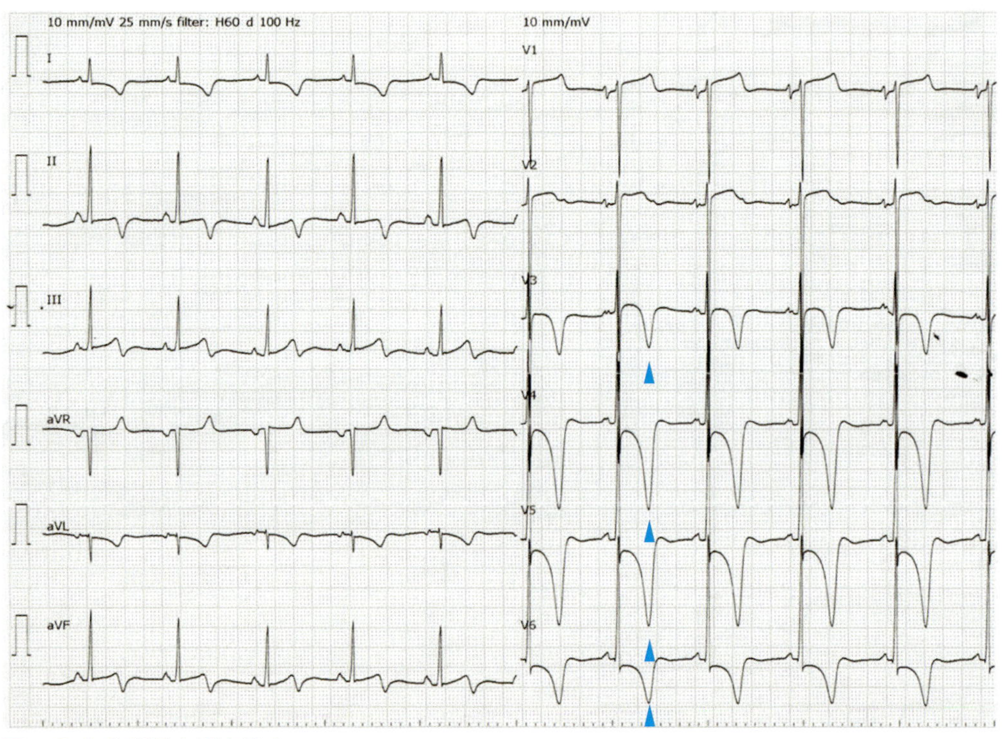

図 1 ● 心尖部肥大型心筋症

洞調律中の異常

9 QT が長い・短い

どこを見る？ どう考える？ チャート

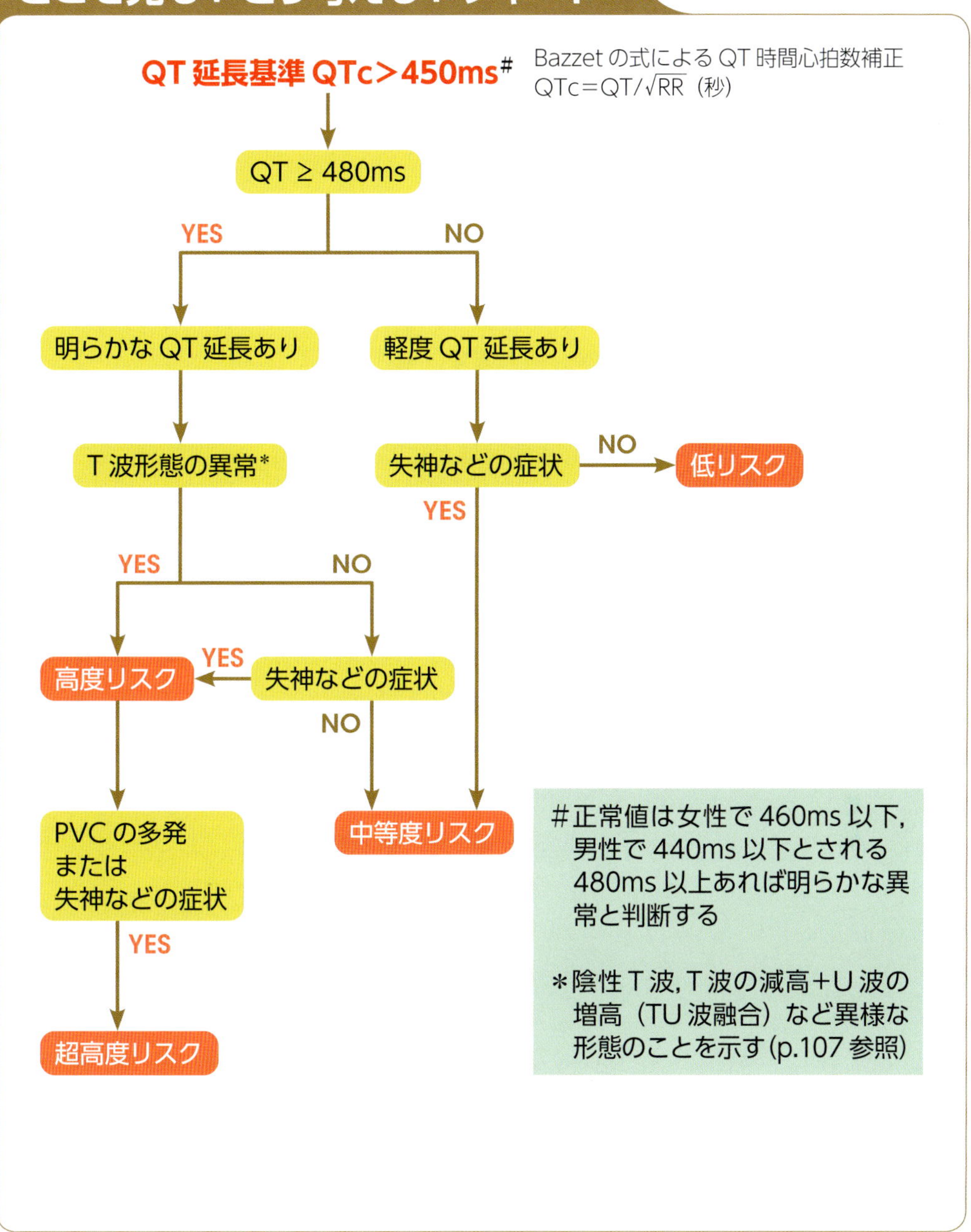

1 低カルシウム血症・高カルシウム血症

低カルシウム血症

低カルシウム血症の原因としては，副甲状腺機能低下症，ビタミンD欠乏，薬剤性などがあります．一般にQTと血清Ca濃度は逆相関することが知られており，低カルシウム血症ではQTが延長します．

高カルシウム血症

高カルシウム血症の原因としては，副甲状腺機能亢進症，腎不全，サルコイドーシスなどが挙げられます．前述したように，QTと血清Ca濃度は逆相関することが知られており，高カルシウム血症ではQTが短縮します．ほかにU波の出現を認めることもあります．

2 低カリウム血症

K：2.0-2.6

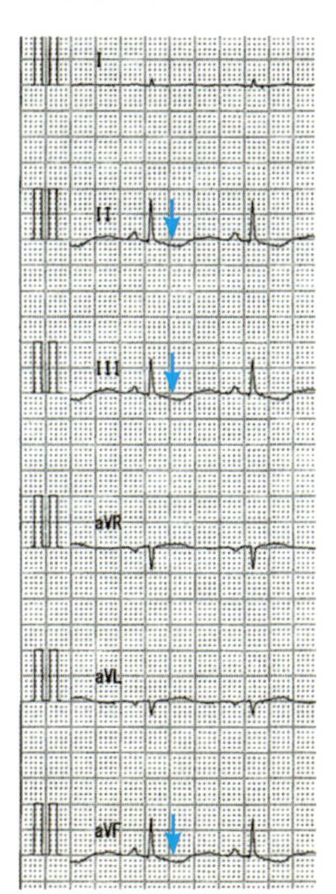

K：4.0

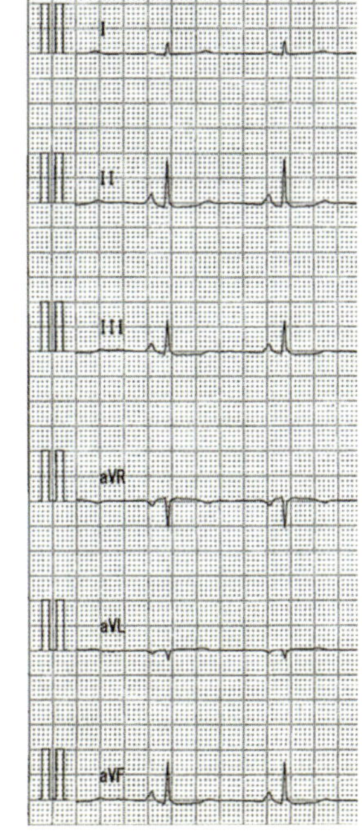

K：2.0-2.6

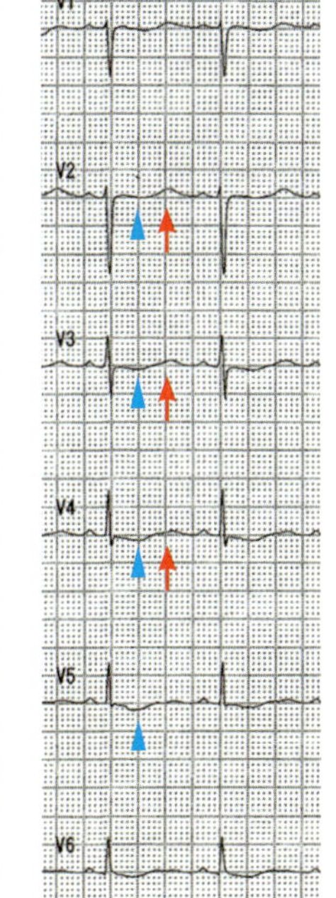

K：4.0

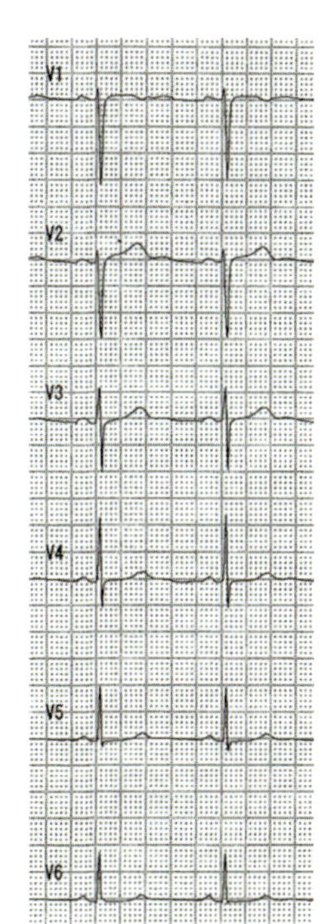

低カリウム血症の心電図のポイント

- ST-T 下降（↓）
- T 波の減高～陰性化（▲）
- U 波増高（↑）
- QT 延長

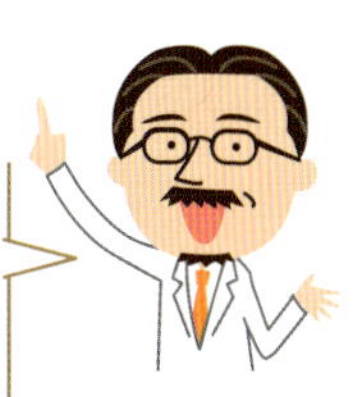

低カリウム血症に伴う QT 延長にⅠa 群やⅢ群の抗不整脈薬の内服が加わると，QT 延長が顕著になり，致死的不整脈（torsade de pointes）を誘発する場合があります．

あなどれない低カリウム血症

血清カリウム値が低下すると，心室筋の再分極を担うカリウムの流出が抑制され，再分極の時間が延長し，心筋間の電位格差が縮小します．それに伴って，心電図では T 波の減高～陰性化・U 波増高，さらには QT 延長がみられます．なお，血清カリウム値と心電図変化は必ずしも相関しないことがあります．

torsade de pointes：心室レートが150～200/分となり，QRS 波がねじれるように認められる多形性心室頻拍．自然停止する場合もあるが，心室細動に移行することも多い．（p.103参照）

3 先天性 QT 延長症候群

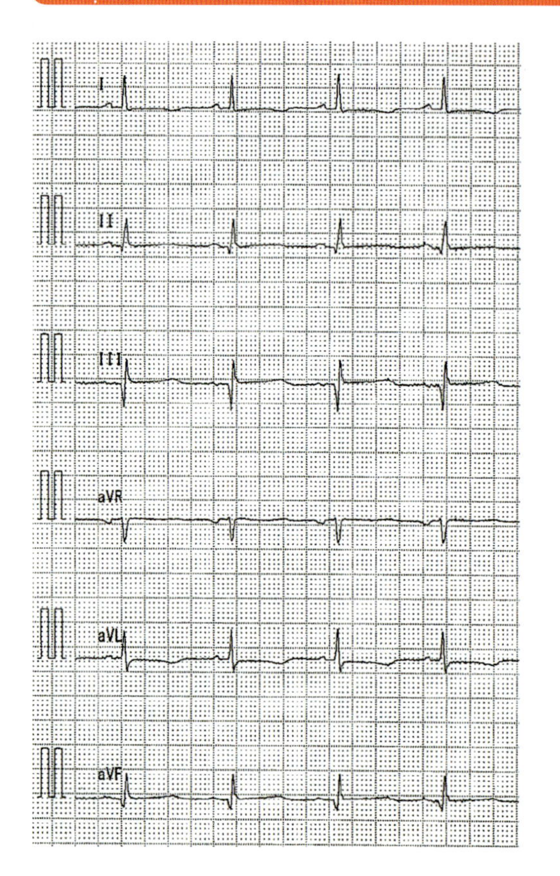

QT＝520ms，QTc＝60ms

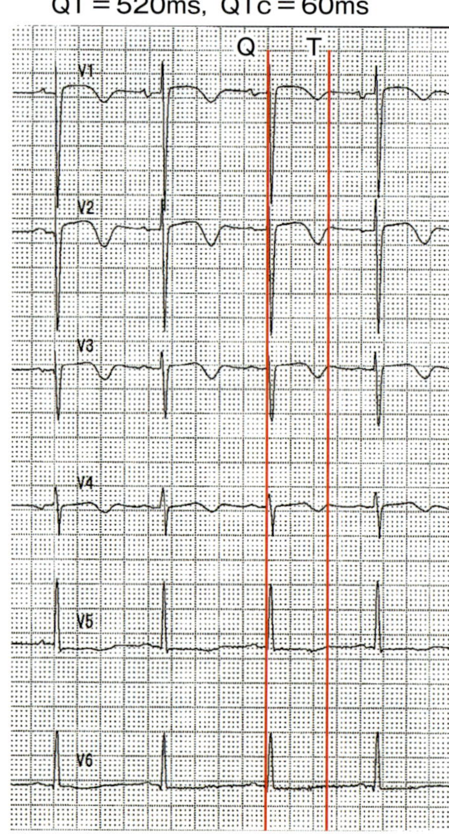

先天性 QT 延長症候群の心電図と臨床所見のポイント

- **QTc の延長**（480ms 以上では明らかな異常）
- **異様な T 波形態**
- **torsade de pointes**
- **若年発症**
- **情動や運動と関連した失神**
- **家族歴**

先天性QT延長症候群は，心筋細胞膜のイオンチャネルの遺伝子の異常で起こる疾患のひとつです．常染色体優性遺伝形式をとるRomano-Ward症候群，常染色体劣性遺伝形式をとり，両側性感音難聴を伴うJervell and Lange-Nielsen症候群が有名です．前者は現在までに13個の遺伝子型（LQT1～13）が報告されており，後者は2個の遺伝子型（JLN1・JLN2）が報告されています．多くの遺伝子異常が報告されていますが，LQT1～3が圧倒的に多いとされています．発症が比較的若く家族性に発生することが特徴ですが，家族歴のない症例や高齢で発症する症例もしばしばみかけます．予後に関して，QT延長の程度が大きく影響し，初回の心事故が突然死になることもまれではありません．

心電図の特徴としては，QTc値の延長のほかにtorsade de pointes（図1），T波交互脈，複数の誘導（3誘導以上）での結節性T波などがみられることもあります（Schwartzの分類）．

治療に関しては，その遺伝型によっても異なりますが，薬物療法（β遮断薬など）や生活指導（運動制限など）を行い，さらにリスクが高い症例には植込み型除細動器（ICD）の適応も検討されます．

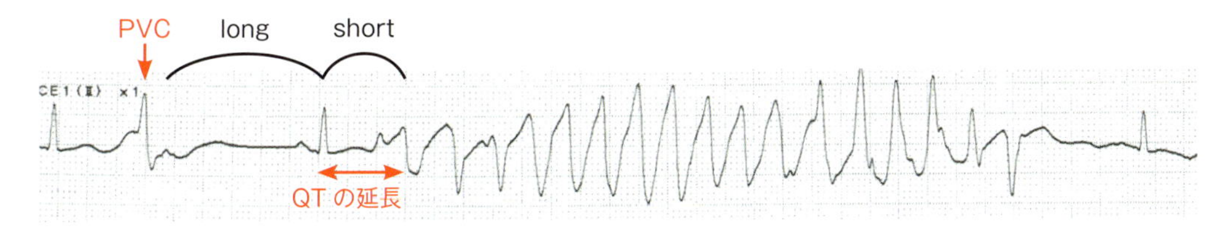

図1 前頁心電図の患者さんでとらえられたtorsade de pointes
QRSの軸がねじれるように変化しているのが特徴．心室期外収縮（PVC）が多発し，長いRR間隔直後にQTがさらに延長し，torsade de pointesが誘発される．long-short開始パターンといわれる．

Note

先天性QT延長症候群の発作の誘因

先天性QT延長症候群では，発作の誘因が見いだされることがあり，遺伝子型によりその誘因が異なることが知られています．たとえば，LQT1では，運動（マラソン）や水泳中の交感神経刺激時に発作が多いことが知られています．一方LQT2では，電話や目覚まし時計などの急激な交感神経の緊張・心拍数の上昇により発作が引き起こされることが報告されています．反対にLQT3は夜間就寝時や安静時に生じやすく，徐脈が発作に関与していると報告されています．特にLQT1・LQT2では，発作が起こる状況や環境を避けるように指導することも重要です．

Note

QTcの意味するところ

心拍数でQT時間を補正するということは，あるひとりの患者が心拍数60/分（つまりRR間隔が1秒）であったら，どれくらいのQT時間になるかを推定することです．つまり，QTcが440msということは，RR間の44%のところでQTが終了していることを示します．したがって，最も簡便な方法はRR間の真ん中に線を引いて，これよりもT波が長くなっていたら，明らかなQT延長と判断できます（RR真ん中ルール）．ただし，心拍数が90を超えると，拡張相の短縮率が大きくなり，多くの患者でQTcが500msを超えてきますので，この方法を用いるには頻拍ではないという条件が必要です．

4 後天性 QT 延長症候群

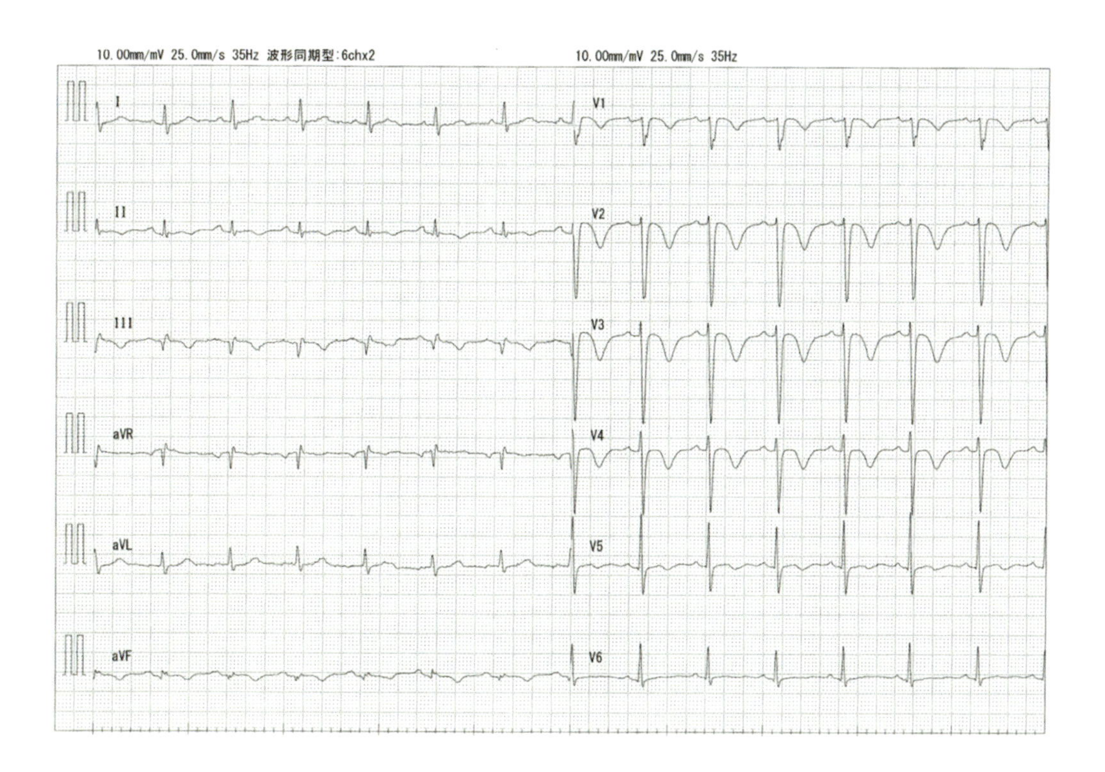

後天性 QT 延長症候群の心電図と臨床所見のポイント

- **QTc の延長**（480ms 以上では明らかな異常）
- **異様な T 波形態**
- **torsade de pointes**
- **壮年期以降の発症**

原因を取り除くことが第一

QT時間は，心室筋の脱分極から再分極までの一連の時間を反映しています．特に，再分極の時間は心拍数の影響を受けます．したがって，QT時間は必ず心拍数で補正したQTcを計算するようにしてください（p.99，104参照）．また，血清電解質，血中薬物濃度にもQT時間は影響を受けるため，後天性QT延長の場合の多くは，QTを延長させる要因（血清電解質異常，薬剤性，徐脈）があります．

QT延長を招来する血清電解質異常のなかで最も多いのは，低カリウム（K）血症です（p.101参照）．細胞外のKが減少すると，心筋細胞の再分極を担っているKの流出が遅くなり，活動電位（すなわちQT）が延長します（逆説的ですが，そうなのです）．Ⅰa群やⅢ群の抗不整脈薬もKの流出を低下させる作用があるので，同様の機序でQTが延長します．したがって，これらの薬剤を内服している場合は定期的な心電図記録を行う必要があります．

そのほかにも低カルシウム血症，たこつぼ型心筋症や心筋虚血でも，QT延長を認めるときがあります．

注意！

Ⅰa群抗不整脈薬と低カリウム血症など複数の要因が合併すると，QTの延長が過剰になり，致死的不整脈（torsade de pointes）に移行する可能性が高くなります．特にPVCの多発や，異様なT波形態などが合併したときは早急な対応が求められます．

T波とU波をどう見分けるか？

図2を見てください．Ⅲ群抗不整脈薬を投与されたときに生じた後天性 QT 延長症候群です．実はこの症例では薬剤の投与後，異常な QT 延長を見逃し，TdP の発症を防げませんでした．

主治医は QT 時間をどこで測っていたのでしょう．異様な T 波形態は V_2 を中心とした誘導で認められますが，主治医は再分極波形の後半成分を U 波と判断し QRS のはじまりから↑までを，QTc（424ms）と計算したのです．確かに後半成分は U 波かもしれませんが，T 波と U 波が完全に融合し一体化している場合，あるいは U 波（かもしれない波形）が T 波（と思われる波形）の振幅よりも大きい場合は，TU 波の終了までを QT 時間として計測しなければなりません（↑）．そうすれば QTc は 656ms となり，いつ TdP が生じてもおかしくない緊急事態であることがわかります（▲）．もちろんこの波形が T 波なのか U 波なのかを論じるのは科学的には興味のあるところですが，その議論は後回しです．即刻，薬剤を中止し，必要に応じて $MgSO_4$ の静注を行います．

ちなみに，もうひとりの主治医は V_5 の心電図のみで QT 時間を計測しており，彼も異常所見を見逃しました（▲）．12 誘導全体を見て，最も QT 時間が長い誘導を用いて計測する必要があります．

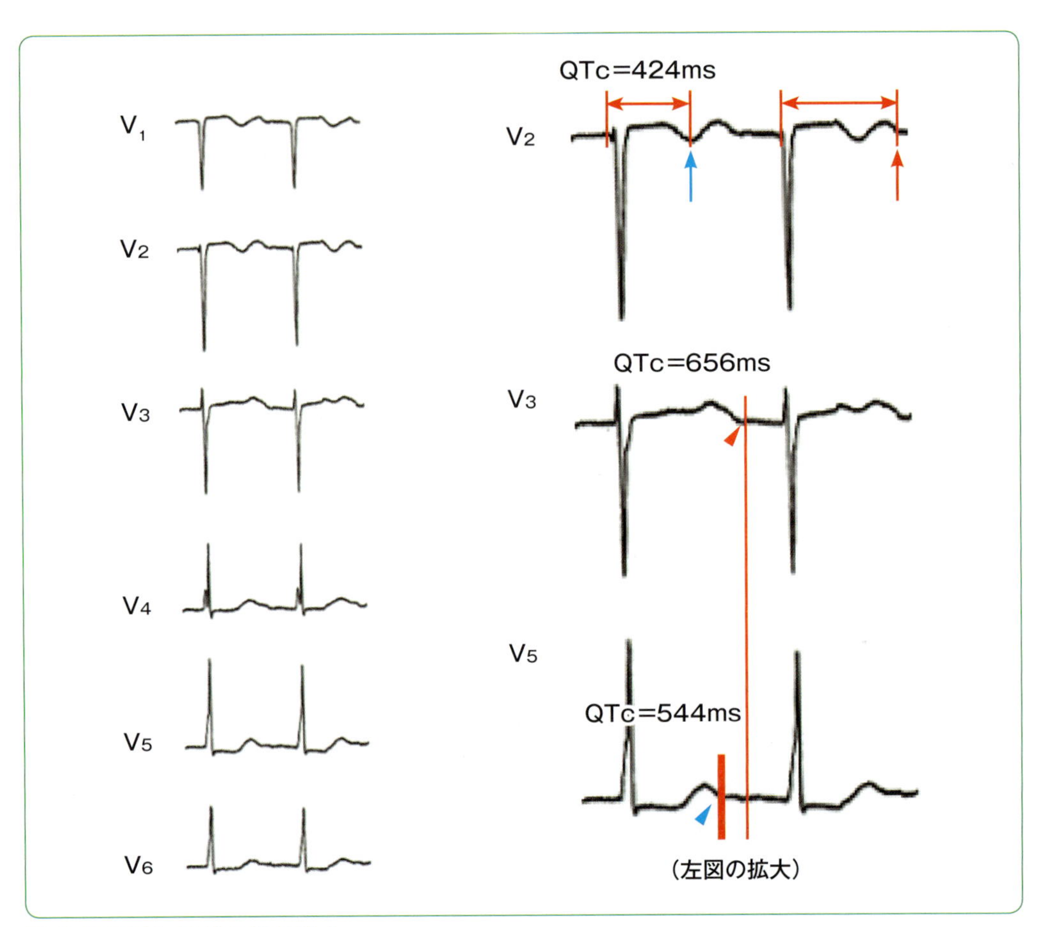

図２●T 波と U 波の見分け方

5 QT 短縮症候群

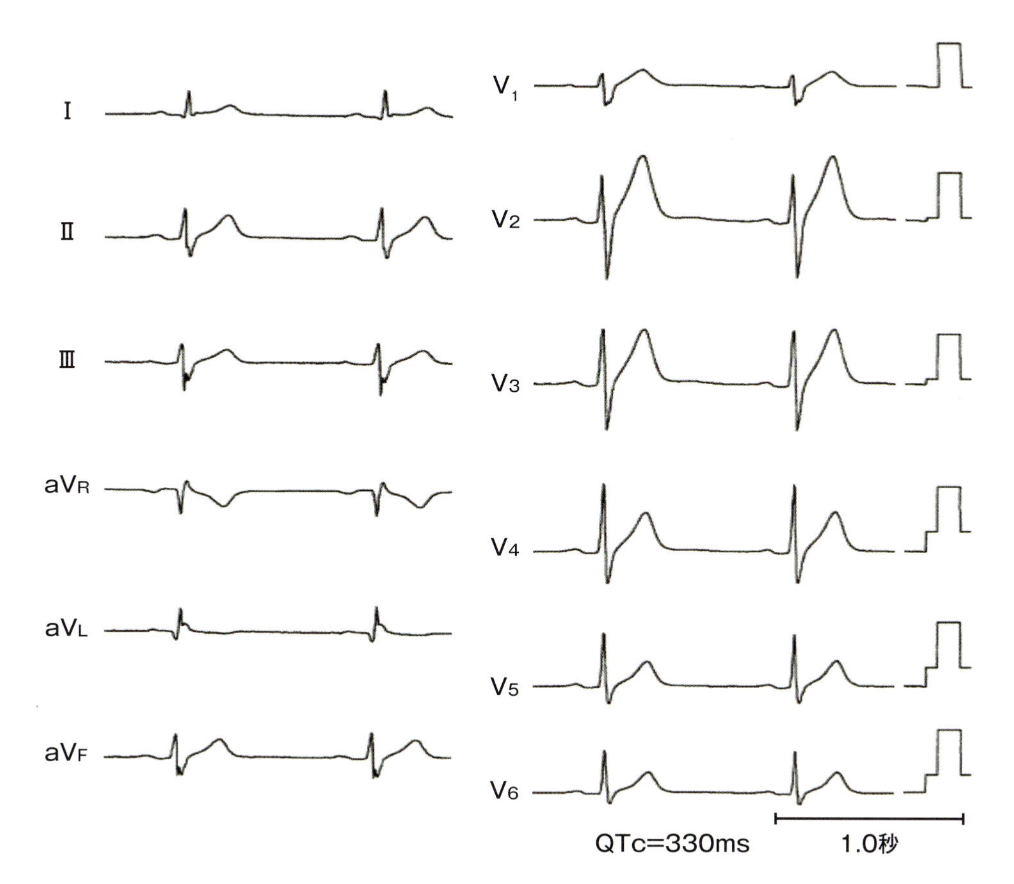

QT 短縮症候群の心電図と臨床所見のポイント

- QTc が 360ms 未満
- 失神
- 若年発症

QT短縮症候群は，QTcが330ms以下と短く，心室細動による突然死を発症するリスクの高い症候群です．QTcが360ms未満でも，遺伝子変異，家族歴，失神の既往（心室細動を含む）があればQT短縮症候群と診断してよいと考えられます．

QT短縮症候群には一次性と二次性があり，一次性では5つの遺伝子型が報告されています．いずれの遺伝子型でも，K^{+}電流が増強，またはL型Ca^{2+}電流が減少するため，心室筋活動電位持続時間が短縮し，QT時間の短縮をきたします．

二次性の原因には，高カルシウム血症，ジギタリス効果，高体温などがあります．臨床の現場で多いのは高カルシウム血症であり，多飲多尿や消化器症状を合併することがあります．精神症状を伴うこともあるので，注意が必要です．ただし，高カルシウム血症自体も二次性であることが多く，この場合は原疾患（副甲状腺機能亢進症・悪性リンパ腫・サルコイドーシスなど）の検索も必要となります．

洞調律中の異常

10 U 波の形が変

どこを見る？ どう考える？ チャート

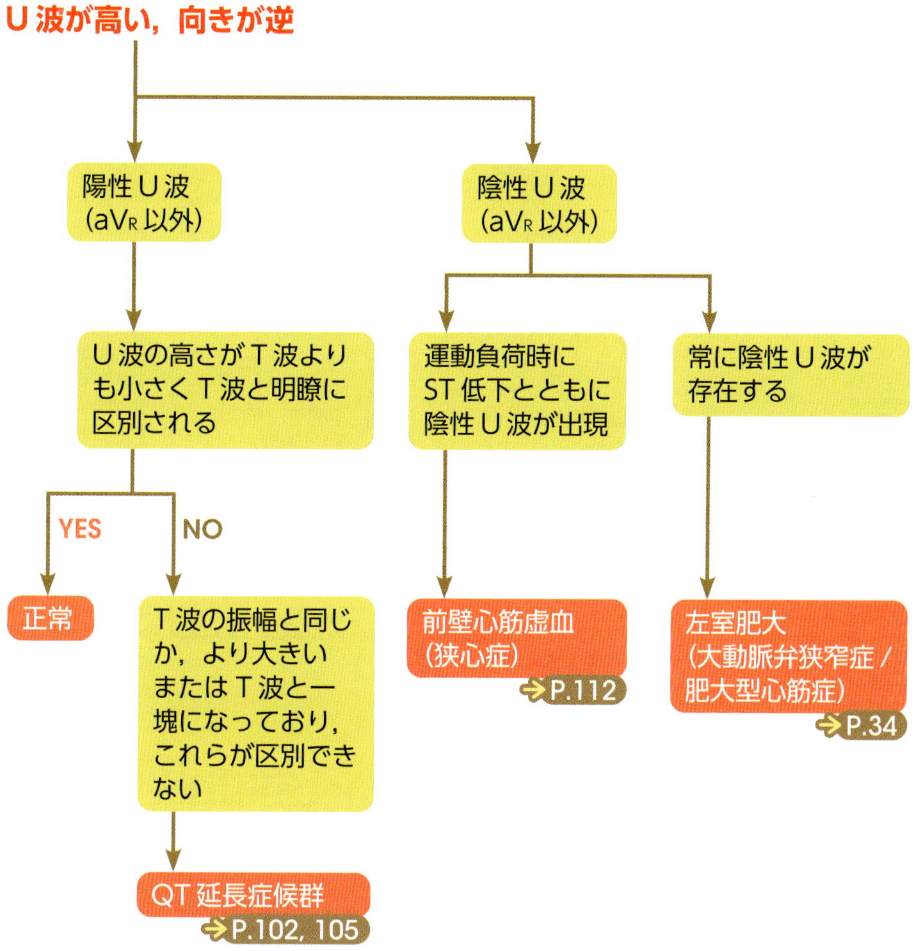

U 波が高い，向きが逆

- 陽性 U 波（aV$_R$ 以外）
  - U 波の高さが T 波よりも小さく T 波と明瞭に区別される
    - YES → 正常
    - NO → T 波の振幅と同じか，より大きいまたは T 波と一塊になっており，これらが区別できない
      - → QT 延長症候群 →P.102, 105
- 陰性 U 波（aV$_R$ 以外）
  - 運動負荷時に ST 低下とともに陰性 U 波が出現
    - → 前壁心筋虚血（狭心症） →P.112
  - 常に陰性 U 波が存在する
    - → 左室肥大（大動脈弁狭窄症／肥大型心筋症） →P.34

1 前壁心筋虚血（狭心症）

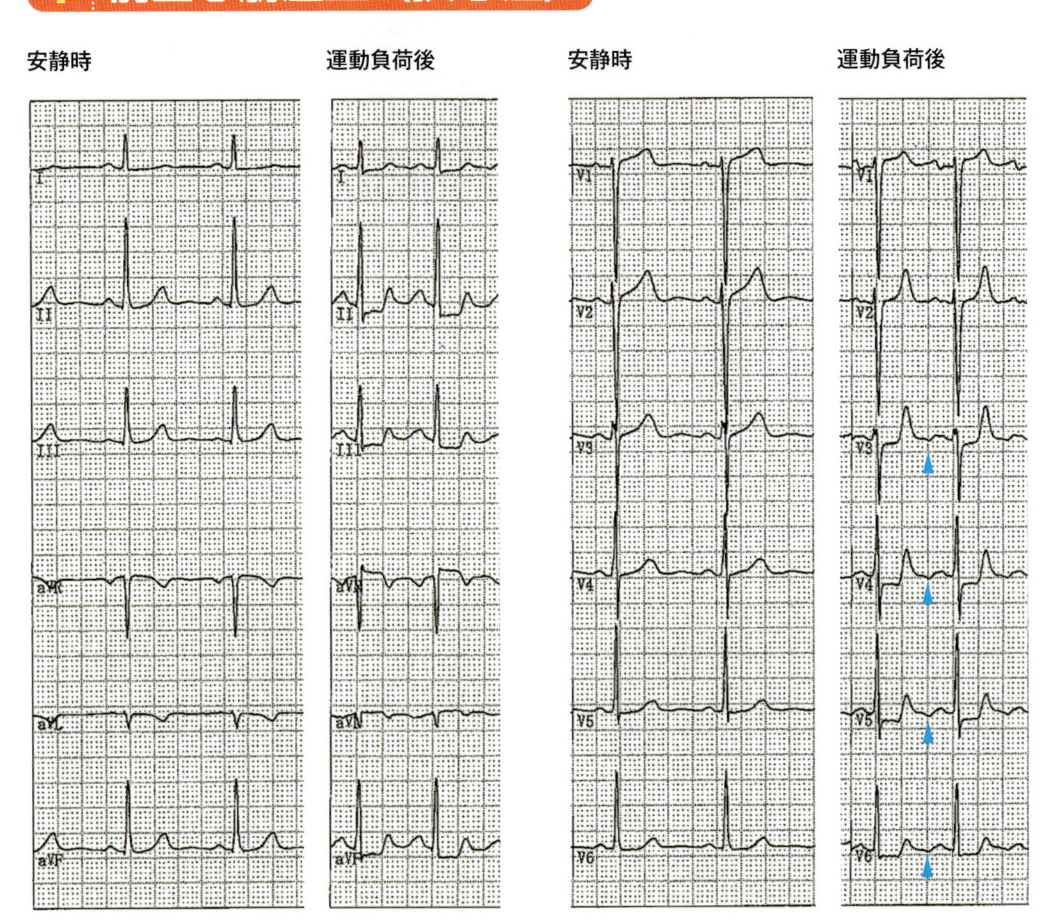

前壁心筋虚血の心電図のポイント

- 運動負荷で V_4-V_6 を中心に陰性 U 波が出現（▲）
- T 波と U 波の間に等電位線あり（├─┤）

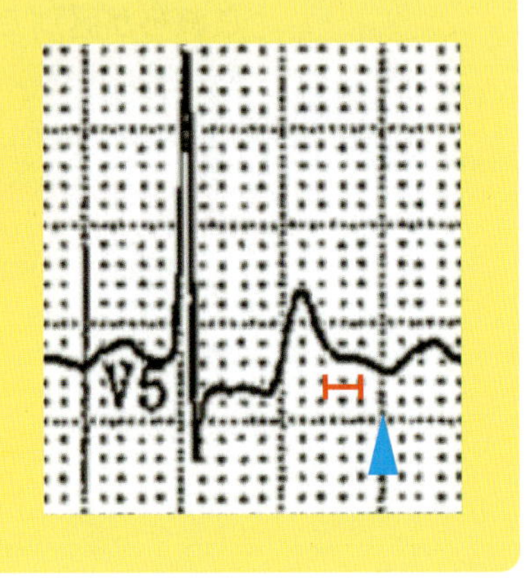

たかがU波，されどU波（恥ずかしがり屋のU波）

U 波は正常者においても観察され，T 波と明瞭に区別され，振幅の低い陽性の形態を示します．したがって，陰性のU 波（aV_R 誘導を除く）は異常所見と考えるべきです．小さくて見逃しがちな変化ですが，特定の場面で大変な威力を発揮します．特に虚血性の ST 低下に伴って出現する陰性 U 波は，前壁（左前下行枝領域）の心筋虚血を示すきわめて特異的な所見です．時には，ST 低下が出現する前に陰性 U 波が発生することもあります．前頁の心電図に示すように，典型的な虚血による陰性 U 波では T 波との間に短い等電位線が認められます．また，虚血性陰性 U 波ほどの診断的価値はありませんが，安静時に ST 低下を伴う陰性 U 波が V_4-V_6 で認めるときは左室肥大を示唆しています（p.34 参照）．いずれにしても，陰性 U 波を見つけることができれば，プロの仲間入り，大いに診断に役立つというわけです．

左室肥大の最も正確で簡便な検査は，心エコー図検査によってなされます．心電図は，左室肥大があるかどうかのスクリーニングに便利です．心エコー図で計測される左室壁の厚さは 8～10mm ですが，長期間の圧負荷にさらされると二次的に壁厚が厚くなり，時には 20mm にも達することがあります．

左室への圧負荷の原因としては，高血圧や大動脈弁狭窄症などがあります．一方，肥大型心筋症では原因不明の心筋肥大（心筋自体が一次的に肥大）が生じます．これ以外にもアミロイドーシスなど特殊な心筋疾患も念頭に置いておく必要があります．

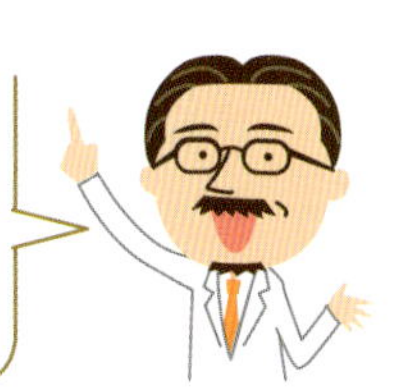

不整脈

11 P 波が見えない

どこを見る？ どう考える？ チャート

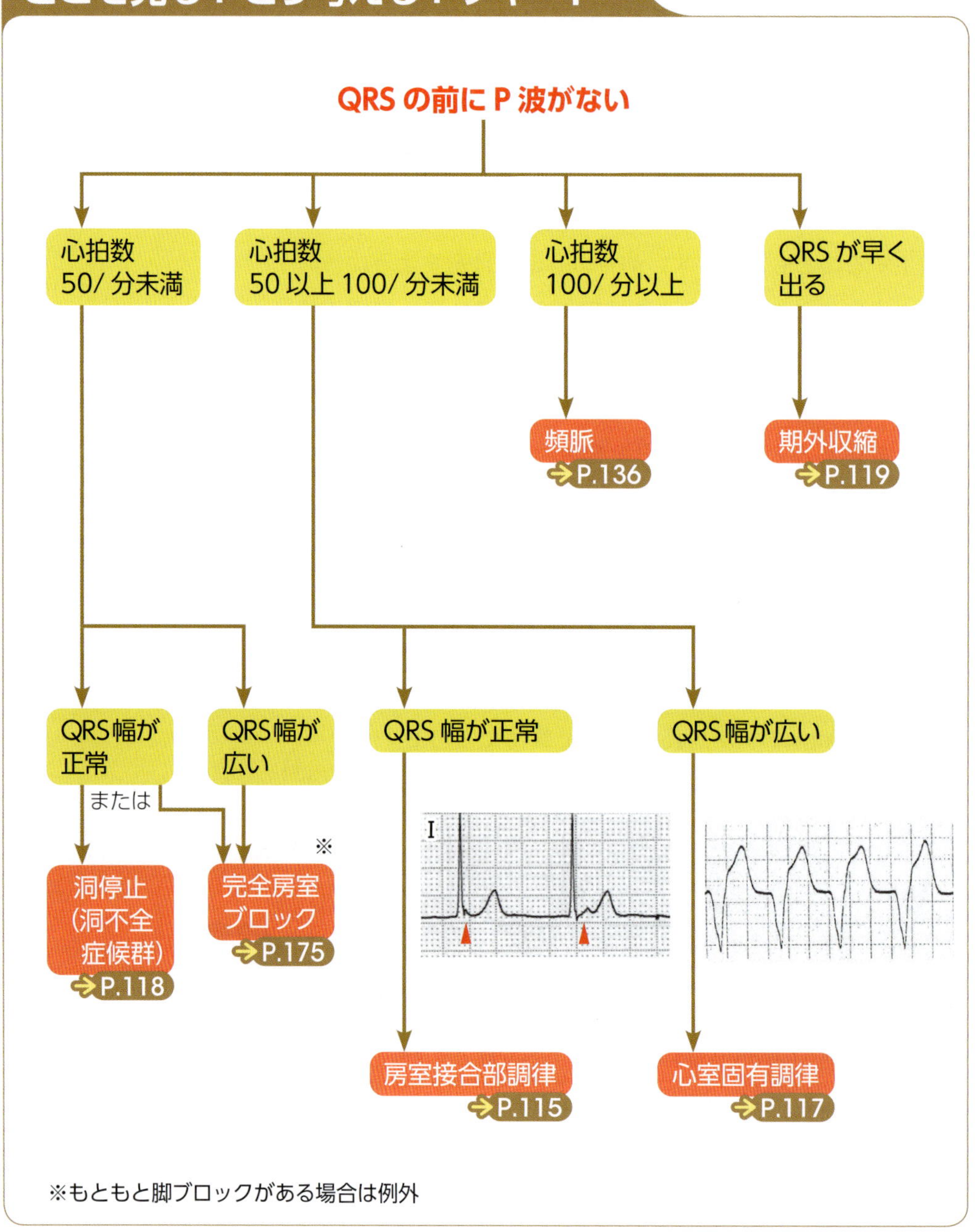

1 房室接合部調律

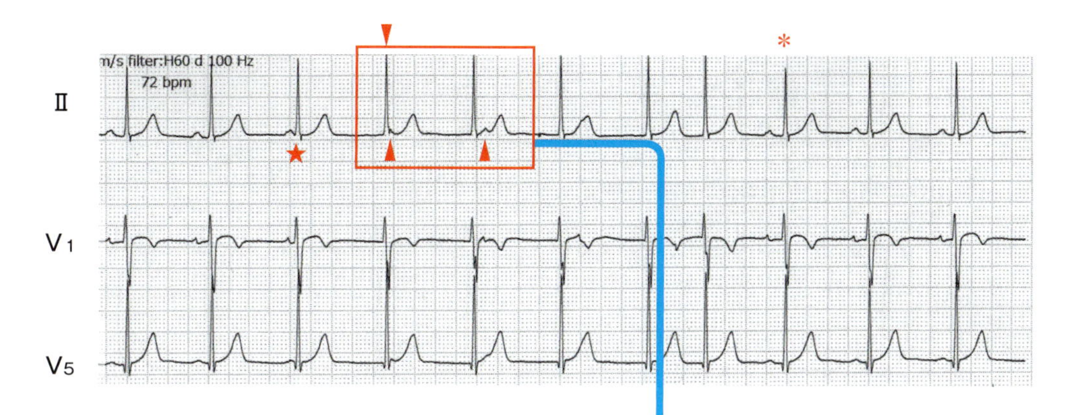

房室接合部調律の心電図のポイント

- QRS の前に P 波が見えない
- QRS の幅は正常（120ms 未満）
- QRS の後ろにノッチ（P 波）が見える
  こともある
- RR 間隔の延長なし

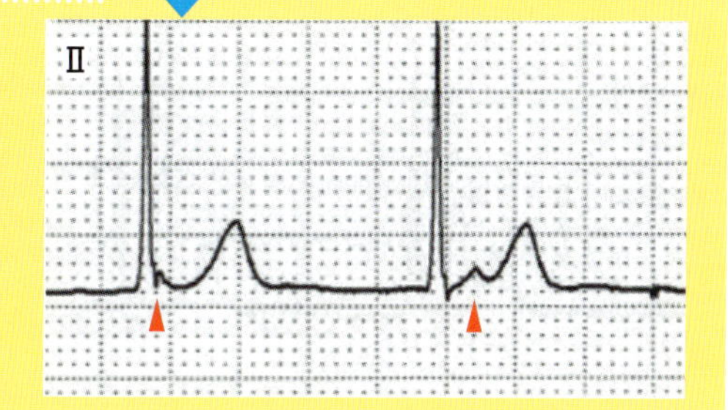

洞結節と房室結節の自動能が逆転している

P 波が心臓全体を支配できるのは，心臓の中で洞結節が最も高い自動能を持つからです．でも，洞結節の自動能が少し低下するか，房室接合部（房室結節のこと）の自動能が少し亢進して，自動能レベルが逆転すると，接合部が心臓（心室）のリズムを担うことになります．

前頁に示す心電図では，最初の 2 拍は洞調律で PQ（PR）は一定ですが，3 拍目の PQ が短くなっています（★）．これは房室結節の自動能が亢進して，心房の伝導が到達する前に房室結節からの興奮により QRS が形成されたのです．そして，ついに 4 拍目では QRS の前に P 波がなくなっています（▼）．4 拍目と 5 拍目をよく見ると，QRS の後ろにひっかかり（ノッチ）があり，これらが洞調律の P 波です（▲）．つまり，ここでは P のレートよりも QRS のレートのほうが速くなるという，**房室解離**現象が認められます．

9 拍目（＊）からは再度洞調律のレートが房室結節のそれを上回り，P 波が心室へ伝導し洞調律になっています．接合部調律の QRS 波形が洞調律とまったく同じであることは，接合部調律の発生源が房室結節であり，心室伝導パターンが正常と同等であることを示しています．

完全房室ブロックに対しては，房室解離という言葉を用いてはいけません．完全房室ブロックでも確かに心房と心室のレートが別々になりますが，必ず QRS のレート（例えば 40/分）よりも P のレート（たとえば 70/分）のほうが速くなります．

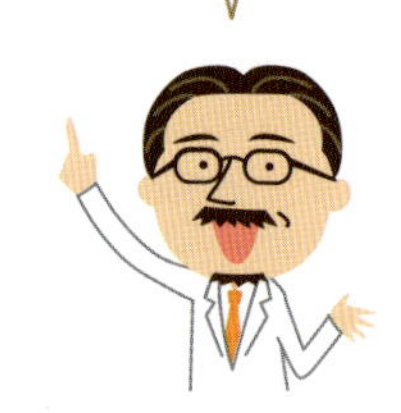

2 心室固有調律

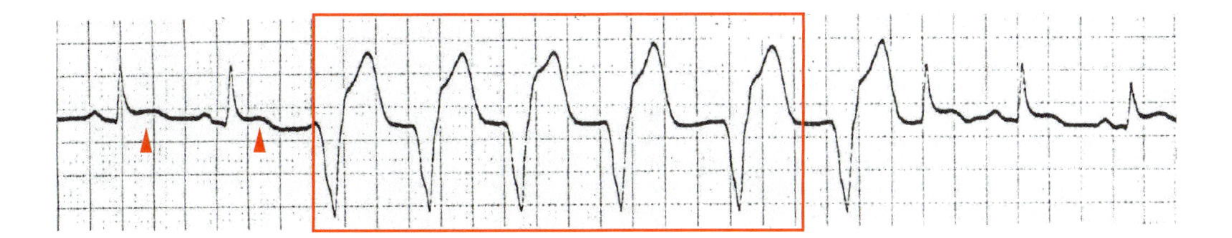

心室固有調律の心電図のポイント

- QRS の前に P 波が見えない
- QRS 幅が広い（120ms 以上）
- 頻拍ではない（100/ 分未満）

心室の自動能が亢進

通常，心室の自動能は 40/ 分程度であり，洞結節や房室結節よりも低くなっています．何らかの原因により心室の自動能が亢進（ただし，頻度は 100/ 分未満）し，洞結節との間で逆転現象が生じると，心室固有調律になります．ただし，レートは比較的遅く，頻拍とはいえないので，心室頻拍とは区別されます．

原因として，上の心電図に示すように，急性心筋梗塞後に一過性に認められることがあります（▲洞調律中の ST 上昇に注意）．心室から発生した興奮はヒス - プルキンエ系を伝導せずに心室へ広がっていくので，幅の広い QRS になります．これは心室頻拍と同様の機序です．ただし，心室頻拍と違って，突然死へ至るような危険なものではありません（p.155 参照）．上の心電図では明確ではありませんが，房室解離を認めることもあります（前頁参照）．

3 洞停止（洞不全症候群）

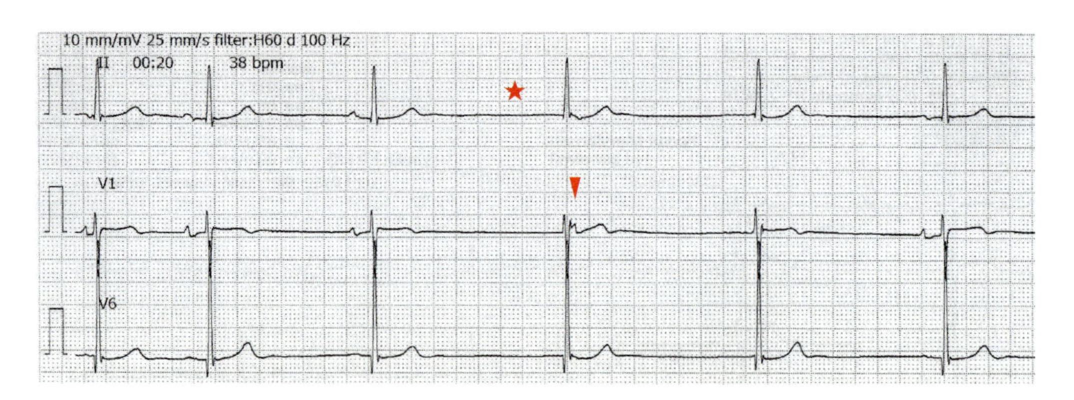

洞停止（洞不全症候群）の心電図のポイント

- **QRS の前に P 波が見えない**
- **QRS 幅は正常（120ms 未満）**
- **QRS の後ろにノッチが見えることもある**
- **RR 間隔が延長**

上の心電図では，3 拍目の洞徐脈（レート約 40/ 分）の後，RR 間隔が延長し，4 拍目の QRS には P 波の先行がありません（★）．これは接合部（房室結節）による補充調律で，その直後に遅ればせながら出てきた洞性 P 波が認められます（▼）．洞レートが遅くなり，心房からの興奮がこないので，接合部が補充調律を出して，心臓を動かしています．5 拍目も同様です．6 拍目には洞レートのほうが早くなり，再び洞調律へ戻っています．このように洞不全症候群では，洞レートと接合部レートが競合して P と QRS の位置関係が変化することがあります．

不整脈

12 P・QRS が早く出る / 欠落する

どこを見る？ どう考える？ チャート

基本は洞調律である

↓

予想よりもQRSが早く出る

- QRS 幅が狭い（洞調律時と同じ）(120ms 未満)
  - 先行する P 波あり → **心房期外収縮** ➔P.121
  - 先行する P 波なし → **接合部期外収縮** ➔P.124
- QRS 幅が洞調律時より広い (120ms 以上)
  - 先行する P 波あり → **心房期外収縮＋変行伝導** ➔P.123
  - 先行する P 波なし
    - → 連結期一定 / 連結期不定
    - → QRS の後ろに P 波あり 洞性 P 波または逆行性 P 波 → 連結期一定 / 連結期不定

- 連結期一定 → **心室期外収縮** ➔P.125
- 連結期不定 → **心室副収縮** ➔P.131

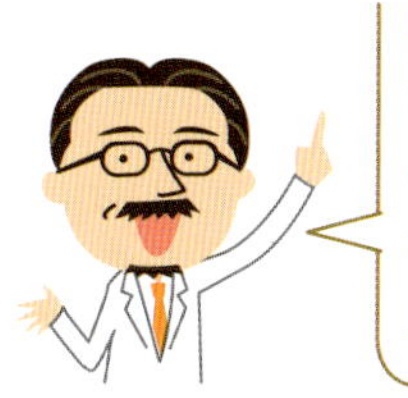

期外収縮は，基本が洞調律である場合に診断がなされます．洞調律中であればPP間隔やRR間隔が一定のため，次のP波またはQRS波の到来時間は予測可能です．予測したP波やQRS波よりもタイミングが早く出現するのが，期外収縮です．

期外収縮：英語では早期収縮と表現される．期外収縮の定義は，発生源が心室，心房，接合部であっても同じ．

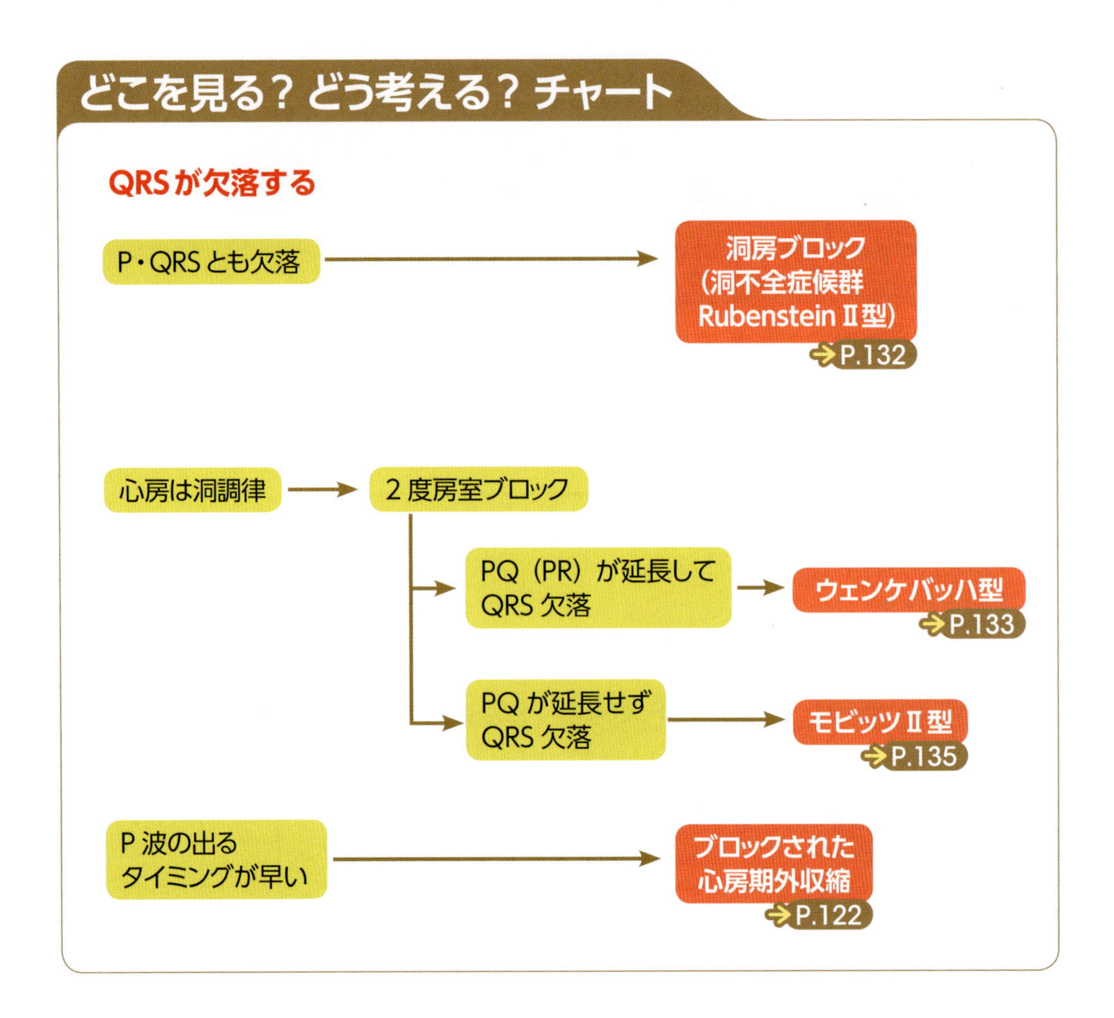

どこを見る？ どう考える？ チャート
QRSが欠落する
P・QRSとも欠落
洞房ブロック
（洞不全症候群
Rubenstein Ⅱ型）
P.132
心房は洞調律
2度房室ブロック
PQ（PR）が延長して
QRS欠落
ウェンケバッハ型
P.133
PQが延長せず
QRS欠落
モビッツⅡ型
P.135
P波の出る
タイミングが早い
ブロックされた
心房期外収縮
P.122

1 上室期外収縮

典型的な心房期外収縮（PAC）

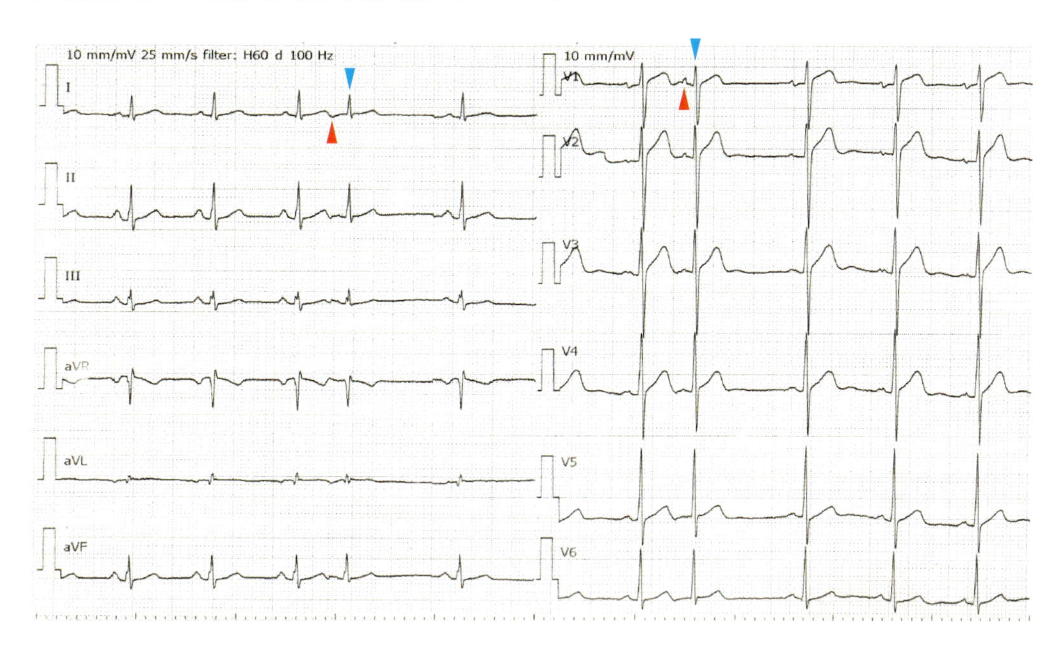

心房期外収縮の心電図のポイント

- QRSが早く出る
- QRS幅は狭い（120ms未満）
- 先行するP波あり

上の心電図が，心房期外収縮の典型例です．基本は洞調律ですが，▼で示すように予想より早くQRSが出ています．また，QRSの形は洞調律時と同じことから，この過剰な電気興奮は**上室**起源と考えられます．つまり，洞調律中と同じ経路で心室が興奮していることを示します．これは期外収縮だけでなく，頻拍にも使える便利なルールです．どんな不整脈でも診断の第一歩は，QRSの前または後ろにP波を探すことです．上の心電図では，よく見るとQRSの前にP波（▲）が認められます（PAC）．

上室：心室の上という意味で，心房，房室結節とヒス束がこれに含まれる．

例外的な心房期外収縮

ブロックされた心房期外収縮（Blocked PAC）

PACの発生するタイミングによって，PACの電気興奮が房室結節の不応期に当たり，心室へ伝導できないことがあります．図1Aを見ると，突然RR間隔が延長し，洞停止（p.118参照）のように見えます．でも，よく見てください．延長したRR間に何か見えませんか？ そう，ノッチが見えますね（▼）．これがPACです．V_1やNASA誘導はP波が最も見えやすいので，P波を探すのにうってつけの誘導です．そのため，ホルター心電図ではNASA誘導が好んで記録されます．

図1BのPACは明確なP波として認められませんが，洞調律時のT波と比べるとT波の形が尖ったように変化しています．これはP波が重なったことによる変化です．特にNASA誘導でよくわかります．このような軽微なT波の変化を見つけられるようになれば一歩前進です．

注意！

時々，Blocked PACをモビッツⅡ型の2度房室ブロックと間違えて診断されることがあるので，注意が必要です．房室ブロック診断は，原則として**P波が洞調律**の場合になされます．Blocked PACは早期にP波が出ているので，房室ブロックという診断にはなりません．

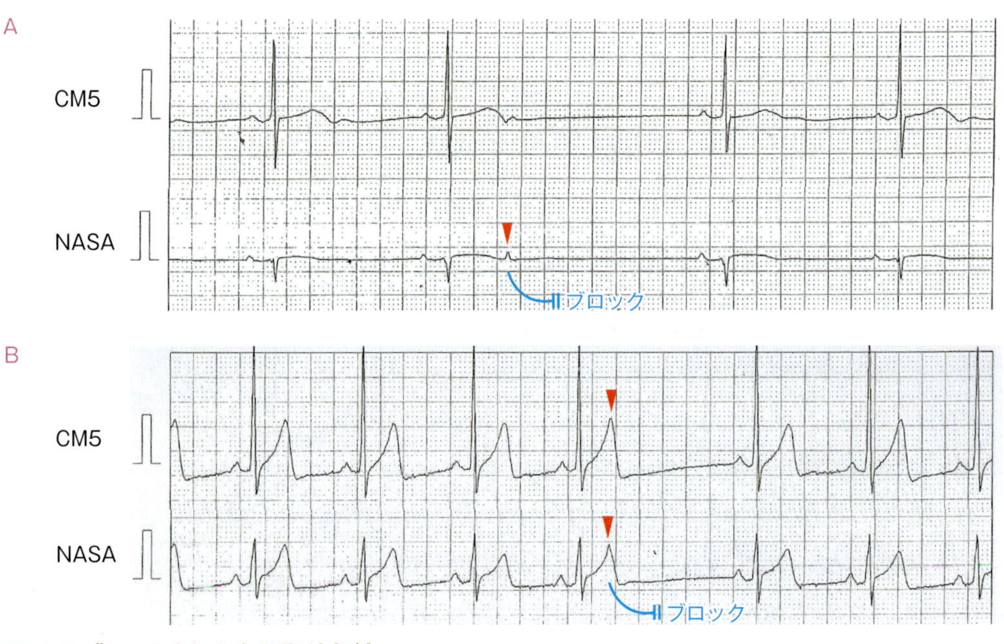

図1 ● ブロックされた心房期外収縮

QRS-Tと重なるP波を見つけるコツ

Note

ST部分はどんなQRSであれ（正常QRSでも心室期外収縮でも），原則としてスムーズな形をしています．ここにP波が発生すると小さなノッチ（出っ張りまたは引っ込み）として観察されます．P波を正しく見つけ，QRSの前にあるか後ろにあるかを確認することが，不整脈診断の決め手になります．これがわかるようになれば，一歩プロフェッショナルの領域へ近づいたことになります．P波の見つけ方については，心室期外収縮（p.125），心室頻拍（p.155）の項を参照してください．

変行伝導を伴う心房期外収縮

PACのもうひとつの異なるパターンです．図2の期外収縮はQRSが幅広く，一見すると心室期外収縮（PVC）のようです．でも，よく見てください．期外収縮の前のT波が，その前後のものに比べて変わっています．拡大したNASA誘導のT波の変化に注目です．ここにP波が重なっています．心房から早期にやってきた興奮は房室結節を通過できたのですが，その先の脚の不応期に当たって，脚ブロックパターンになったと考えられます．変行伝導をきたす場合は，80%程度が右脚ブロックとなります．

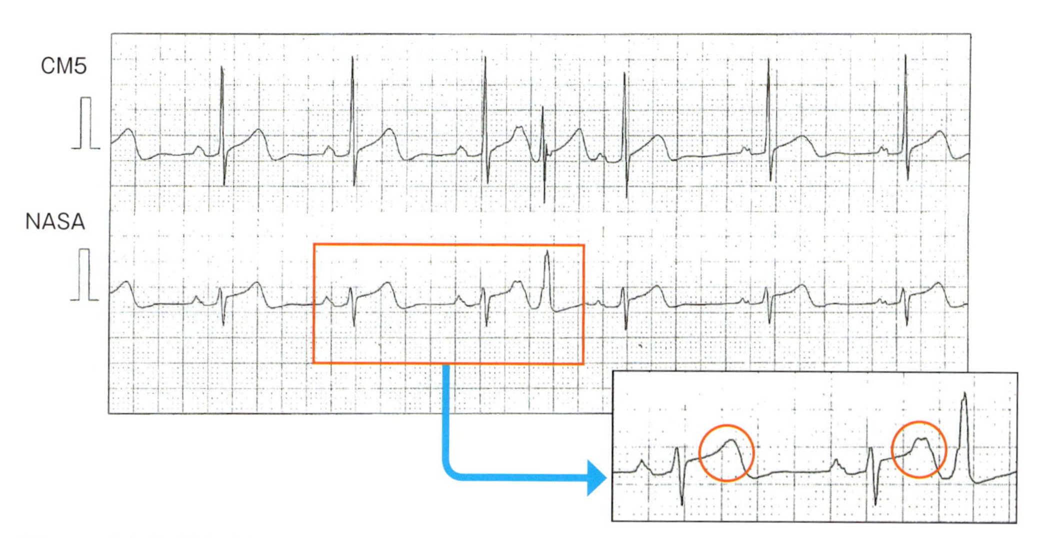

図2 ● 変行伝導を伴う心房期外収縮

接合部期外収縮

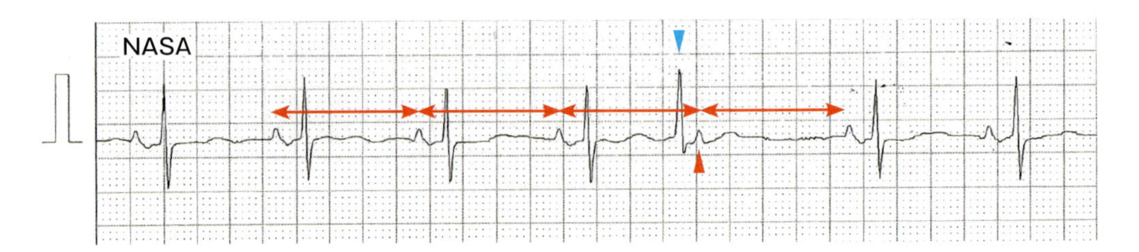

接合部期外収縮の心電図のポイント

- QRS 幅は狭い（120ms 未満）
- 先行する P 波がない
- QRS の後ろに洞性または逆行性 P 波があることも

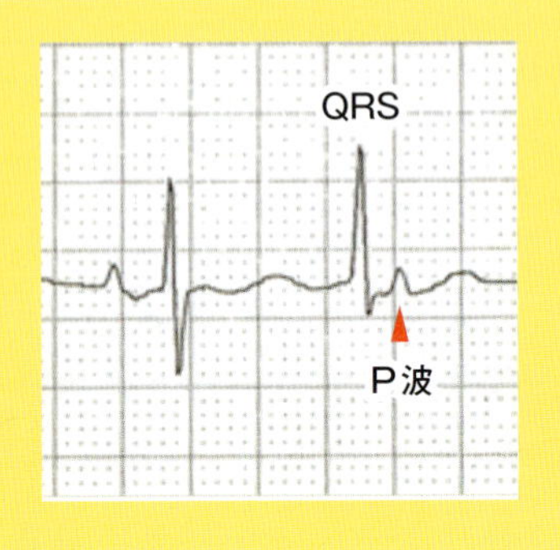

房室結節（接合部）から期外収縮が発生すると，上のような心電図になります．房室結節から出た電気興奮は洞調律と同じ経路で心室へ伝わるので，QRS 幅は狭いのに，先行する P 波が認められません．PAC との鑑別は，先行する P 波があるかどうかによってなされます．上の心電図では▼の期外収縮は洞調律時とほぼ同等ですが，P 波は先行しておらず，洞調律の P 波（↔）が QRS の後に認められます（▲）.

2 心室期外収縮

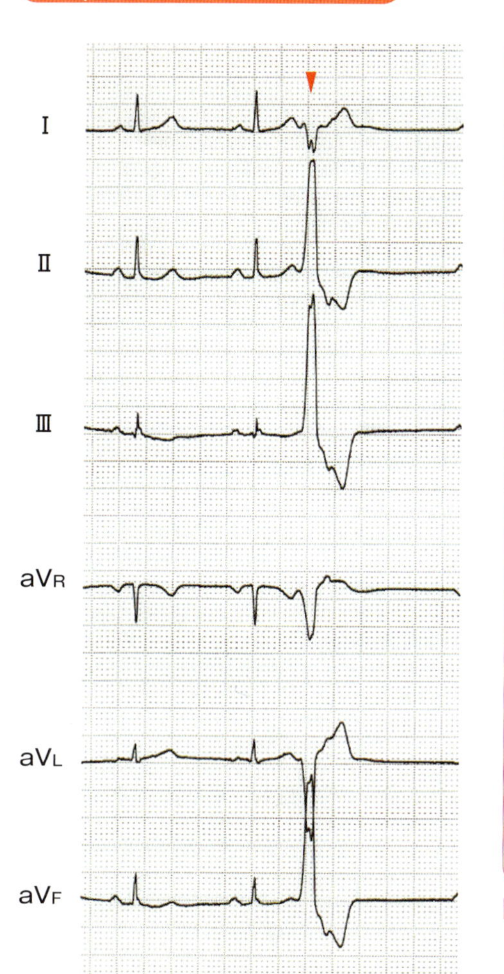

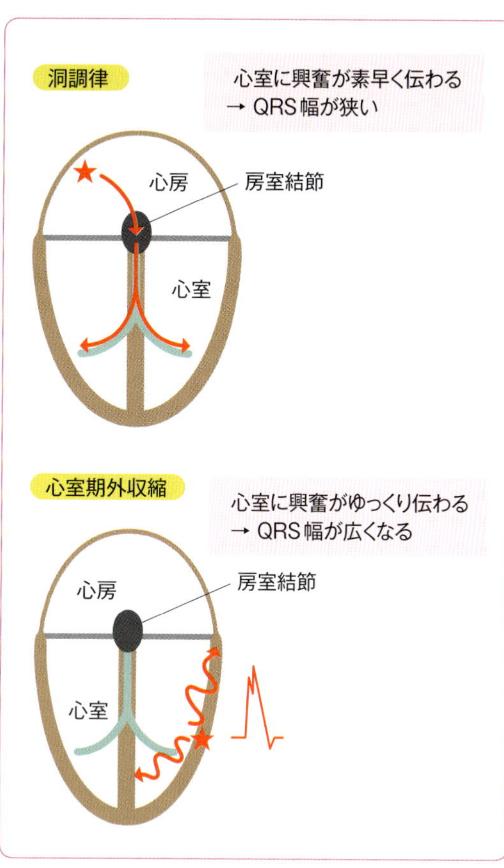

図3 ● 心室の興奮伝導とQRS幅

心室期外収縮の心電図のポイント

- QRS幅は広い（120ms以上）
- 先行するP波がない
- QRSの後ろにP波があることも
- 連結期（期外収縮が出るタイミング）が一定

心室期外収縮（PVC）は心室に起源を有するため，P波は先行しません．また，ヒス-プルキンエ系を伝導しないパターンになるため，QRSの幅が広くなります（図3）．

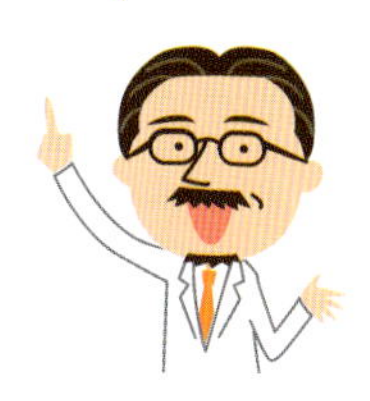

洞性P波と逆行性P波

図4Aでは，QRS幅の広い期外収縮（★）が認められます．PACの変行伝導と異なるのは，期外収縮前のST-Tにまったく変化が認められない（P波が認められない）点です．また，よく見ると，PVCの後ろにノッチが認められます（▼）．これは洞調律のP波です．PP間隔をプロットしていくと，まったく同じタイミング（1,240ms）で洞調律のP波が認められます．つまり，洞調律のP波よりも早くQRSが発生しているので，起源は心室ということになります．

図4BもPVCですが，PVCのST部分にノッチ（▲と▼）があります．このP波は洞調律ではなく，心室から心房へ伝導した逆行性P波です．これもPVCと診断する根拠になります．PP間隔をプロットしていくと，PVC後のP波が洞調律のPP間隔（820ms）よりも早く（700ms）出ており，P波の形も洞調律中と異なるので，逆行性P波ということがわかります．

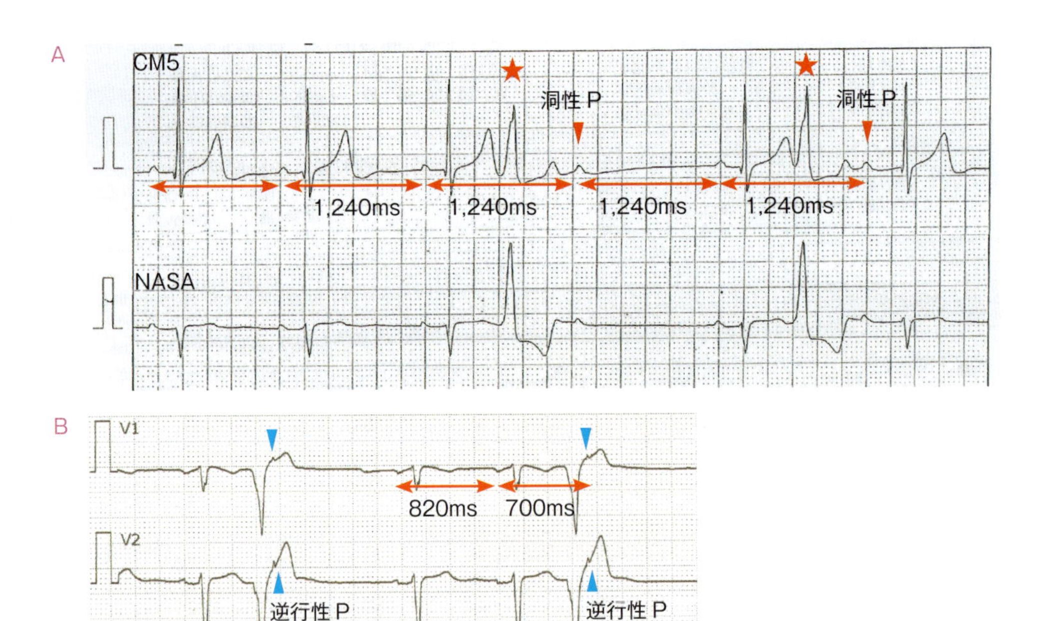

図4 ● PVCとP波の関係（洞性P波と逆行性P波）

心室期外収縮2段脈

正常調律と心室期外収縮が交互に出現するパターンを，2段脈と呼びます．心房期外収縮でも2段脈を呈することがあります．Rule of bigeminy（2段脈の法則）といって，PVCは2段脈になるとそれがしばらく持続する傾向があります．この場合，2心拍以上連続する洞調律の波形が不明なので，T波の変化などから隠れたP波を見つけることは困難です．でも，QRSの後ろに洞性Pや逆行性Pがあれば，PVCの診断は確実です．図5の★印がPVCですが，QRSの後ろに▼で示すノッチが逆行性P波です．先行するP波が不明でも，QRSの後ろに診断のチャンスが隠れています．

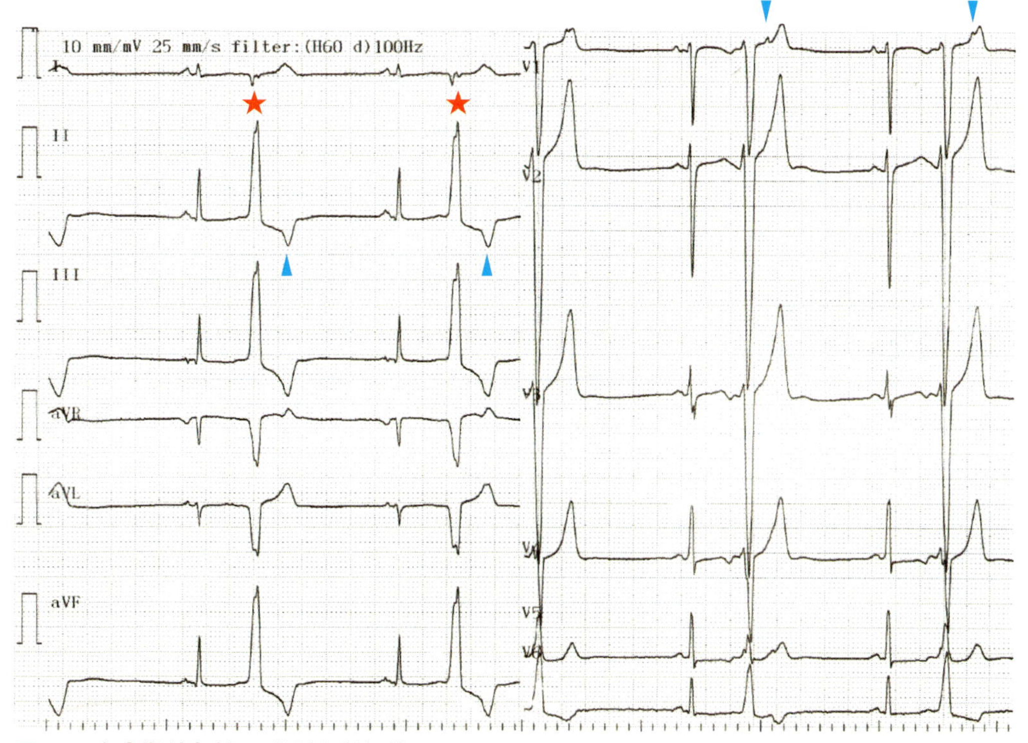

図5 心室期外収縮2段脈と逆行性P

心室期外収縮連発

PVCは3連発以上連続すると心室頻拍（VT）という名前に変わります．図6Aでは，2連発のPVCが認められ，それぞれのQRSの後ろに▲で示す逆行性P波があります．図6Bでは，3連発のPVCを示しています．洞調律中のPP間隔（↔）をプロットしていくと，PVC3連発中にも同じ周期のP波（▼）が観察されます．これは一瞬見えた房室解離です．

心筋梗塞や拡張型心筋症など，基礎心疾患を有する患者さんに連発がある場合は，VTへと移行するリスクが高くなるといわれています．また，基礎心疾患のない，いわゆる特発性PVCの患者さんでは2連発までであれば，症状がない限り，無治療で経過観察されることもあります．

注意！

PVCが3連発以上でレートが200近い場合や，連発中のQRSの形が変化する場合は，まれに心室細動に発展することがあり，要注意とされています．

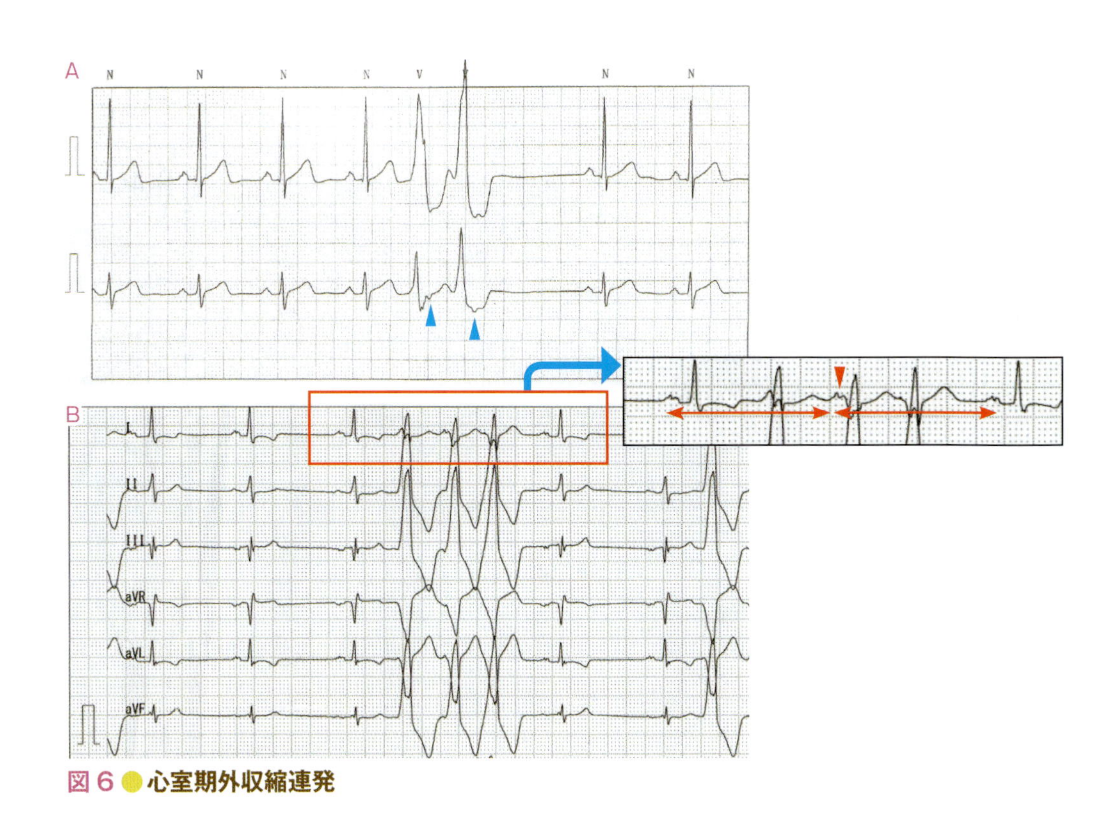

図6 ● 心室期外収縮連発

洞調律と混在する不整脈診断のコツとしてお勧めするのは，得られた一連の心電図の中で，できれば2ビート連続する正常洞調律を見つけ，そこから解析を始めること，そして洞調律時のP・QRS・Tのパターンを異常な調律のときと比較することです．形態を比較することでわずかなSTやT波の違いからP波が浮き彫りになってきます．隠れたPを見つけ，QRSとの位置関係を解析して診断ができるようになれば，プロフェッショナルに近づいているといえます．

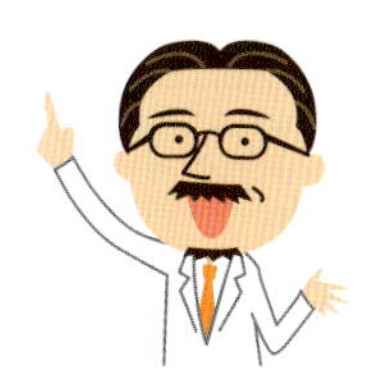

心室期外収縮 R on T

“R on T”とは，PVCのQRS（R）がT波の頂点に乗っている（頂点から始まっている）ことを指します．T波のピークは，再分極相において電気的に不安定な時相（受攻期：責めに弱い時期）に相当します（p.130「Note」参照）．心筋梗塞などではこの時相の受攻性が高まっており，ここにPVCが出ると心室細動を招く可能性が高くなります．

R on T型PVCの診断法については，図7Aを見てください．左2拍は洞調律中の波形であり，いわばこの患者さんのひな形です．これらと3拍目以降を比較すると，印（▼）から波形が変化していることがわかります．ここがPVCのonsetです．まさしくT波の頂点からPVCが始まって，T波が胴体切断されたみたいですね（図7B）．その後，このPVCによって多形性心室頻拍が誘発されています（図7C）．

このようなR on T型PVCを見つけたら，心室頻拍や心室細動の発生を予測し，薬剤によるPVCの積極的な抑制を試みます．心室細動が予防できない場合に備えて，心肺蘇生や電気ショックに用いる器具の準備も行います．

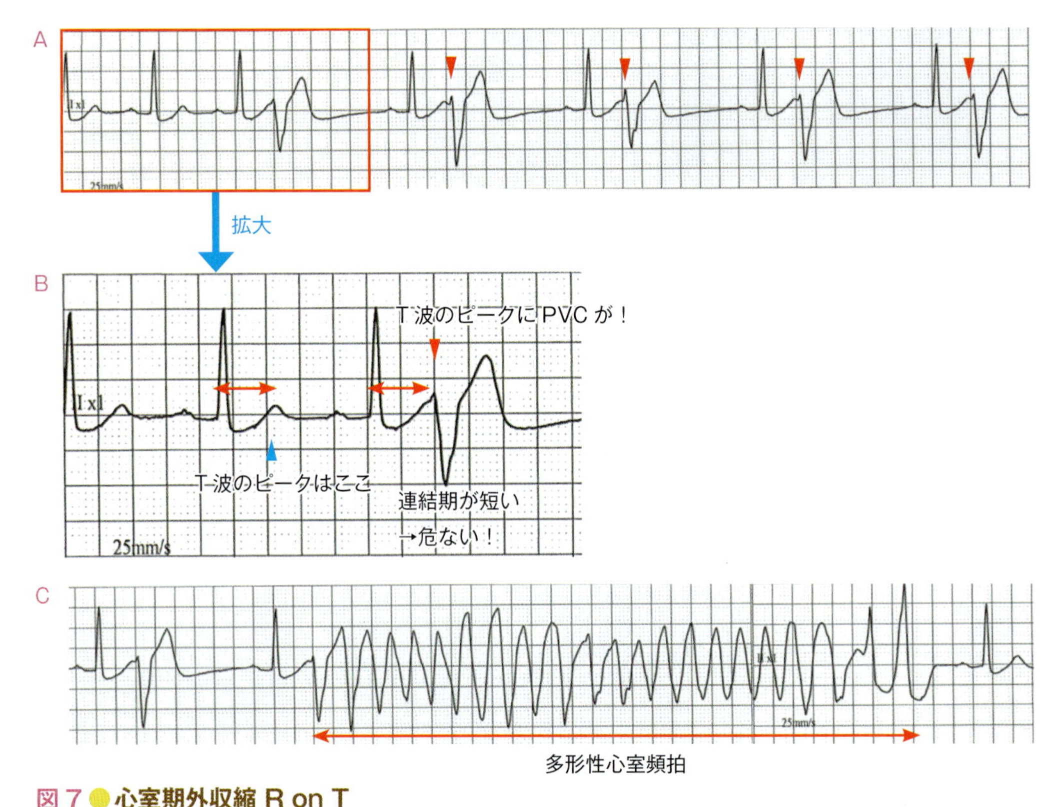

図 7 ● 心室期外収縮 R on T

Note

T 波の頂点（ピーク）の意味

T 波が陽性になるという現象は，遅く始まった外膜側の脱分極が，早く始まった内膜側よりも早く終わることを意味しています．つまり，心外膜は極端に短い活動電位を有しており，その性格は「遅刻して早引きするズルい会社員」みたいです．このような再分極のバラツキは心筋を電気的に不安定にします．T 波のピークは外膜側の活動電位が終了する時点に一致し，脱分極がまだ高いレベルで維持されている内膜側との間にできる電位格差が大きいことを示しています．ここは心室の興奮周期の中で最も不安定なとき（受攻期），たとえれば思春期みたいなものです．この時期に邪悪な刺激（R on T 型 PVC）が出ると，系が破綻する可能性があります（心室細動の発生）．

3 心室副収縮

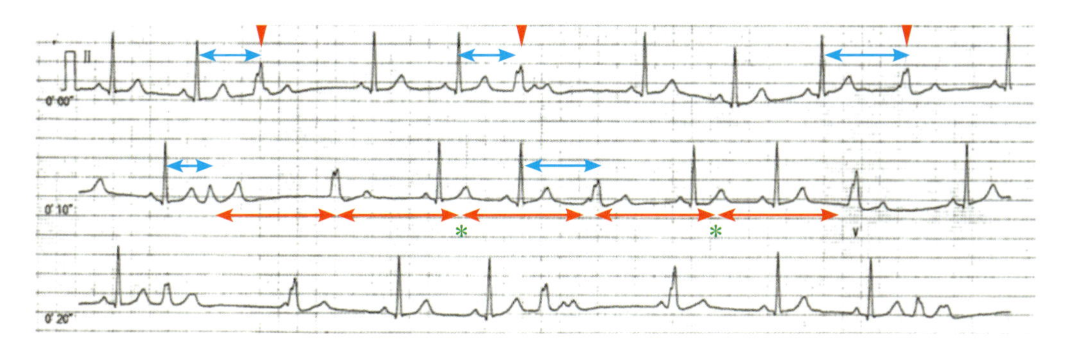

心室副収縮の心電図のポイント

- QRS 幅は広い（120ms 以上）
- 先行する P 波がない
- QRS の後ろに P 波があることもある
- 連結期（期外収縮が出るタイミング）が不定
- 幅広い QRS の間隔が一定または整数倍

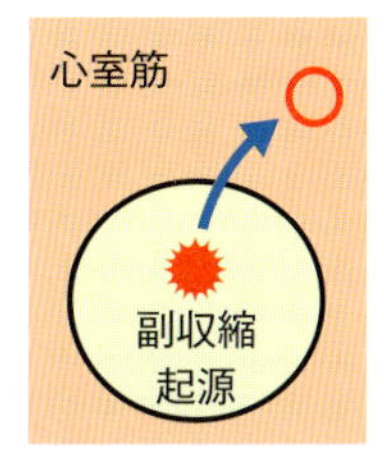

副収縮の起源から心室方向へは伝導する

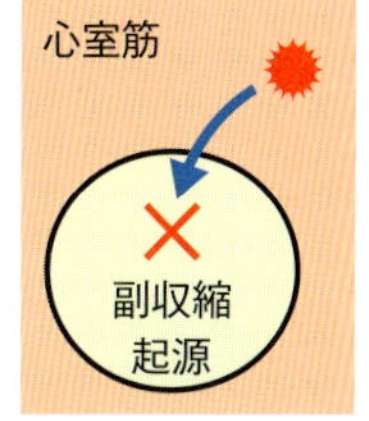

心室から副収縮の起源方向へは伝導しない

図 8 ● 副収縮における一方向性ブロック

上の心電図の幅の広い QRS（▼）は心室期外収縮と同じように見えますが，これは心室副収縮です．鑑別のポイントは，**連結期**が不定であることです（↔）．さらに重要な所見として，副収縮による Wide QRS の間隔をプロットしていくと，ほぼ一定であることがわかります（↔）．副収縮が見えないところ（*）は心室の不応期に相当し，外へと伝導できなかったためです．洞周期より遅い副収縮が観察される理由は，「副収縮の起源から心室方向へは伝導するが，反対方向へは伝導しない」という一方向性ブロックがないと説明できません（図 8）．予後は良好で，症状がなければ無治療で経過を観察します．

連結期：PAC や PVC が出るタイミングを意味する．PAC の場合は先行する洞性 P から PAC まで，PVC の場合は先行する QRS から PVC までを指す．PVC の場合，その連結期は一定であることがほとんど（図4，5，7）．ただし，図7の PVC 連結期はとても短く，T 波の上に乗っている．

4 洞房ブロック

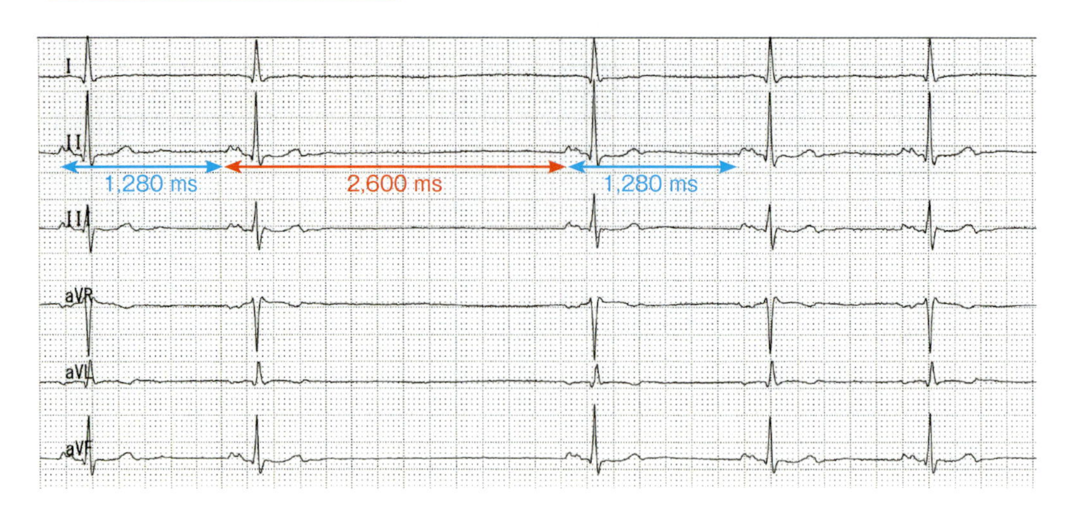

洞房ブロックの心電図のポイント

- P 波と QRS の両方が欠落する
- 延長したときの PP 間隔が洞調律時の 2 倍

洞結節と心房間の伝導ブロック

洞房ブロックは，洞不全症候群の Rubenstein Ⅱ型に分類されます．洞結節と心房間で伝導ブロックが生じるため，PP 間隔が洞調律時の 2 倍に延長することから診断されます．上の心電図を見てください．PP 間隔 1,280ms で規則正しかった洞調律（洞性徐脈もある）が突然延長しています．その際の PP 間隔をプロットすると，洞調律の約 2 倍の 2,600ms に相当します．洞結節から心房へのブロックがあると考えると，その現象がよく説明できます．ただし，洞結節の興奮は心電図上，確認できませんので直接的な証明は困難です．

5 2度房室ブロック

房室伝導路の途絶

房室ブロックは，心房の正常興奮が房室伝導路のどこかで遅延または途絶する現象であり，診断の基本は心房が洞調律であることです．心房細動や粗動などでは過剰な興奮が心房から出ているので，房室伝導が1：1にならず，2：1や4：1になるのは生理的現象です（p.138 心房細動，p.141 心房粗動の項参照）．したがって，これらを房室ブロックとは診断しません．

2度房室ブロックは時々房室伝導が途絶することを指し，以下のウェンケバッハ型（モビッツⅠ型）とモビッツⅡ型に代表されます．これらは臨床的特徴が対照的なのでセットで理解するとよいでしょう．また，2：1や3：1のより高度な房室ブロックも2度に分類されます．

ウェンケバッハ型2度房室ブロック

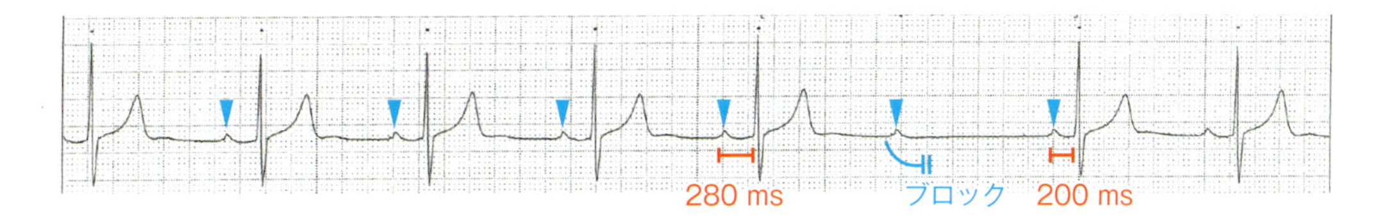

ウェンケバッハ型2度房室ブロックの心電図のポイント

- **徐々にPQ（PR）がのびてQRSが欠落する**
- **ブロックが生じた前後のPQを比べる**
  （ブロック回復直後のPQが短縮する）

ウェンケバッハ型２度房室ブロックでは，ブロックが起こる前に，徐々にPQが延びてブロックに至るという前兆があります．この伝導ブロックは房室結節内で生じます．原因は迷走神経の緊張と関連しており，機能的なものです．「機能的」とは，たとえば房室結節を顕微鏡などで病理学的に観察しても何ら異常を認めず，単に自律神経のバランスの問題に原因があることを意味します．したがって，重症化することはまれであり，運動をすると伝導性は回復します．基本的に無治療で経過をみることができます．

前頁の心電図上に示した▼印がレート45/分の洞性P波です．PQが徐々に延びてブロックになっているところに注意してください．ブロックが生じた前後のPQに最も大きな差が出てきます（前頁の心電図では，ブロック直前のPQは280ms，回復直後のPQは200msに短縮）．

心電図判読のコツは，ブロックが生じた前後のPQを比較することです．

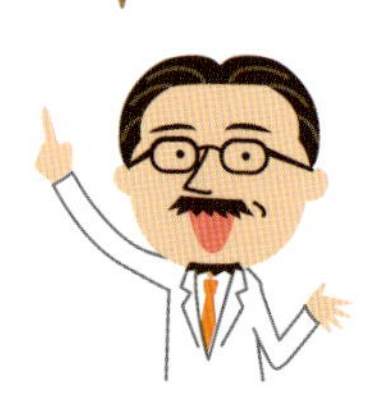

モビッツⅡ型2度房室ブロック

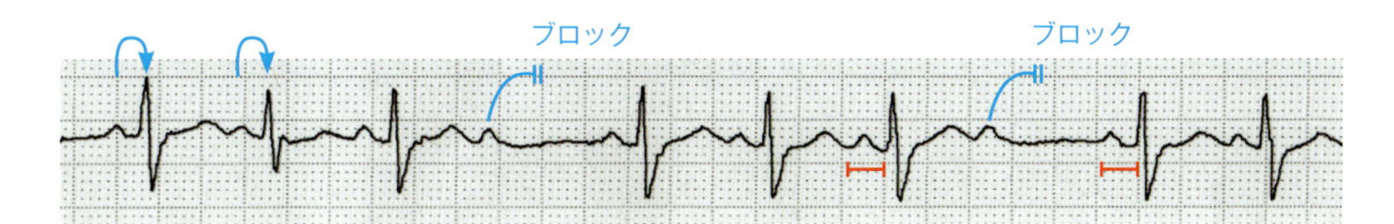

モビッツⅡ型 2 度房室ブロックの心電図のポイント

- PQ が延長せず突然 QRS が欠落する
- ブロックが生じた前後の PQ が一定

モビッツⅡ型（単にモビッツ型ともいわれる）では，ブロックに至る経過に前兆がありません．PQ が延長せず，突然にブロックが生じます．ブロック部位は房室結節よりも下のヒス - プルキンエ系にあり，器質的（たとえば炎症，線維化，虚血などが原因）であり，構造的異常が存在すると考えられます．運動では回復せず，心房レートの上昇により，むしろブロックが悪化します．より高度なブロックへと発展する可能性があり，予後不良な疾患です．失神などの既往がある場合は，人工的ペースメーカの適応となります．

上の心電図では，レート 100 の洞調律中に QRS が欠落しています．ブロックになった前後の PQ を比較すると，PQ にはまったく差がないことがわかります（どちらも 180ms）．これがウェンケバッハ型と異なる重大なポイントです．

p.133 と 135 の心電図を比較して房室ブロックの所見以外に気づいた点はありませんか？
そうです．基本調律（洞調律）のレートの違いです．
ウェンケバッハ型は迷走神経緊張と関連しているので，洞徐脈のときに生じやすい傾向があります．一方，モビッツⅡ型は器質的変化によって生じているので，洞レートが上昇したときに生じやすくなります．基本レートを見ることも大切な鑑別法です．

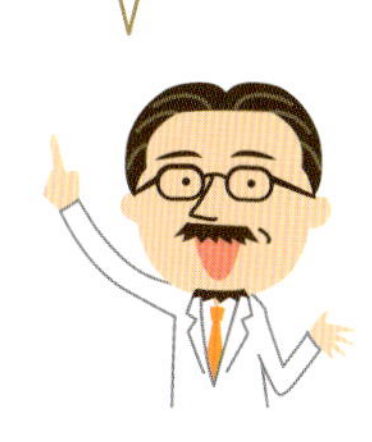

不整脈

13 頻脈

どこを見る？ どう考える？ チャート

QRS の幅が狭い（<120ms）

- 上室性
  - RR 間隔が不規則
    - 基線に細かい揺れ → 心房細動 ➔P.138
    - 鋸歯状波 → 心房粗動（房室伝導が不定） ➔P.141
  - RR 間隔が規則的
    - 鋸歯状波 → 心房粗動（房室伝導が一定） ➔P.141
    - QRS の前に正常な P 波 → 洞頻脈 ➔P.144
    - QRS とほぼ同時に P 波 → 房室結節回帰性頻拍 ➔P.147
    - QRS の直後に P 波 → 房室回帰性頻拍 ➔P.149
    - QRS の前に洞調律時と異なる P 波 (Long RP` tachycardia) →
      - 異所性心房頻拍 ➔P.153
      - 非通常型房室結節回帰性頻拍 ➔P.152

どこを見る？どう考える？チャート

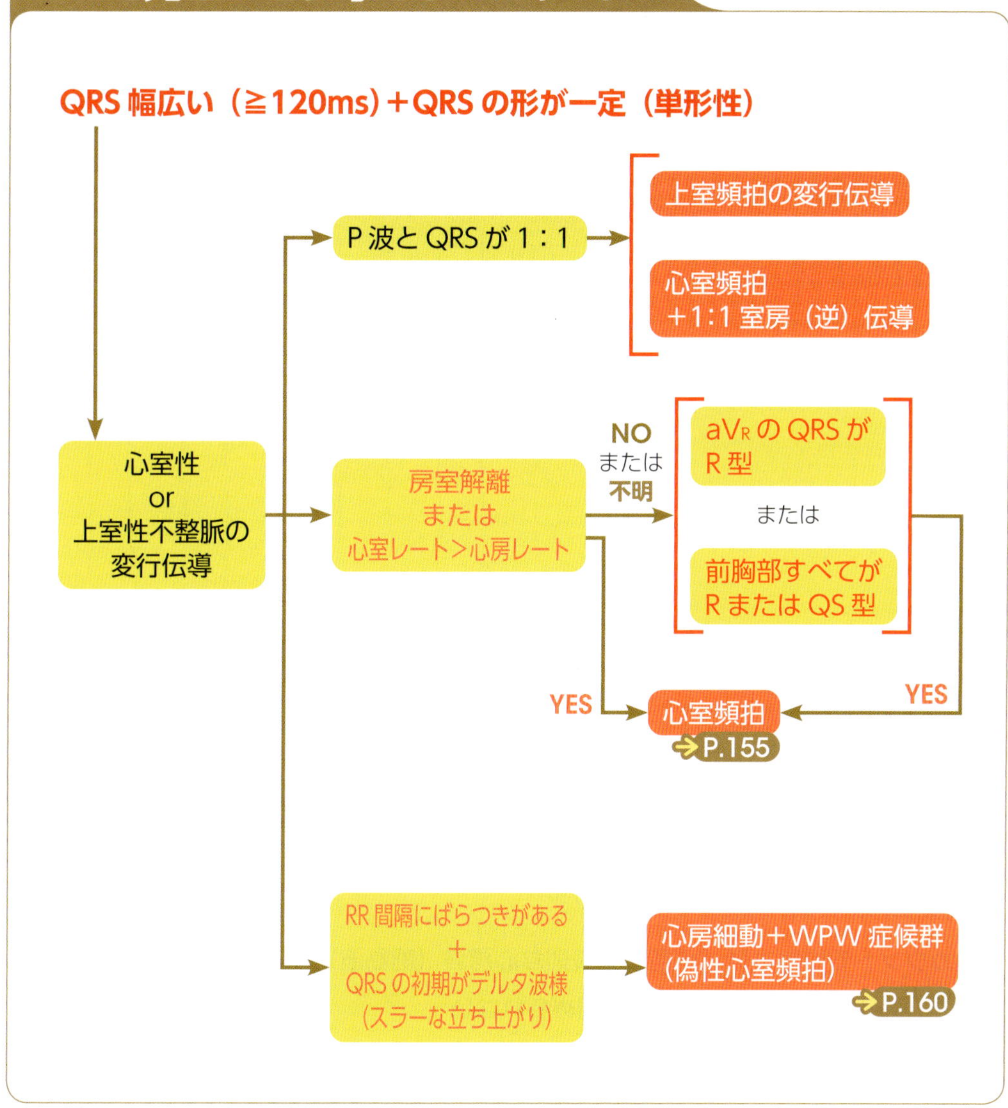

心電図だけでは，上室頻拍の変行伝導との鑑別は困難なことがあります．
頻拍時の QRS が幅広く，多形性を示す場合の多くは心室頻拍，まれに複数副伝導路を有する WPW ＋心房細動です．

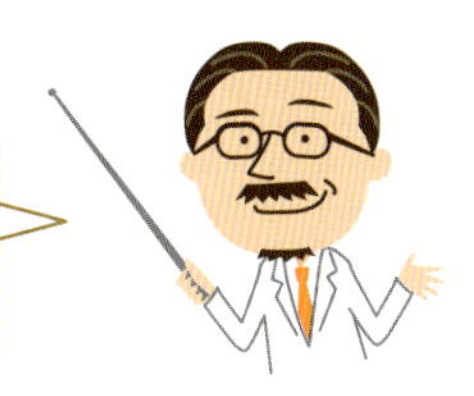

1 心房細動

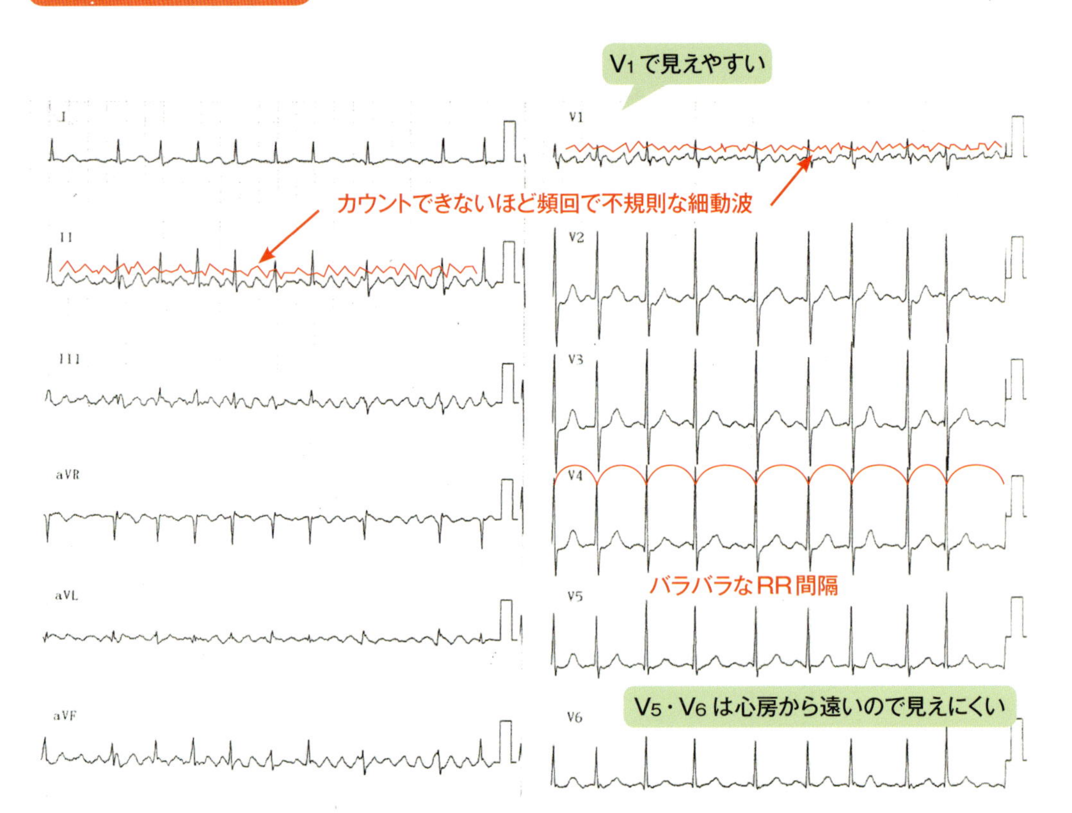

心房細動の心電図のポイント

- カウントできないほど頻回で不規則な心房波（細動波）
- RR間隔にも規則性がまったく認められない

心房の無秩序な興奮

心房細動は，心房の中でまったく無秩序な電気の回転（リエントリーという）がたくさん同時に発生している状態です．リエントリー回路は迷走しながら心房の中をぐるぐる回転しています（図 1）．したがって，心房の活動（興奮）は完全に不規則（カオス状態）となり，心電図では基線の細かな揺れ（細動波）として認められます．心房のレートを正確にカウントすることは困難で，1 分間に数百回になります（p.138 心電図Ⅱ・V_1 参照）．心房の不規則で高頻度の電気興奮につられて，心室の活動も不規則になります．しかし，あまりに過剰な心房の興奮は房室結節でふるいにかけられるので，心室のレートは速くてもせいぜい 180/ 分程度です．心電図では，**基線の不規則な揺れと不整な RR 間隔**の 2 つがあれば診断が可能です．最も細動波が見えやすいのは右房に近い V_1 誘導です．p.138 の心電図でも V_1 で最も高い振幅の細動波が見えます．

心房細動を見つけたら，まず，第一に血栓塞栓症（特に重篤な脳梗塞）を引き起こす危険性を考えてください．心房細動は頻度の高い疾患であり，いずれあなたが心房細動の第一発見者となることは間違いありません．脳梗塞を予防し，患者さんの脳を守る役目はあなたが担っているのです！

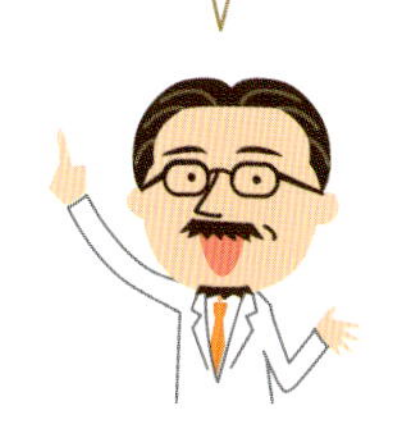

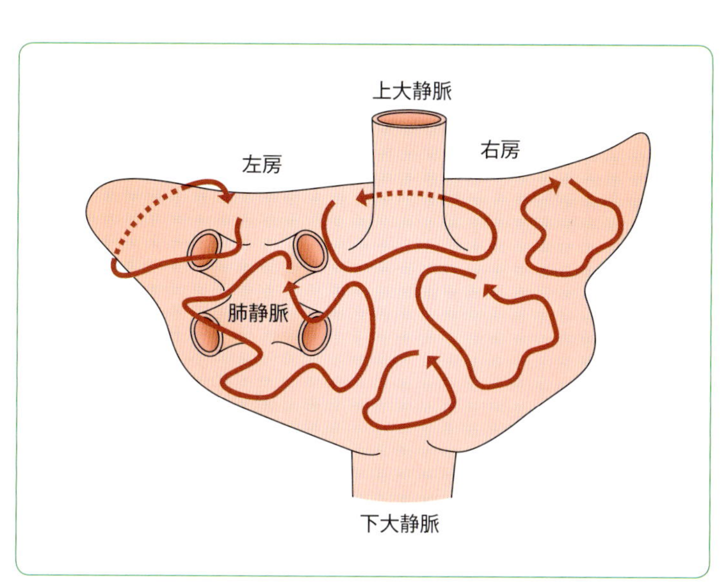

図 1 心房細動の発生機序

複数個のリエントリーが同時に存在．それぞれのリエントリーが迷走しながら回転している．

ほとんどの場合，QRS 波形は洞調律と同じ形（幅の狭い QRS）をしています．しかし，変行伝導（図 2）や WPW 症候群（p.24 参照）が合併すると幅の広い QRS が並び，一見すると心室頻拍のように見えることがあります．

心房細動の原因として，甲状腺機能亢進症や僧帽弁狭窄症などを考えておく必要があります．甲状腺機能亢進症では，心拍数や血圧が上昇し，左室肥大や左室拡張末期圧の上昇が左房への圧負荷を招きます．また，甲状腺ホルモンは心房の不応期を短縮させ，小さなリエントリー回路が多発する原因になります．心房細動の引き金になる期外収縮も生じやすくなるといわれています．

心筋が新たな刺激に反応して興奮できない時期を不応期といい，心筋内での興奮の伝播が遅くなったり，ブロックされたりします．脚でこのような現象が生じると，QRS が幅広い形になります．これが変行伝導です．

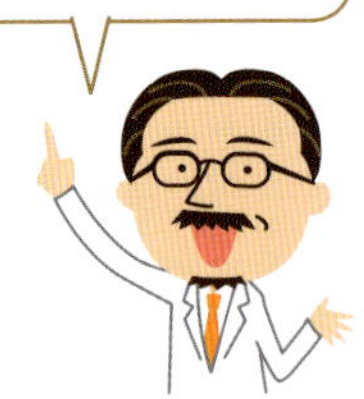

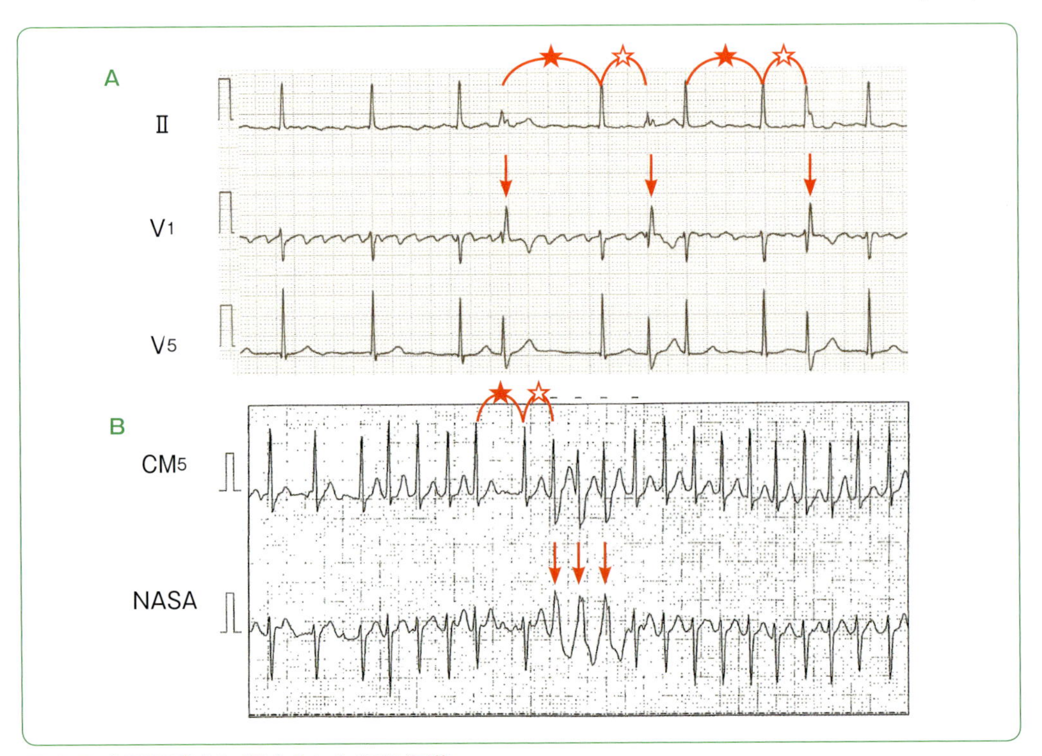

図 2 ● 心房細動中に認められた変行伝導

心房細動中に認められる Wide QRS 波形の多くは変行伝導である．図A，Bの矢印で示すように変行伝導の多くは右脚ブロック型を呈する．先行する RR 間隔が延びた（★）後，短いタイミング（☆）で発生した QRS に変行伝導が生じやすい．これは先行する比較的長い RR により，右脚の不応期が延長しやすいためだと考えられている．
図 A では単発の変行伝導を，B では3回連続して発生したそれを表す．特に B では心室頻拍と間違われることが多いが，このような現象のほとんどは変行伝導で説明可能である．

2 心房粗動

2：1～4：1の房室伝導

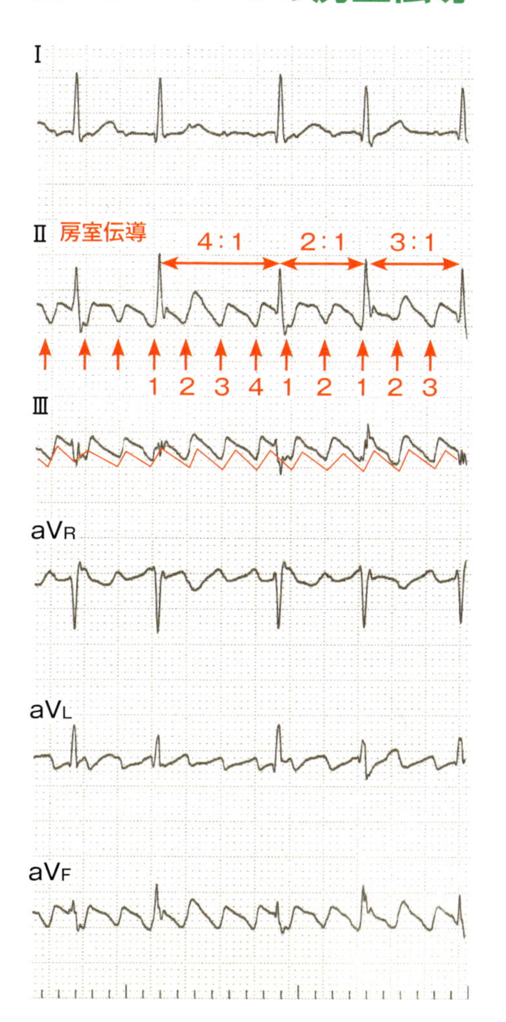

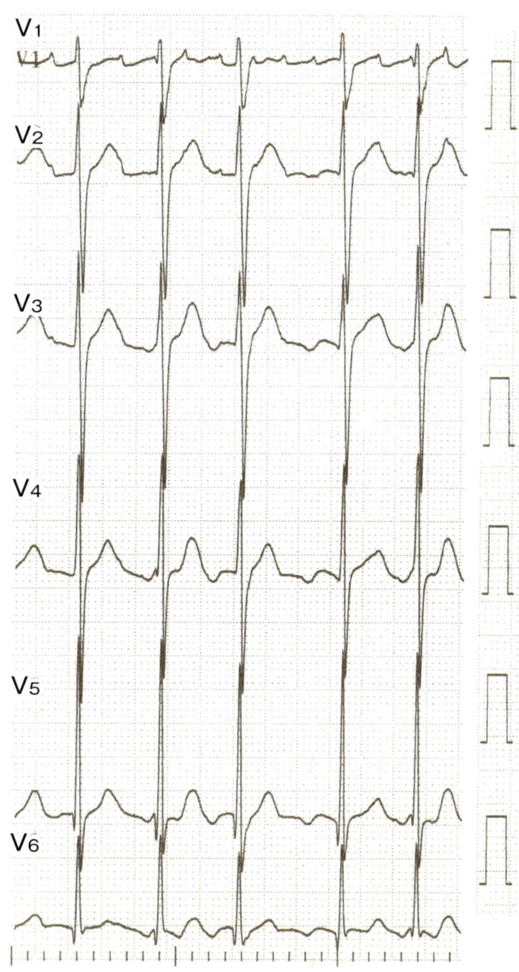

心房粗動の心電図のポイント

- のこぎりの歯のような形の粗動波（鋸歯状波）
  ＊下壁誘導（Ⅱ・Ⅲ・aVF）でよく見える
- 房室結節の伝導が一定であればRRは整，不定であれば不整

2：1の房室伝導

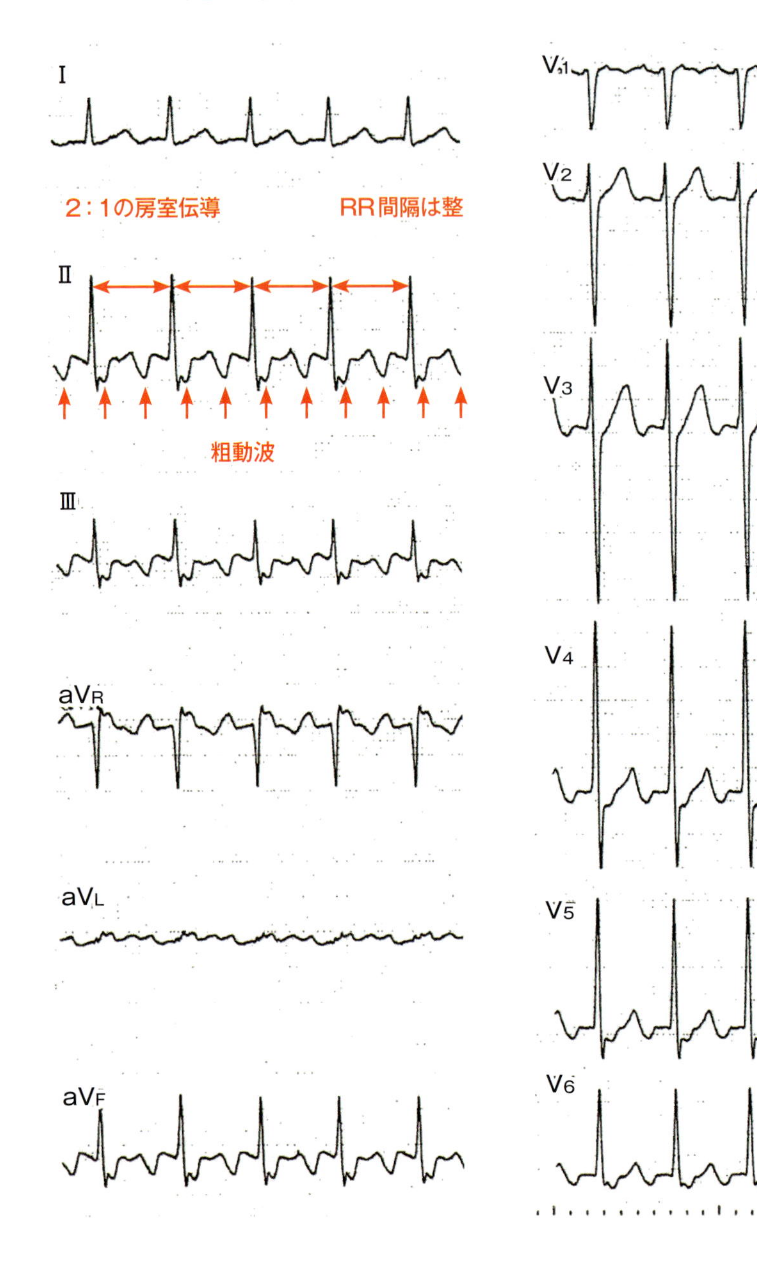

＊よく見ると，Ⅱ誘導でQRS後半とRRの中間に↑の粗動波が確認できる.

頻拍を見たときの鉄則→130～150/分の頻拍は粗動を疑え！

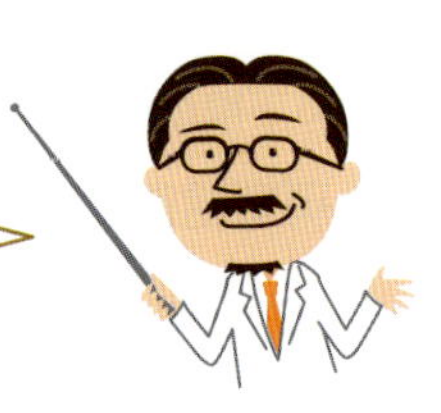

心房内の回路をぐるぐる回る興奮

心房粗動は心房細動と兄弟のような疾患ですが，決定的な違いは心房内でのリエントリーがひとつの安定した回路に限定されることです（図3）．したがって，心電図では同じ心房波形（粗動波）が繰り返されます．特に三尖弁輪周辺を一定のパターンで回旋する典型的な心房粗動では，下壁誘導（Ⅱ・Ⅲ・aV_F）では絶え間なく興奮がぐるぐる回るパターンがよく見えるため，三角形が並んだ鋸歯状波が観察されます．

粗動のレートは250〜300回で，房室結節は2：1〜4：1の伝導を呈し，心房の興奮は2〜4回に1回心室へと伝わります（図4）．したがって，心拍数は70〜150/分までさまざまで，房室結節が常に一定の反応（たとえば4：1）を示すとRR間隔は整になります．患者さんが動悸を訴えて来院する場合の多くは2：1伝導です．このときの心拍数は規則正しく130〜150/分になり，かつ粗動波がQRS-T波に重なり見えにくくなるため，発作性上室頻拍（p.146参照）との鑑別が重要になります．「130〜150/分の規則正しい上室頻拍は粗動を疑え」は緊急外来での鉄則です．粗動を疑っていればQRS-T波に重なっている粗動波が透けて見えてきます．これが判読できればプロフェッショナルに一歩近づいたことになります．

房室伝導が3：1〜4：1になるとRR間隔が開きます．これを近大では「Windowが開く」と表現しています．粗動波がよく見えるので，ここが診断を明確にするチャンスです．

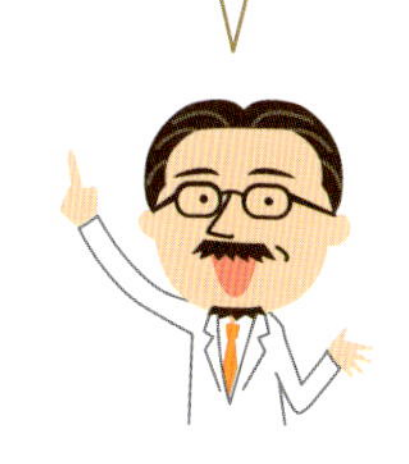

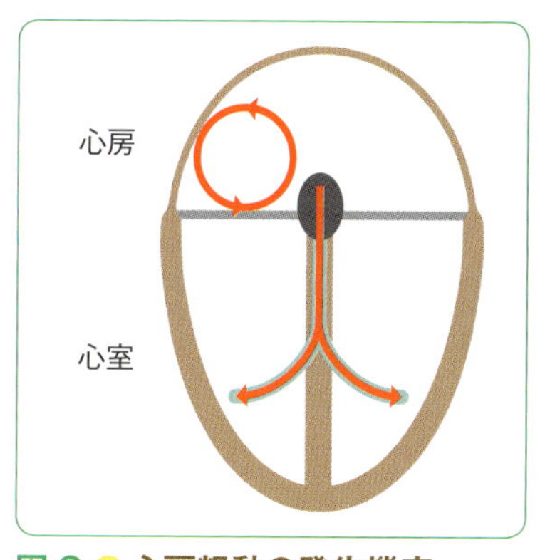

図3 心房粗動の発生機序

回路は一定（三尖弁周囲を回旋する）．

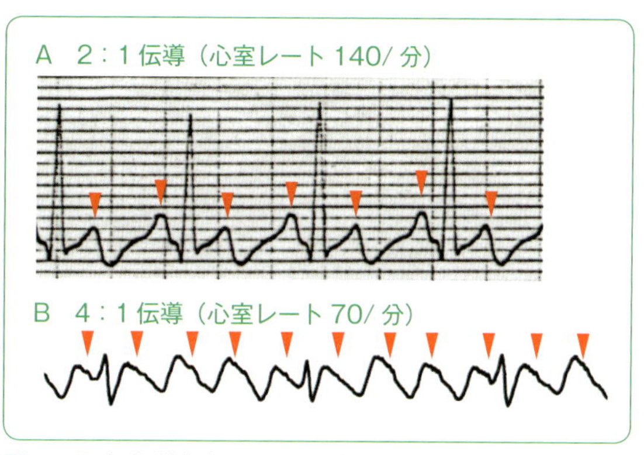

図4 さまざまなレートの心房粗動

3 洞頻脈

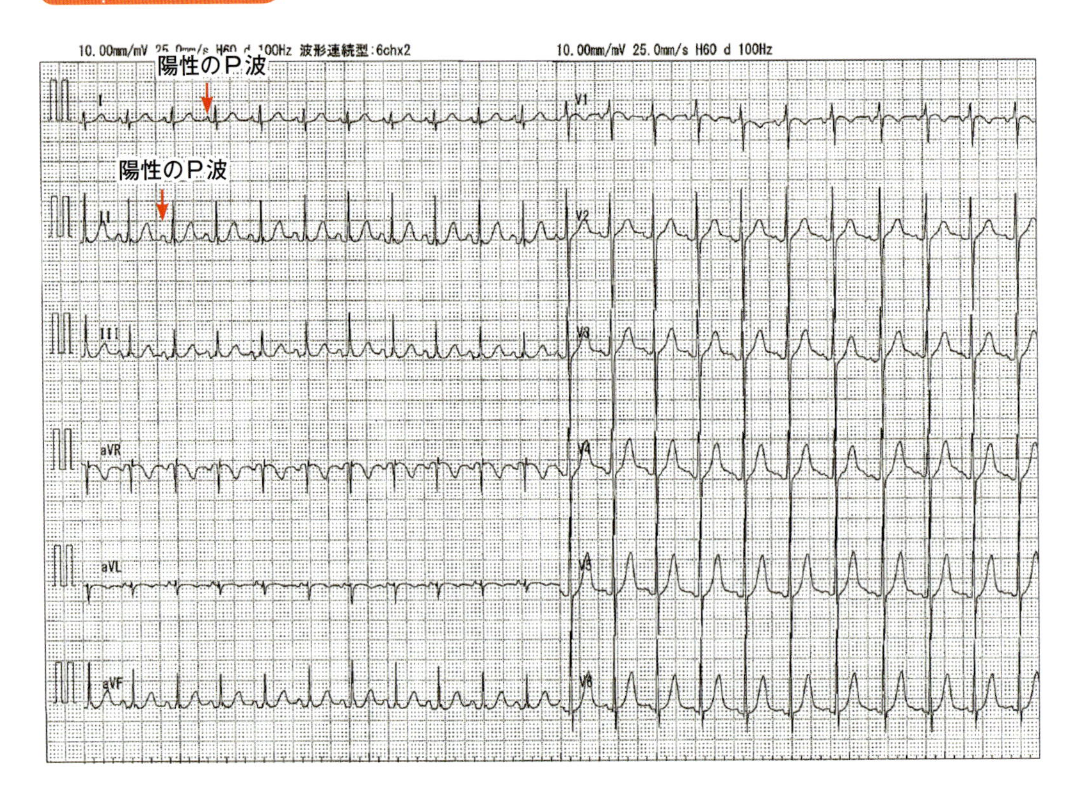

洞頻脈の心電図のポイント

- P 波は aV_R と aV_L を除く誘導で陽性（V_1 では初期成分のみ陽性）
  →洞調律時の心電図として正常の P 波の形
- P 波と QRS は 1:1

心不全，甲状腺機能亢進症，貧血などの原因を検索する必要があります．

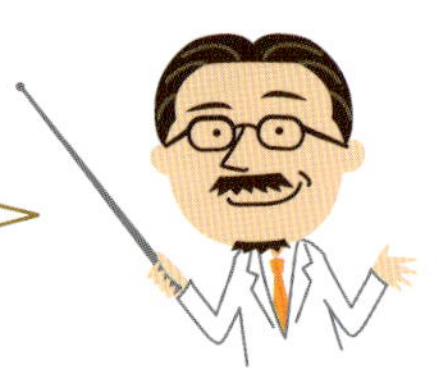

安静時の心拍数が100/分以上の場合は何らかの頻脈性不整脈を疑います．RR間隔が規則正しく，P波の形状が正常であれば洞頻脈を疑います．異所性心房頻拍ではP波の形が異常（下壁誘導で陰性など）になりますので，鑑別可能です．しかし，洞結節周囲を起源とする心房頻拍の場合はP波の形はほとんど洞調律と同じ形になり，鑑別は困難です．

頻拍の発生や停止が突然であれば心房頻拍，徐々に速くなり徐々に遅くなる場合は洞頻脈の可能性が高くなります．原因は，甲状腺機能亢進症，貧血や発熱，心不全などの全身疾患，更年期障害や緊張，不安など交感神経緊張が原因になることもあります．そのほか，立ち上がったときのみ脈が速くなる起立性調節障害という疾患もあります．

洞頻脈では原疾患に対する治療が優先されます．動悸の自覚症状が強い場合はβ遮断薬を用いることもありますが，原疾患によっては慎重に投与すべき場合があります．

4 発作性上室頻拍

通常，心房−心室間の伝導は房室結節のみを介して行われます．したがって，伝導は一方通行（心房➡心室）でなければいけません．しかし，房室間にもうひとつの逆伝導路（心室➡心房）があると，これらの伝導路を介したリエントリーが生じることがあります．

発作性上室頻拍は心電図上の診断名で，正常な（洞調律時と同じ）QRS が規則正しく並び，P 波が見えない（または QRS の直後にわずかに観察される）頻拍を指します．したがって，心房細動や心房粗動などはこれには含まれません．

発作性上室頻拍の 90%は，房室結節内の 2 つの伝導路を旋回する房室結節回帰性頻拍（atrioventricular nodal reentrant tachycardia；AVNRT）と，副伝導路を回旋する房室回帰性頻拍（atrioventricular reentrant tachycardia；AVRT）が原因です．

上室と心室の境目：上室は洞結節，心房，房室結節，ヒス束まで，心室は脚，プルキンエ線維，心室筋のことを指す．

発作性上室頻拍という診断名の違和感：「発作性上室頻拍」を文字通りに解釈すれば，発作的に生じる上室からの頻拍（たとえば心房細動など）はすべて含まれるはず．また，房室回帰性頻拍はそのリエントリー回路に心室も含まれており，これを「上室」頻拍と呼ぶには抵抗を感じることもあるだろう．しかし，従来からの慣習で「発作性上室頻拍」は左の説明で述べたような心電図上の特徴を有するものを指し，その 90％が房室結節回帰性頻拍と房室回帰性頻拍によるものである．ほかにふさわしい呼び名があればよいが，それも見当たらず，致し方なく使われているのが実情である．

発作性上室頻拍の治療

発作時の治療としては，ベラパミルや ATP（アデノシン三リン酸）などにより房室結節の伝導を抑制して頻拍を停止させます．これらの薬剤は，他の上室頻拍（心房粗動など）との鑑別診断に使うこともできます．発作性上室頻拍では，房室結節の伝導を一時的でも途絶させれば止まりますが，心房粗動や心房頻拍などでは房室ブロックが生じても心房での頻拍が持続するので診断が確実になります．

カテーテルアブレーションで高率に根治が可能です．AVNRT では遅い伝導路，AVRT では副伝導路が治療の標的になります．

房室結節回帰性頻拍

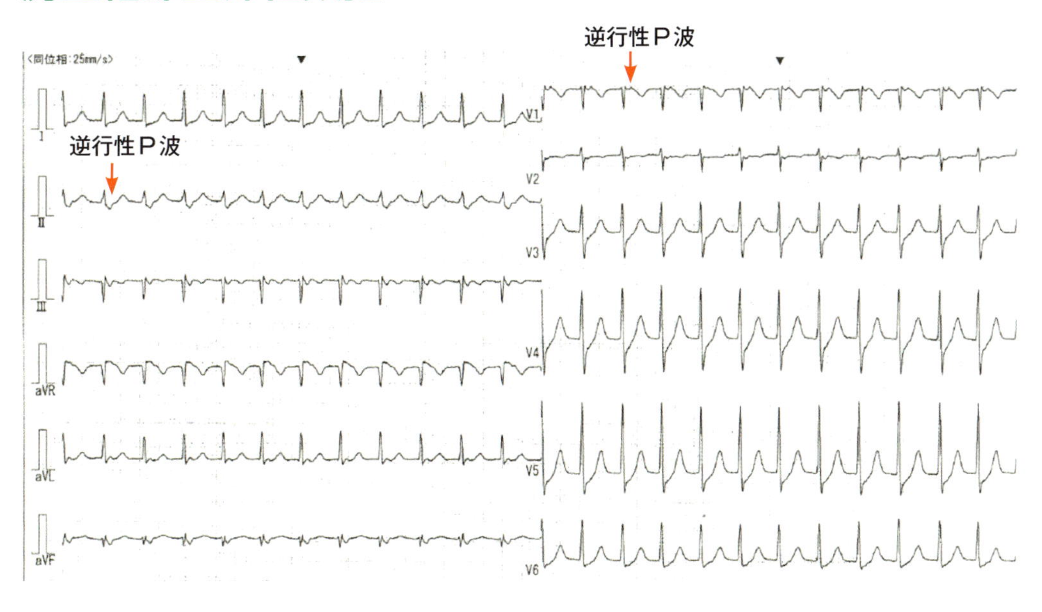

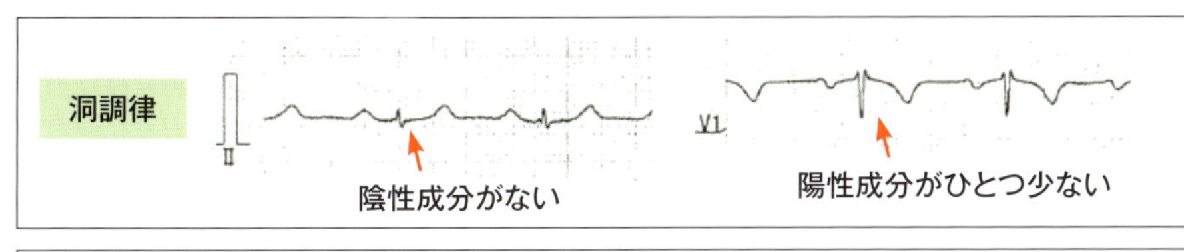

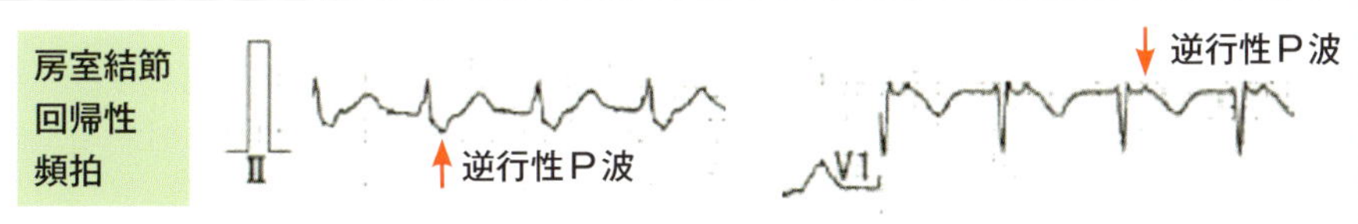

房室結節回帰性頻拍の心電図のポイント

- **規則正しい頻拍**
- **QRS と P 波との数は 1：1**
- **P 波の位置は QRS とほぼ同時**
- **V_1 誘導で P 波の後半成分が見える**

陰性P波はQRSの一部に見えることがありますが，洞調律時のQRSの形と比較するとⅡ誘導の陰性成分がはっきりします．

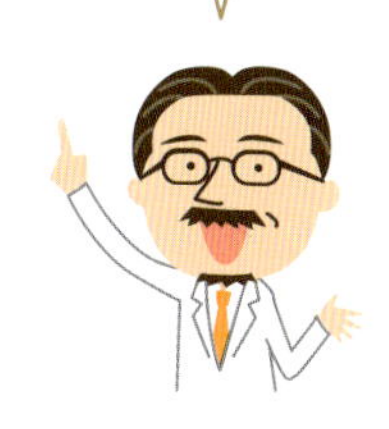

房室結節内の２つの伝導路（速い伝導路と遅い伝導路）がリエントリー回路を形成します（図５）．通常型の房室結節回帰性頻拍は遅伝導路を順伝導し（心房➡心室方向），速伝導路を逆伝導します（心室➡心房方向）．房室結節からの興奮は心房と心室の両方向へほとんど同時に到着する（図５右上の青矢印で示す伝導時間がほぼ等しい）ので，P 波はQRS に隠れてしまい，見えにくくなります．ただし，P 波の持続時間はQRS よりも長いため，QRS の直後にチラッと（特に V_1 の QRS 後半のノッチとして）P 波の後半部分が見えることがあります．

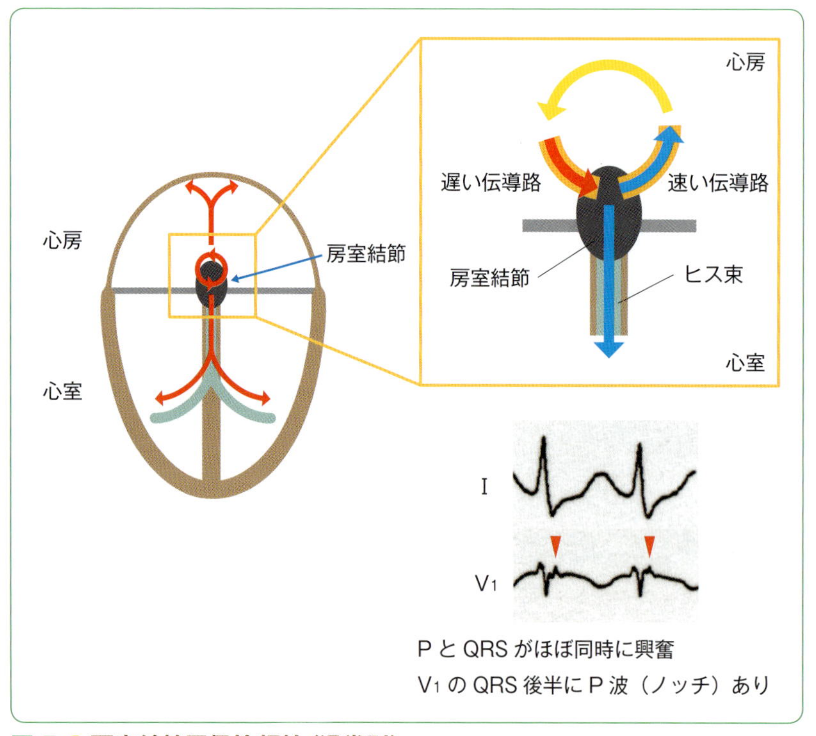

図５ 房室結節回帰性頻拍（通常型）

房室回帰性頻拍

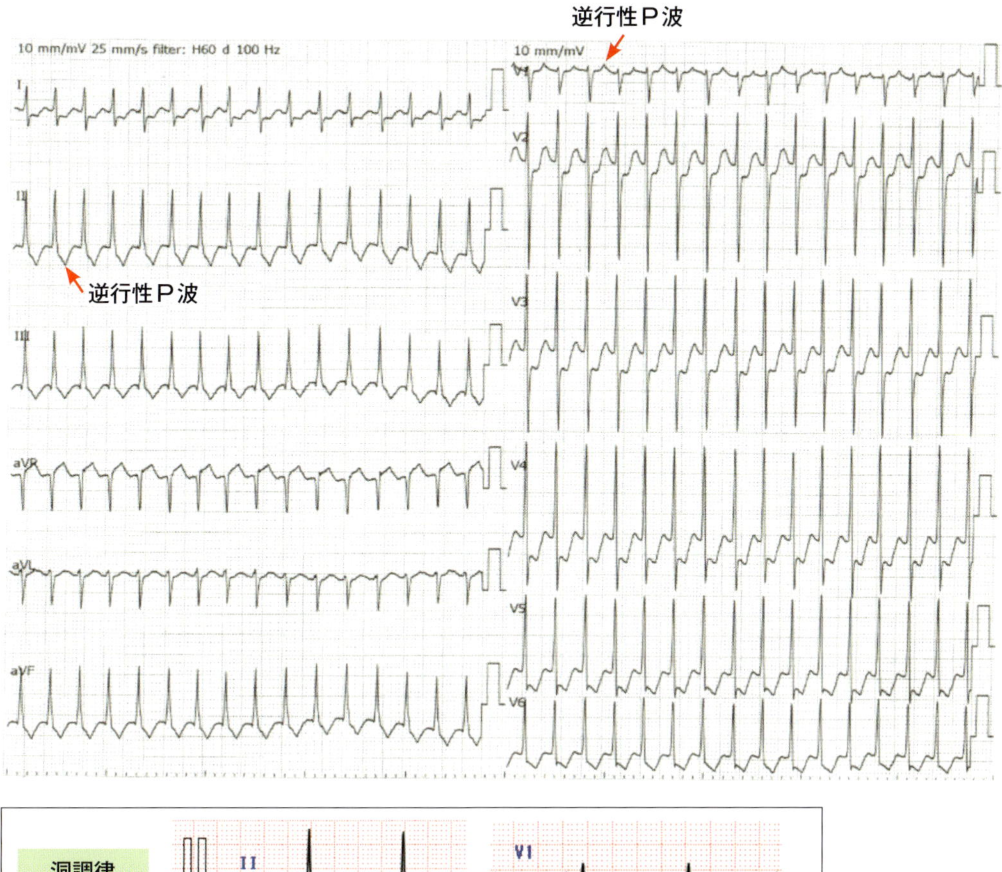

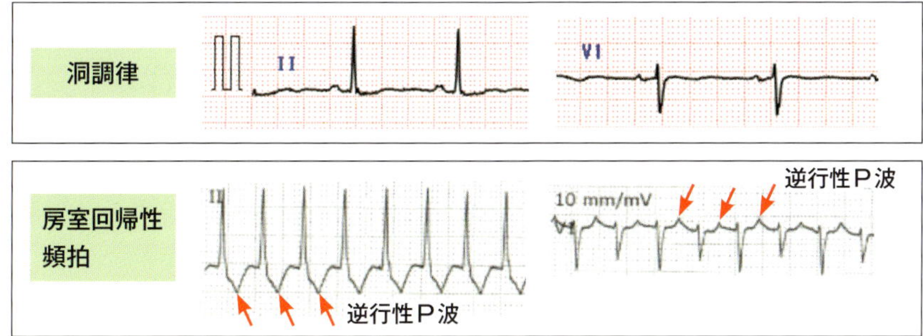

房室回帰性頻拍の心電図のポイント

- QRS の幅が狭い規則正しい頻拍
- QRS と P 波との数は 1：1
- P 波は QRS の後ろに見える

頻拍により全体的に ST は低下していますが，虚血性の変化ではありません．V_1 誘導では，洞調律時の形と比較して T 波がとがっており，P 波があることがわかります．

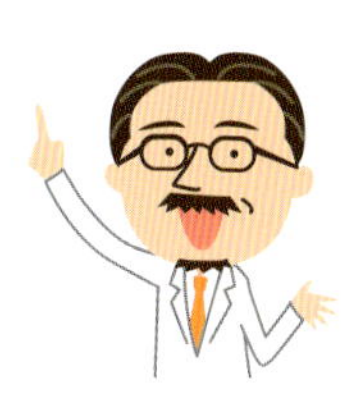

房室回帰性頻拍は、房室結節を順伝導，副伝導路を逆伝導するリエントリーで，心房心室間を大きく旋回する頻拍です．図6のように，逆伝導P波は心室の基部（心室で最も興奮が遅いところ）にある副伝導路を経た後に形成されますので，QRSの後に観察されます．

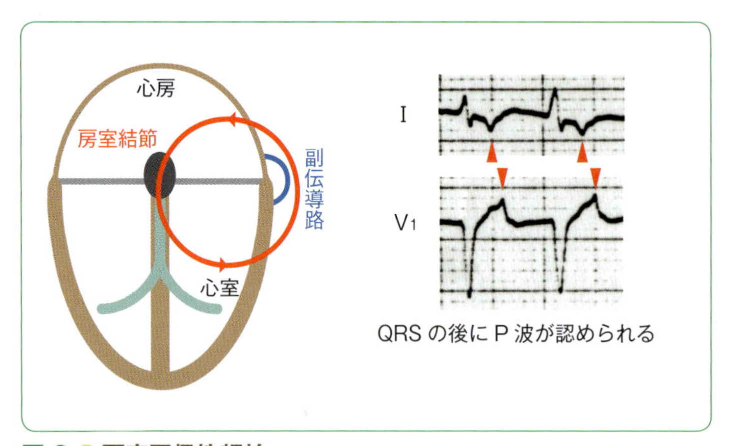

図6 ● 房室回帰性頻拍

Long RP' tachycardia

狭いQRSが規則正しく並んだ頻拍のうち，P波が明瞭に観察され，PR時間よりRP時間のほうが長いものをLong RP' tachycardiaと呼びます（図7）．房室結節回帰性頻拍の逆回り（非通常型，図8），伝導の遅い副伝導路を介した房室回帰性頻拍，心房頻拍などが鑑別に挙げられます．このなかで最も頻度が高いのが非通常型房室結節回帰性頻拍で，心房の興奮が房室結節の尾側（足側）から発生するので上方軸（Ⅱ・Ⅲ・aVF誘導で下向き）のP波を形成します．

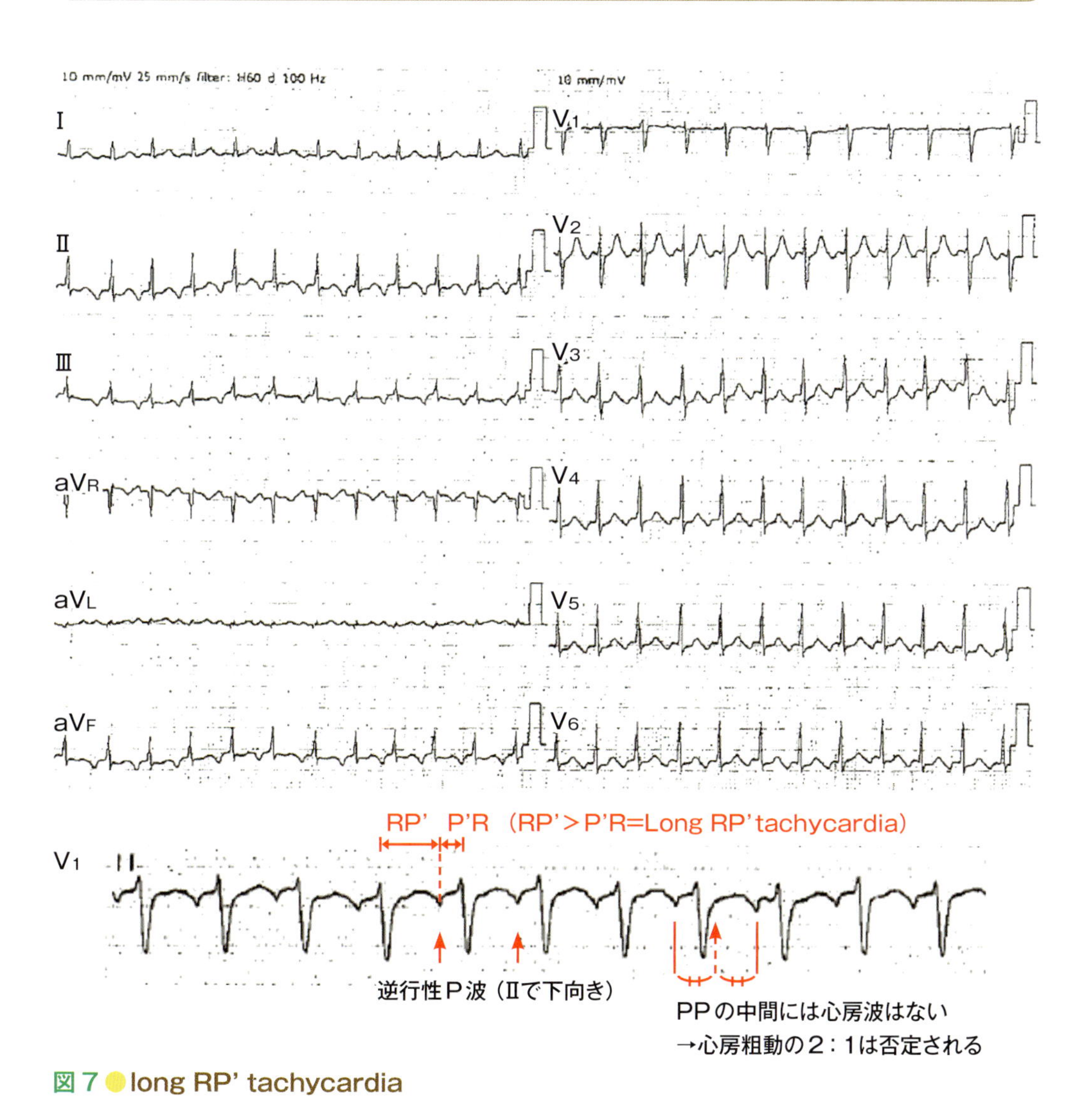

図7 long RP' tachycardia

A　房室結節回帰性頻拍（通常型）

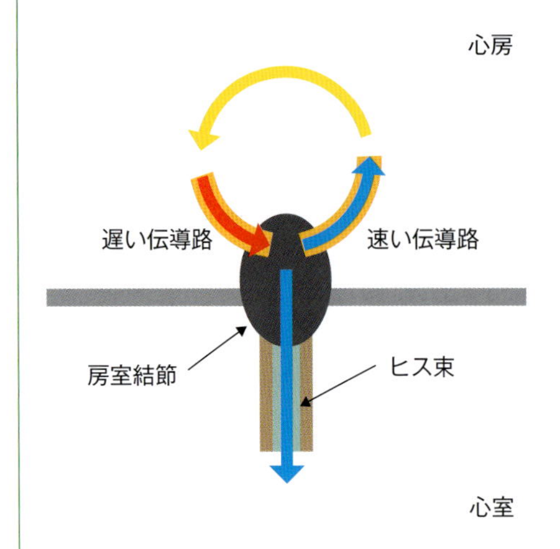

青い矢印（➡）で示した速い伝導路の伝導時間と房室結節からヒス束・心室へ至る伝導時間がほぼ等しいため，P波とQRSが重なる.
カテーテルアブレーションでは遅い伝導路の離断を目標とする.

B　房室結節回帰性頻拍（非通常型）

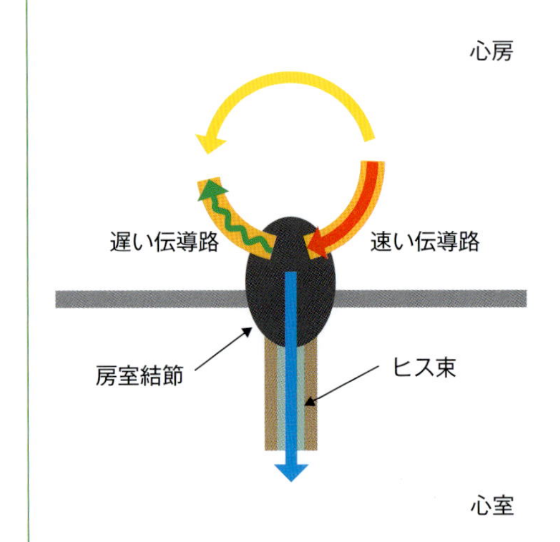

青い矢印（➡）で示した房室結節からヒス束・心室へ至る伝導時間は短く，緑の矢印（⟿）で示した遅い伝導路の伝導時間が長いため，QRSからかなり遅れて（つまりQRSの前に）P波が出現する.
遅い伝導路は心房の尾部に連結するので下壁誘導で下向きになる.

図8 ● 房室結節回帰性頻拍の通常型と非通常型

5 異所性心房頻拍

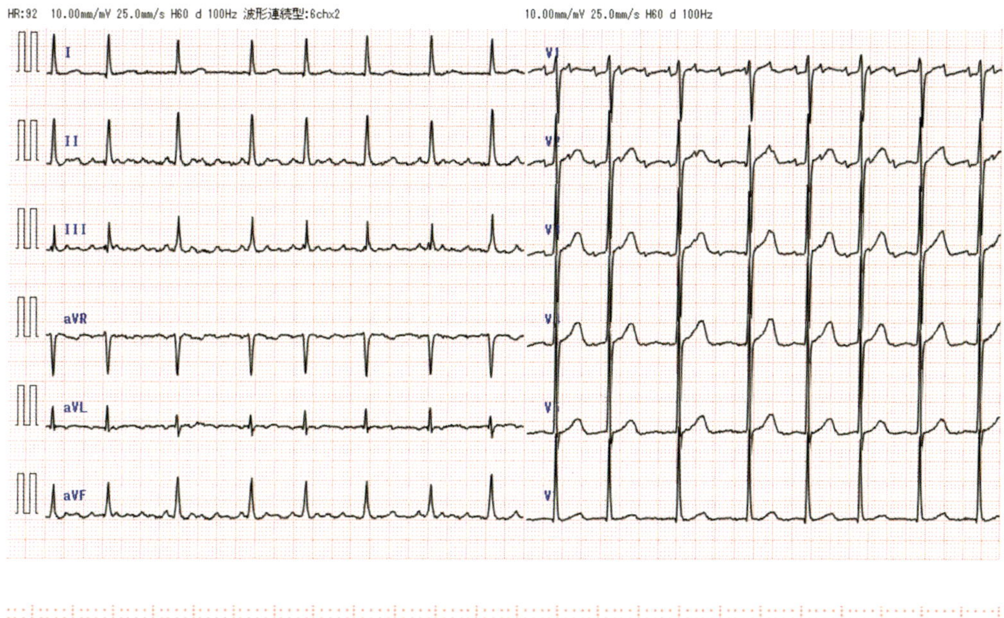

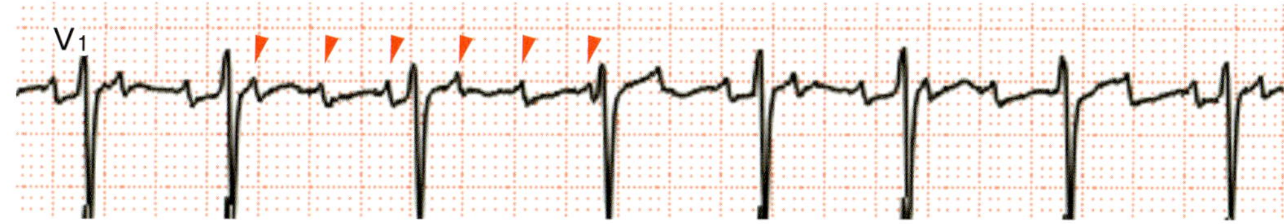

異所性心房頻拍の心電図のポイント

- **心房のレートが 100～250/ 分**
- **P と P の間に等電位線がある**

（心房粗動と区別，p.141 参照）

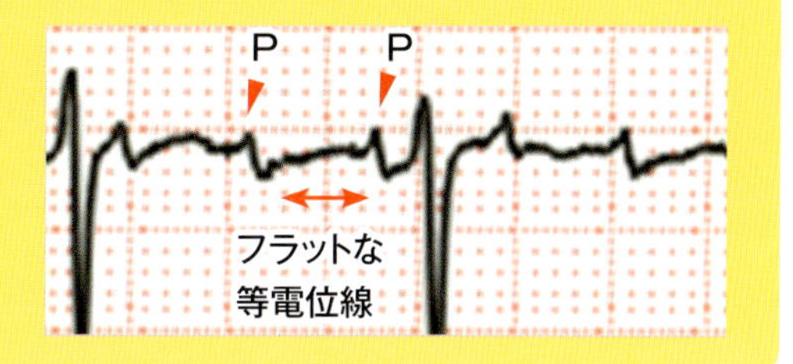

前頁の心電図は幅の狭いQRSが不規則な頻脈で，一見すると心房細動のようです．しかし，P波が最もよく見えるV_1誘導では規則正しい，レート230/分のP波（▼で示す，尖った上向きのP波）が認められます．心房の興奮は一定なのにRR間隔がばらつくのは，房室結節の反応が不安定で，2：1から4：1の伝導を呈しているからです．

心房粗動との違いはP波のレートが少し遅いことと，心房波の間に等電位線があることです．心房粗動ではレートが250～300/分で，特に下壁誘導で鋸歯状波（等電位線がない）を認めるのが特徴です．

心房頻拍と心房粗動の違いは明確でなく，診断する医師によっては意見が食い違うこともあります．特定のP波形態はなく，P波とQRSの位置関係や，伝導比率も患者さんによってさまざまなので，心電図上共通した特徴がなく，診断は難しいことがあります．

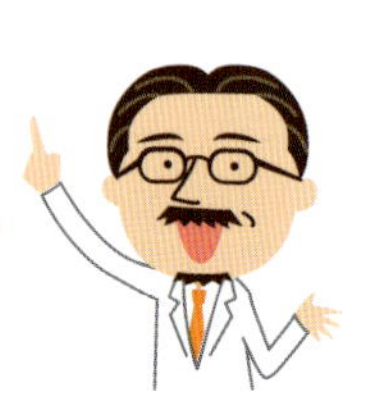

6 心室頻拍

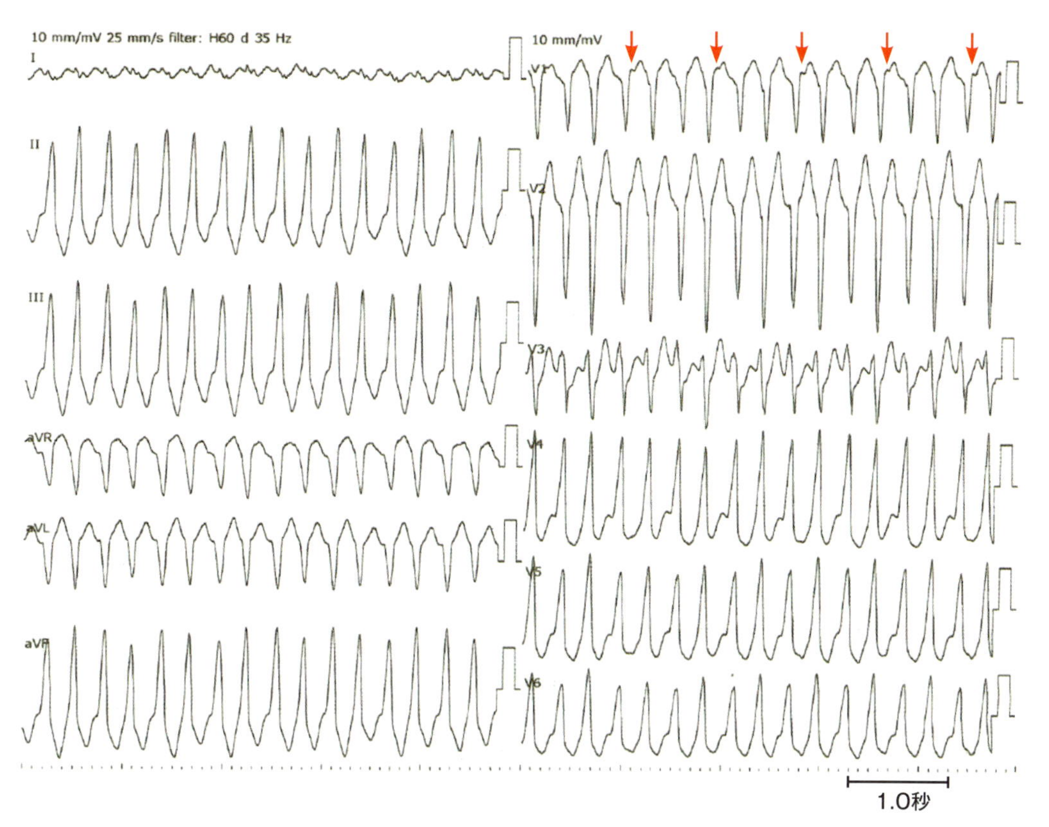

上の心電図は，拡張型心筋症を基礎として発生した単形性持続性心室頻拍．心拍数は約200/分と極めて速く，血圧は70台に低下し，強烈な全身倦怠感を訴えていた．一刻も早く頻拍を停止させなければならない．この患者さんではV_1誘導に↓で示すようにQRSのST部分にノッチがある．これは3つおきにQRSの後ろに認められ，QRSとPの間に時間的関連がある．つまり，3：1の逆行性伝導があると考えられる．PよりもQRSのレートのほうが早いので，心室頻拍の診断が確実になる．

心室頻拍の心電図のポイント

- **QRSの幅が広く規則的な頻拍**（wide QRS tachycardia）
- **房室解離**（心室レート＞心房レート）

Wide QRSの最中にQRSのレートよりもPのレートのほうが遅い現象があれば，心室頻拍と診断できます．この場合，QRSとPとの間に時間的関係があっても（たとえば2：1や3：1など），なくても（たとえばQRSが150/分でPが70/分），同じ診断的意味があります．心室頻拍は発生する場所により，QRSの形態は異なります．

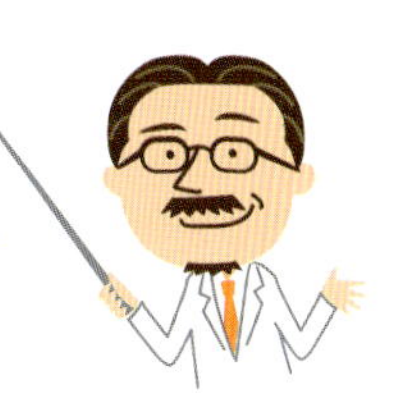

心室頻拍（ventricular tachycardia；VT）とは？

心室から起源する３連発以上の異常調律で，心拍数 100/分以上と定義されます．VT の心電図は，洞調律中と異なり幅広くなります．

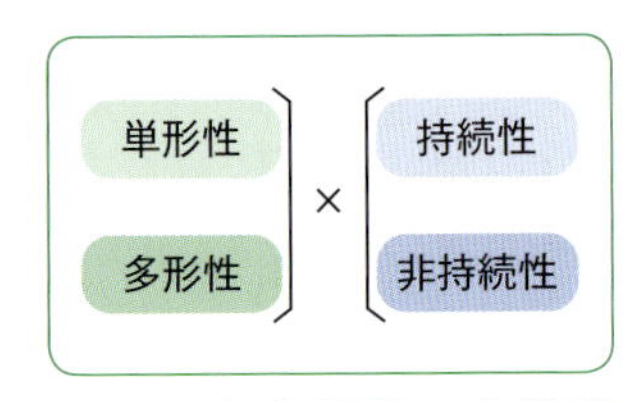

図９ 心室頻拍の心電図上の分類

心電図の QRS 形態や持続から単形性と多形性，持続性と非持続性に分類され，都合，２×２の４つのタイプに分類されます（図９）．したがって，「多形性非持続性 VT」や「単形性持続性 VT」などと呼称されます．また，「多形性持続性 VT」は心室細動とほぼ同義のためあまり用いられません．

多形性 VT は，洞調律時に QT 延長を伴うか否かで病態や治療が大きく異なるため，非発作時心電図の QT や T 波に注目することが重要になります（QT 延長を伴うものは torsade de pointes；トルサードドポアントと呼ばれる）．

VT の原因にはさまざまなタイプがありますが，多くは何らかの基礎疾患を有します．たとえば心筋梗塞の VT では，梗塞巣と正常心筋との間でリエントリーが形成されることがあります．そのほか，心筋症，心サルコイドーシスなどでも同様のことが発生します．時に基礎疾患がない特発性のものもあり，プルキンエ起源の心室頻拍は比較的 QRS が狭く，上室頻拍の変行伝導に類似します．

12 誘導心電図の QRS 波形から，ある程度の発生起源（右室か左室か，頭側か尾側か）を推察することが可能です．頻拍起源は原疾患と関連し，かつ根治療法（カテーテルアブレーション）を考慮する際に重要な情報となります．そのため，血行動態が安定していれば，状況が許す限り 12 誘導心電図を記録すべきです．緊急の状況でも冷静になって 12 誘導心電図が記録できれば，プロフェッショナルの仲間入りです．

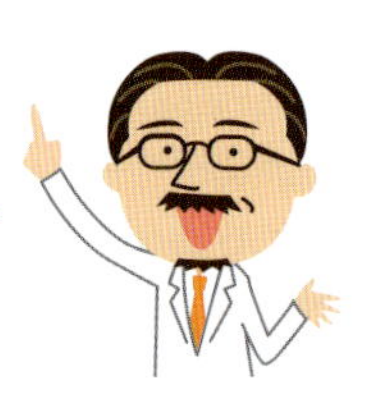

図 10 に，左室下壁（心尖部）起源と右室流出路起源 VT の 12 誘導心電図を示します．左室起源 VT は右脚ブロック型，右室起源 VT は左脚ブロック型を呈します．下壁や心尖部起源では上方軸（下壁誘導で下向き），流出路起源では下方軸（下壁誘導で上向き）の QRS 波形になります．

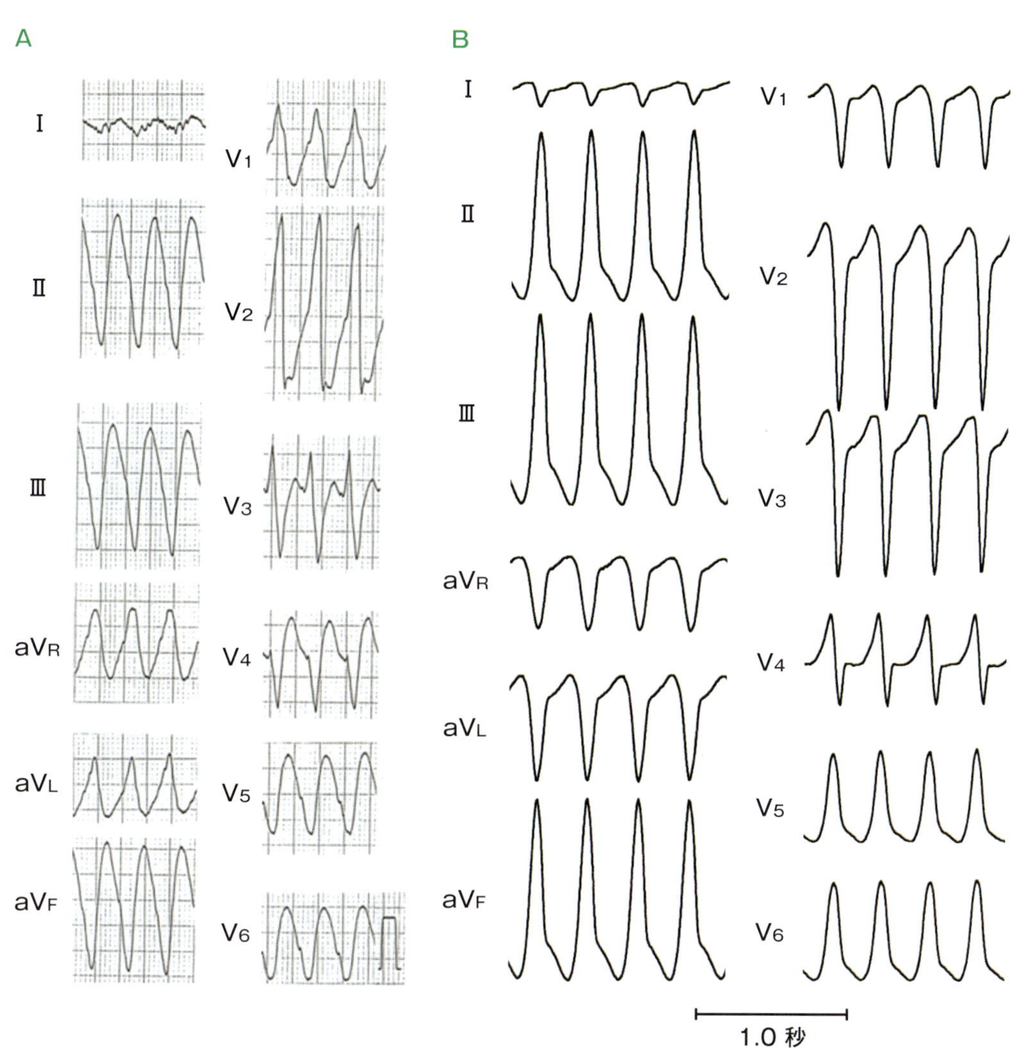

図 10 ● 心室頻拍

A の心電図は右脚ブロック型で上方軸なので左室下壁（心尖部）付近に起源がある，B は左脚ブロック型で下方軸なので右室流出路起源と推定される．

wide QRS tachycardia

Note

幅広い QRS を伴う頻拍を総称して，wide QRS tachycardia と呼びます．

wide QRS tachycardia の機序として，心室頻拍を最も疑いますが，時に変行伝導や脚ブロックを伴った上室頻拍（発作性上室頻拍 / 心房頻拍 / 心房粗動など）の可能性もあります．変行伝導とは，心房期外収縮や上室頻拍のときに脚が不応期（刺激が来ても伝導できない状態）になり，右脚ブロックもしくは左脚ブロックを呈することです．一般的に不応期は右脚のほうが長いため，右脚ブロックの変行伝導が多く認められます．心室頻拍と上室頻拍の変行伝導との鑑別は時に困難ですが，房室解離があれば心室頻拍と診断されます．房室解離とは心房よりも心室のレートが速いこと（たとえば心房が 70/ 分，心室が 180/ 分）を指します．VT 時に房室結節を介した逆伝導がなければ洞結節のレートのほうが遅くなり，房室解離を呈します．また，QRS の形態からこれらを鑑別する方法があります．V_1-V_6 の QRS がすべて陽性または陰性の場合，または aV_R で R 波を示す（R 型）場合は VT の可能性が高くなります（図 11）．

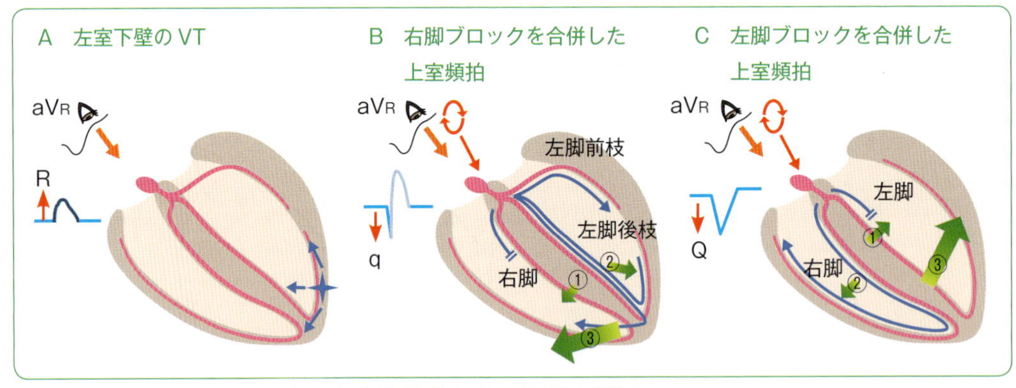

図 11 ● aV_R のパターンから見た心室頻拍と変行伝導の鑑別

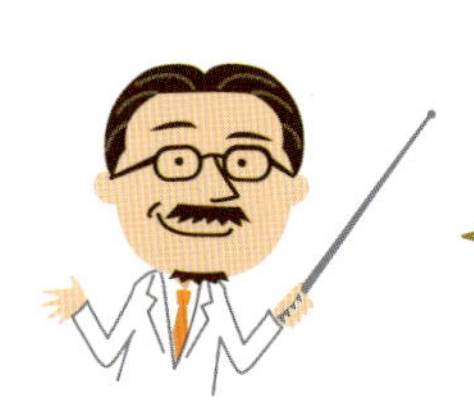

変行伝導の場合は，脚を介して心室の興奮が始まるので aV_R から遠ざかる方向にベクトルが進み，R 波は認めません．もちろん R 波がなくても心室頻拍の可能性もありますが，R 波を認めれば心室頻拍と考えられます．また，胸部誘導のすべてが R または QS 型になることも心室頻拍を強く示唆する所見となります．

7 torsade de pointes

QT=600 ms　QTc=618 ms

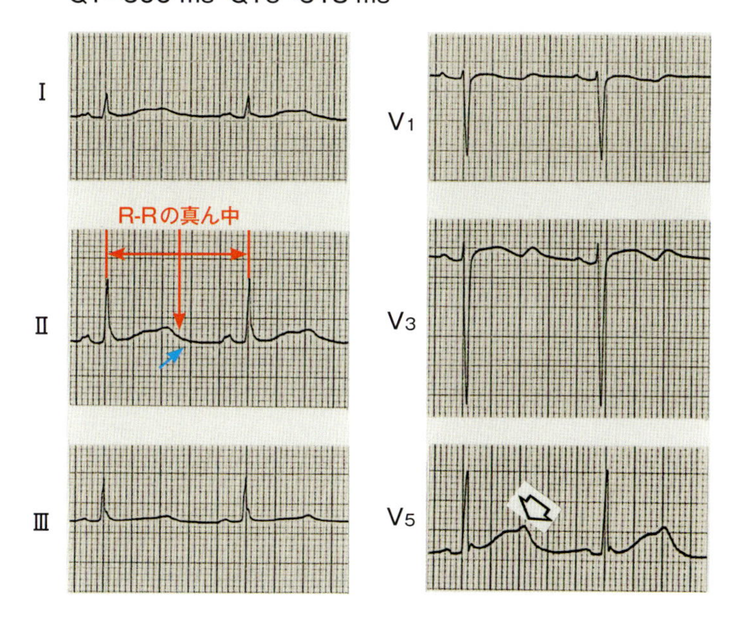

頻拍の前後で顕著な（RR間の真ん中を越える）QT延長（↗）と，異様な形態をしたT波（⇦）が特徴

（p.9 参照）

torsade de pointes

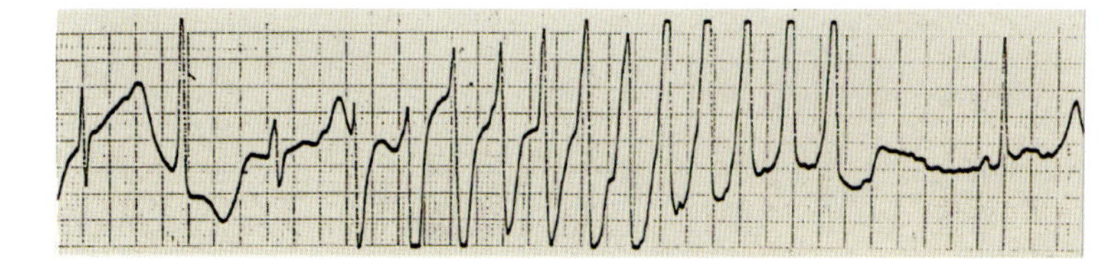

12連発のVT
頻拍中のQRS数（連発数）が明瞭にカウントできる点が心室細動と異なる

torsade de pointes の心電図のポイント

●ねじれるように 1 拍ごとに QRS の形が変化する

多形性 VT のひとつで，QT 延長に伴う場合にトルサードドポアントと診断されます．ねじれるように 1 拍ごとに QRS の形を変えるのが特徴です．多くは自然停止しますが，10％程度が心室細動に移行するとされ，非常に危険な不整脈です．

多形性心室頻拍の薬物治療は，QT の延長を伴うかどうかで大きく異なってきます．したがって，発作が起こる前や後の心電図記録を保存しておくことが重要です．不整脈のメカニズムを解明するカギは，発作の前や後に隠されているのです．

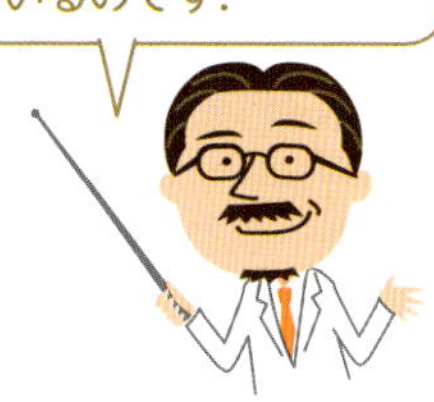

8 心房細動 +WPW 症候群（偽性心室頻拍）

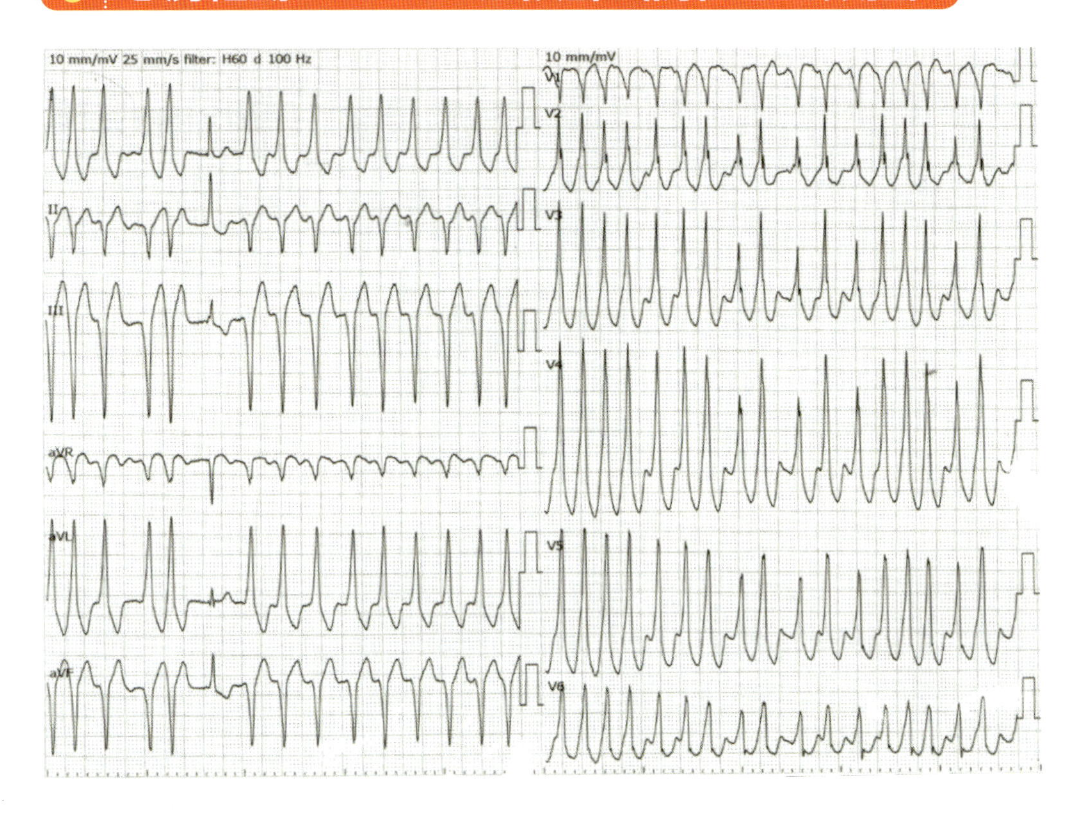

心房細動 +WPW 症候群（偽性心室頻拍）の心電図のポイント

- QRS の始まりがデルタ波様
- 心拍ごとの波形が微妙に変化している
- RR 間隔が不規則である
- WPW 症候群の既往歴または洞調律時の心電図にデルタ波がある

まったく何の情報もなく，このような患者さんが外来に飛び込んできたら，心室頻拍と思ってしまいますよね．でも，それは仕方ありません．基本的に重症度は心室頻拍と同様ですので，心室細動への移行を最悪のシナリオと想定して対応します．そして，血圧が保たれていればあわてず 12 誘導心電図を記録しましょう．RR が不整なこと，QRS 初期にデルタ波様の形態があることなどから，「もしかしたら WPW +心房細動？」と思うことができればほぼ完璧です．

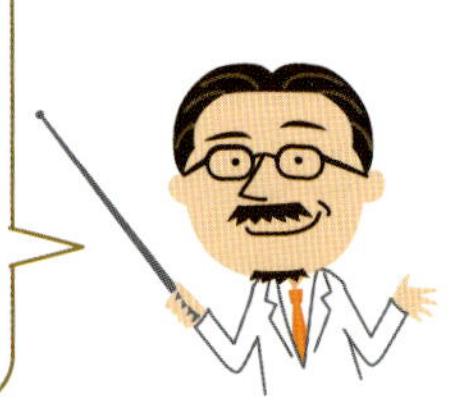

心房細動を合併したWPW症候群

WPW 症候群に心房細動が合併すると，心室の興奮はほとんど副伝導路を介した波形になるため，QRS はより幅広くなります（洞調律中の心電図は副伝導路と正常伝導路を伝導した融合波形；図 12，13）．また，副伝導路の伝導性が高いと，きわめて速い頻拍になるので心室頻拍に類似します．したがって，偽性心室頻拍（pseudo VT）と呼ばれることもあります．

心電図での特徴としては，QRS 初期成分がデルタ波様であること，RR 間隔が不規則であること，融合の程度が心拍ごとに異なるため，QRS 波形が微妙に変化することなどです．

洞調律時の心電図がわかっていたり，WPW の既往などを聴取できれば診断は比較的容易です．

きわめてレートが速いと，時に心室細動に移行することがあり，できるだけ速く停止させる必要があります（図 14）．

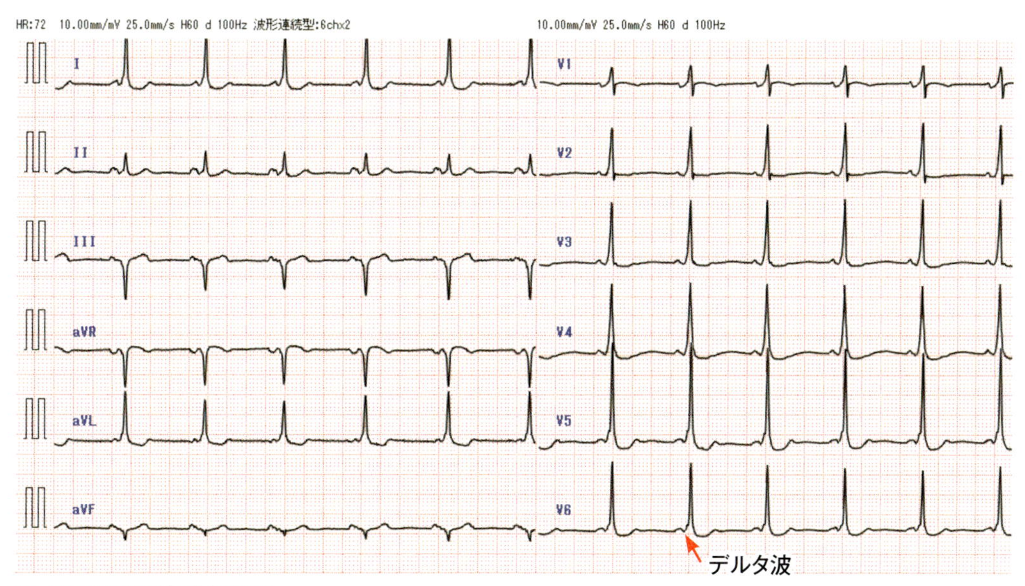

図 12 洞調律時心電図

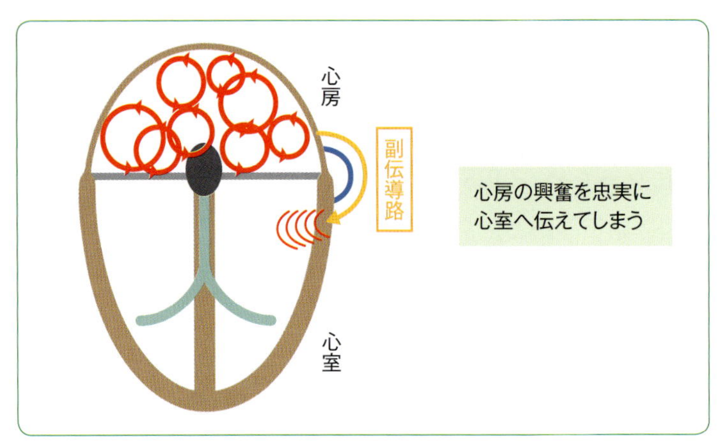

図 13 ● 心房細動を合併した WPW 症候群

ほとんど副伝導路を経由した QRS 波形となる.

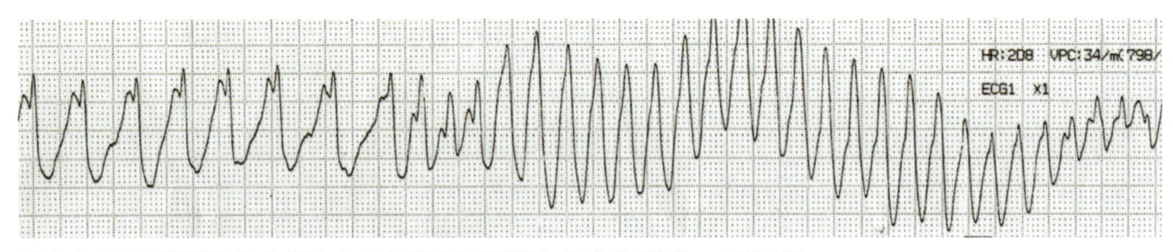

図 14 ● 心房細動を合併した WPW 症候群から心室細動への移行

心房細動を合併したWPW症候群の治療

治療の第一標的は正常伝導路ではなく，副伝導路です．したがって，通常の心房細動に使用される房室結節を抑制する薬（Ca 拮抗薬，ジギタリス）は副伝導路の伝導を促進させ，心室細動に移行する危険性が高くなるため，禁忌とされています．

副伝導路は Na チャネルで興奮しているので，Ｉａまたは I c 群の抗不整脈薬静注が有効です．これらは心房細動を停止させるかもしれません．いわゆる一石二鳥を狙った治療ですね．Ｉａ群やＩｃ群で停止しない場合，または，血圧が低く血行動態が不安定な場合は，ためらわず電気ショックによる停止を考慮します．

根本的治療として，副伝導路に対するカテーテルアブレーションが有効です．

9 心室細動

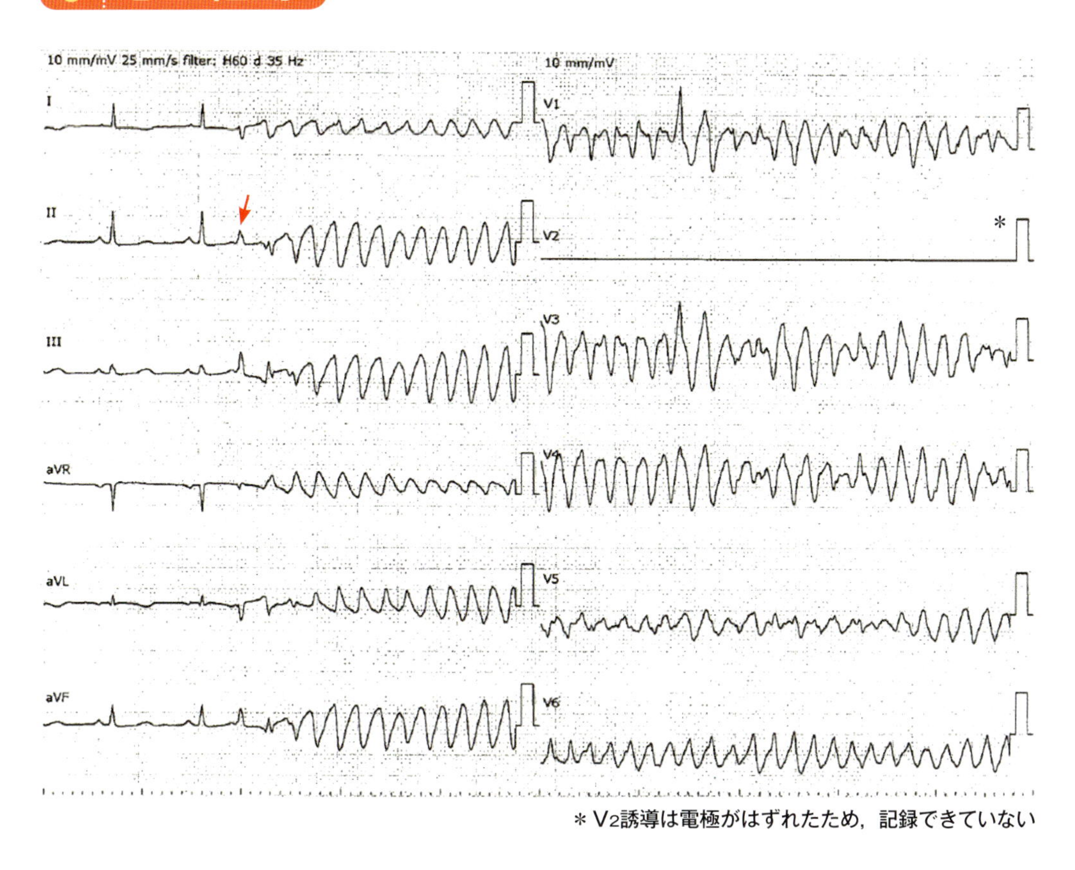

＊V2誘導は電極がはずれたため，記録できていない

心室細動の心電図のポイント

● QRS が完全に破砕され，QRS の数をカウントすることができない

心室期外収縮（↓）をきっかけとして，心室細動（無秩序な心室興奮）が発生しています．
心室細動では，心室の電気的興奮はありますが，機能的にはポンプ機能は完全に失われ，発生直後から血圧は低下し，失神，心肺停止状態に陥ります．一刻も早く，電気的除細動，心肺蘇生処置を行う必要があります．

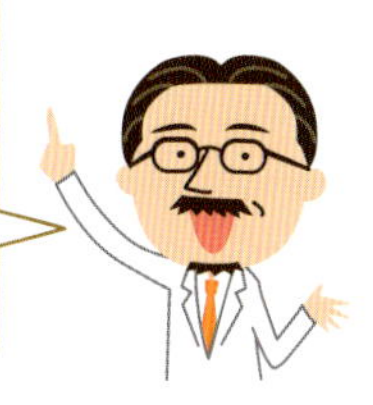

アーチファクトとの鑑別も必要

病棟のモニター心電図などで，体動などのアーチファクト（心臓以外から混入するノイズ）が記録され，心室細動アラートがなることがよく経験されます．心室細動かアーチファクトなのか迷う場合はまず，患者さんのもとを訪れ，自覚症状やそのときの患者さんの行動（歯磨きなど）を聴取します．まったく自覚症状がない場合はアーチファクトかもしれません．たとえば図15の心電図をよく観察してください．ノイズの中にQRS波形が垣間見えることがあります．

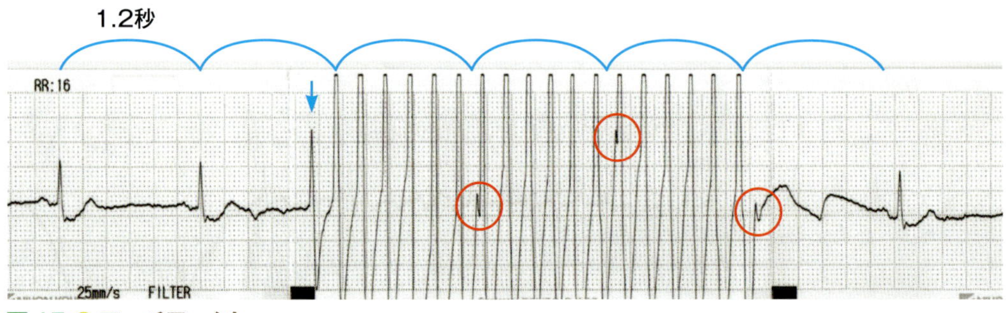

図15 ● アーチファクト

鑑別が容易でない場合は「心室頻拍・細動かもしれない」と考えて行動することは，何ら責められることではありません．でも，頭の片隅に「もしかしたらアーチファクトかも？」という疑問をもって診断に臨むと，鑑別がつくことがあります．これがわかれば，また一歩プロフェッショナルに近づいたことになります．

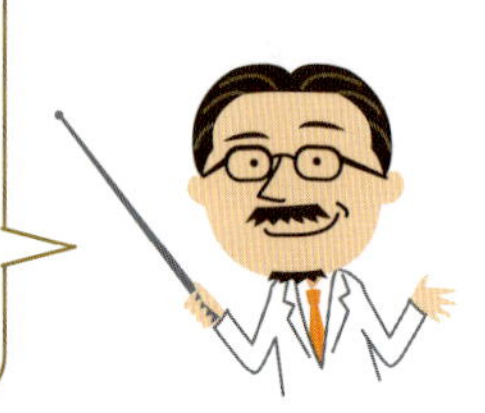

不整脈

14 徐脈

どこを見る？ どう考える？ チャート

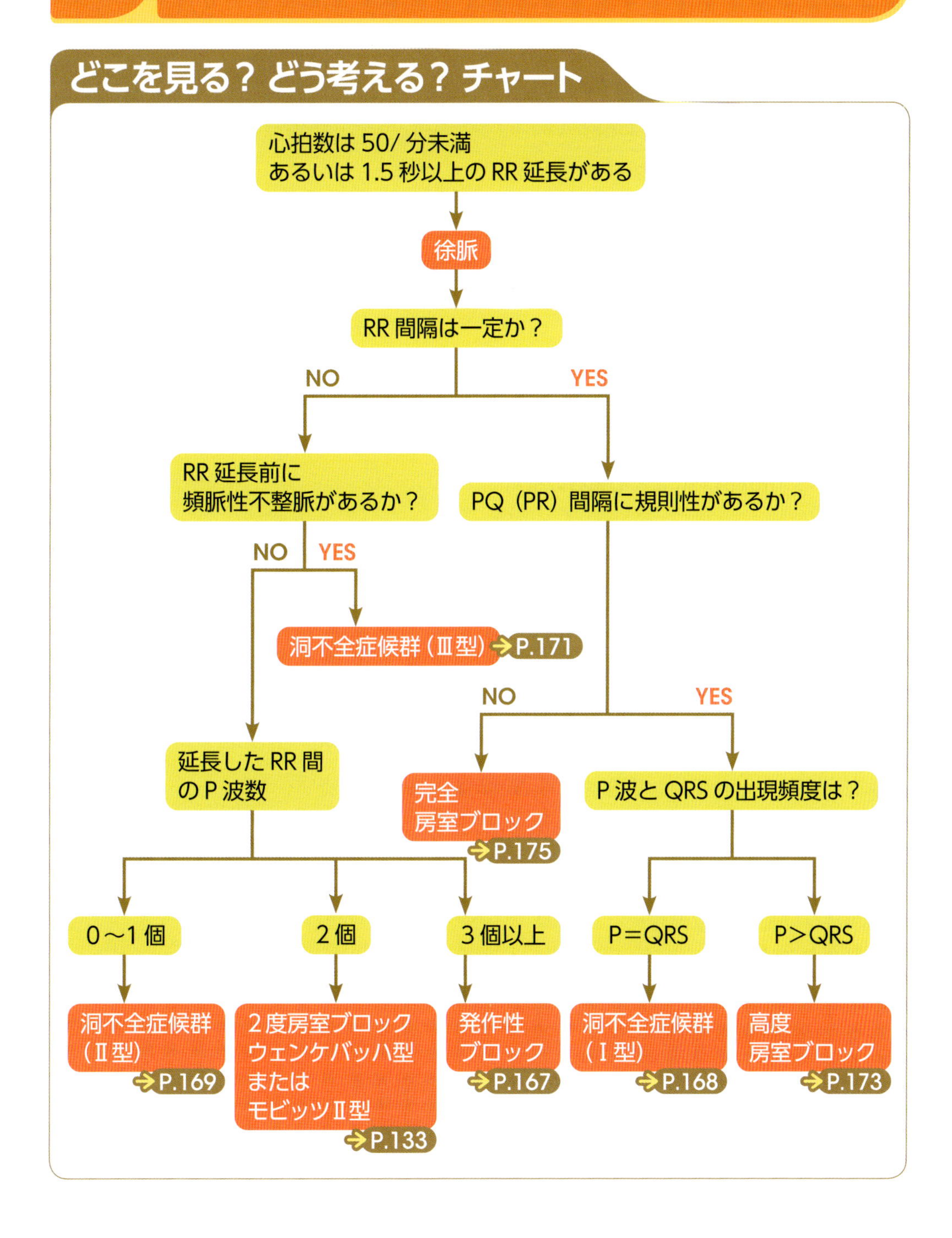

徐脈の程度を感覚的にわかるようになりましょう．
指 4 本分以上の間隔で QRS が出現していなければ，高度徐脈です（図 1）．

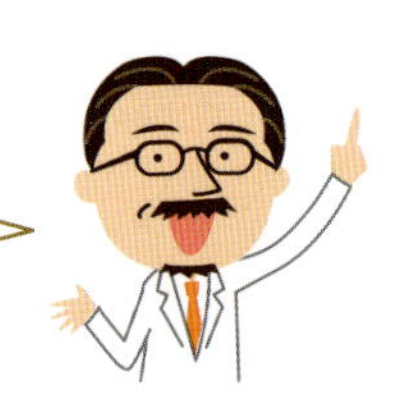

	QRS の出現間隔		RR 間隔	心拍数
	（1 マス =5mm）	およそ		
	5 マス	指 2 本分	1 秒	60 回 / 分
徐脈	6 マス		1.2 秒	50 回 / 分
徐脈	7 マス		1.4 秒	43 回 / 分
徐脈	8 マス		1.6 秒	38 回 / 分
徐脈	9 マス		1.8 秒	33 回 / 分
徐脈	10 マス	指 4 本分	2 秒	30 回 / 分
徐脈	⋮		⋮	⋮
徐脈	15 マス		3 秒	20 回 / 分

紙送りスピードが 25mm/ 秒の場合

図 1 ● QRS の出現間隔による心拍数の推測

徐脈性不整脈の症状と危険性

洞不全症候群であっても房室ブロックであっても，5 秒程度 RR が延長すると眼前暗黒感をきたし，7 秒程度の RR 延長をきたせば失神する危険性があります．失神により頭部外傷や交通事故など致死的な事態を招くことがあります．したがって，これらの徐脈性不整脈の症例で失神のある場合は，徐脈が改善されない限り車の運転を許可してはいけません．回避可能な原因のない場合は，人工的ペースメーカ植込みの適応になります．

洞不全症候群の場合，徐脈による症状がなければ人工的ペースメーカ植込みの必要性はありません．洞不全症候群のうち，特に徐脈頻脈症候群では自覚症状が著しいことが多く，人工的ペースメーカ植込み後に頻脈に対する薬剤加療を行うか，あるいは心房細動のカテーテルアブレーション治療により人工的ペースメーカの植込みが回避できることがあります(p.172 参照).

発作性ブロック（突然に房室ブロックになる）で補充調律の出現がない場合は，心静止をきたし危険です．房室ブロックの患者さんが失神した場合，徐脈による心静止以外に QT 延長による torsade de pointes が考えられます（図 2）．したがって，完全房室ブロックの場合は，症状の有無にかかわらず人工的ペースメーカの適応になります．

また，完全房室ブロック症例では，拡張型心筋症や肥大型心筋症などの基礎心疾患をもつ例が多く，特に心サルコイドーシスは見落とされがちです．心エコー図や心臓 MRI などを用いてしっかりと診断する必要があります．

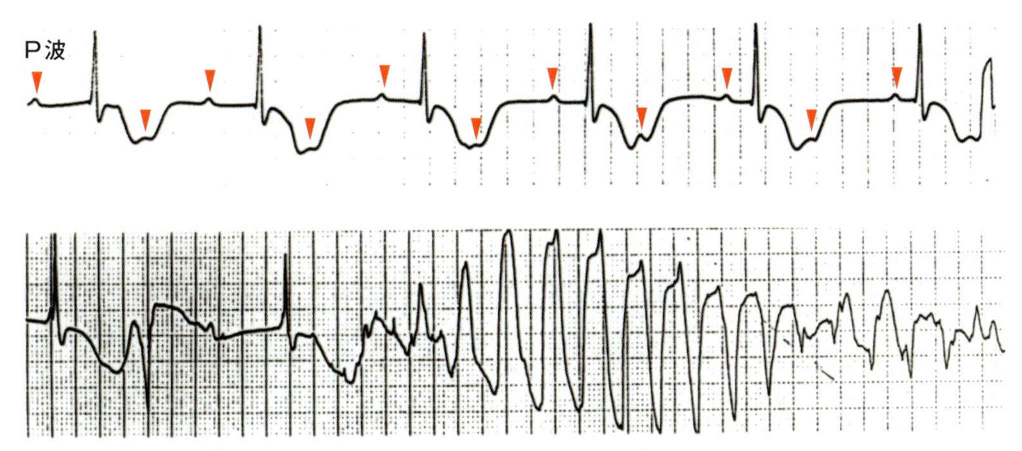

図 2 ● 完全房室ブロックに QT 延長を伴った症例に生じた多形性頻拍
（完全房室ブロック→ p.174 参照，QT 時間の見方→ p.9 参照）

1 洞不全症候群

洞不全症候群Ⅰ型：洞徐脈

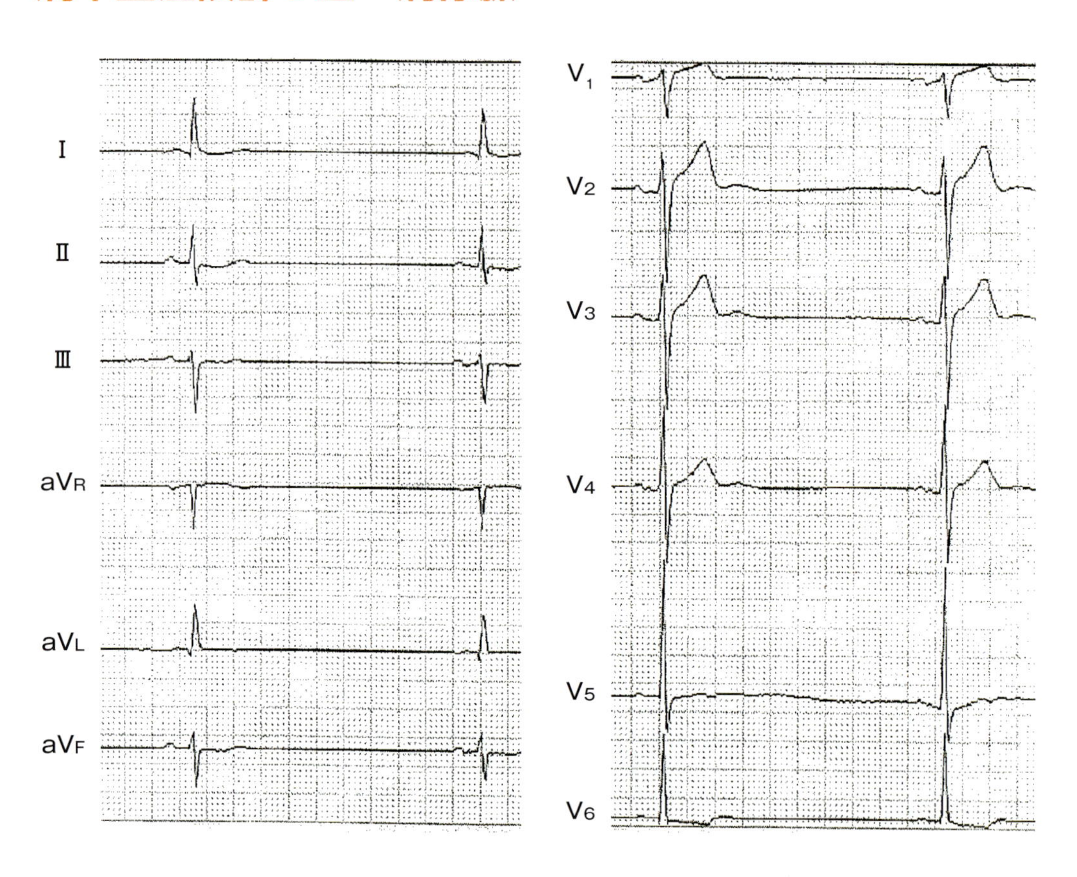

洞徐脈の心電図のポイント

- RR 間隔は一定
- PQ（PR）間隔（▼↓）も一定
- P 波と QRS の出現頻度は 1:1

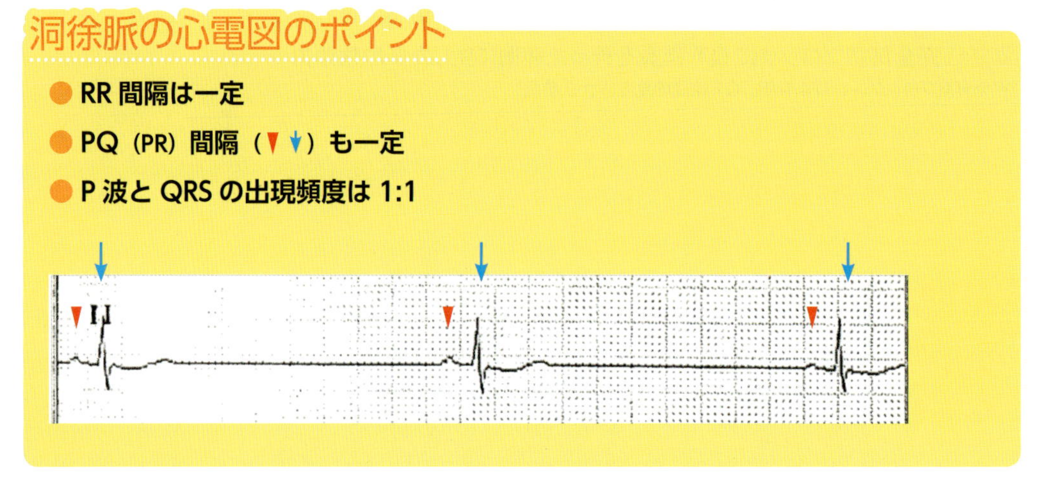

洞不全症候群 II 型：洞停止

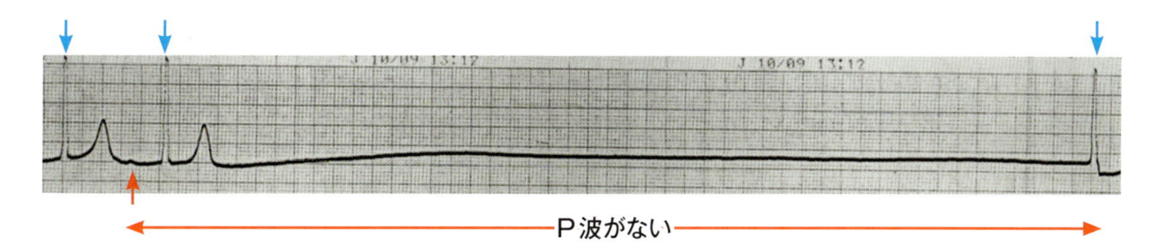

洞停止の心電図のポイント

- RR が突然延長し，延長した RR 間（↓↓）に P 波がない
- 徐脈が生じる前に頻脈性不整脈を認めない

上記心電図では，2 拍目の QRS の前には P 波（↑）があり，洞調律です．しかし，その後，突然すべての心電波形が消失し，10 秒近い心静止が発生しています．これだけ長い心静止であれば，患者さんは完全に失神していると思われます．この心静止のところには電気的活動がまったくなく，完全にフラットです．これが洞不全症候群の心静止の特徴です．人工的ペースメーカの適応です．

まぎらわしい心電図

洞不全症候群とブロックされた心房期外収縮との見分け方

図３の心電図ではPP（▼▼）が突然延長し，Ⅱ型洞不全のようです．しかし，よく見ると，RRが延長する直前のQRSの後ろに▼で示すようにノッチのような波形が認められます．そう，実はこれは心房期外収縮のP波なのです．ひとつ前のQRS波形と比較するとこの異常波形が際立って見えてきます．P波が予想よりも早く出たため，この心房興奮は房室結節でブロックされ，QRSを形成できなかったのです．ST部分やT波は基本的にスムーズな形であることが多いので，この部分にノッチがあれば，隠れたP波の存在を疑うようにしましょう．ちなみにこの心電図では，顕著な1度房室ブロック（PQの延長）も認められます．

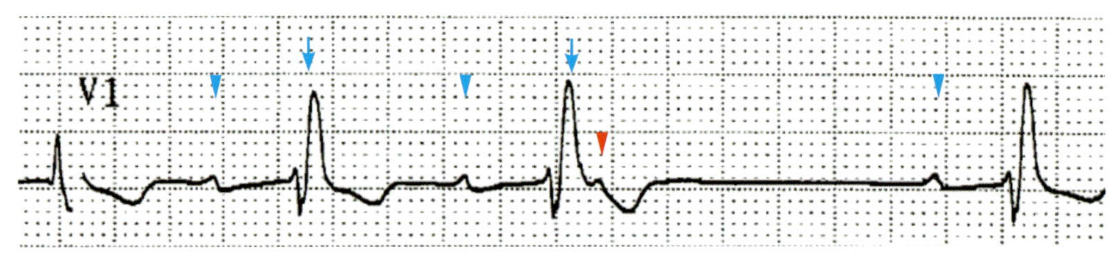

図３●心房期外収縮

洞不全症候群Ⅲ型：徐脈頻脈症候群

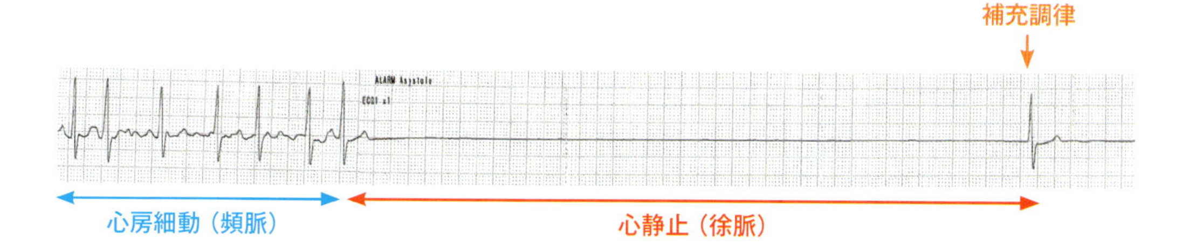

徐脈頻脈症候群の心電図のポイント

- **頻脈**（多くは心房細動）**が停止した後，心静止**（突然の真っ平らな何もない波形）**となる**

5秒以上心静止が続くと，何らかの症状が出ます．7秒以上停止すると，失神する可能性が高くなります．

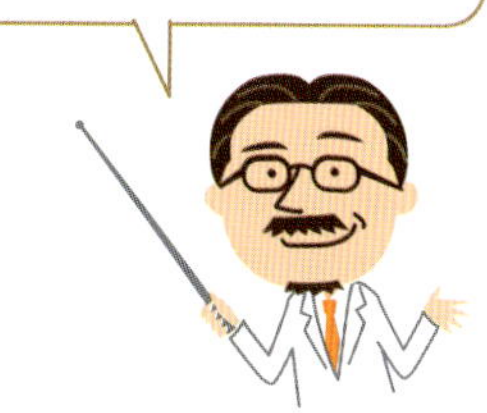

上の心電図では，左側と右側でまったく違った所見が認められます．左側は心拍数120/分程度の頻拍で，基線が細かくふるえており，RR間隔が完全に不規則になっていることから心房細動と診断できます．心房細動が停止した直後，突然，心電図に電気的興奮が認められなくなっています．8秒間続く，完全にフラットな基線のみの波形であり，これが洞不全症候群による心静止の特徴です．患者さんは「最初は激しい動悸がして，治まったのかなと思った直後，フーッとして意識を消失した」と言います．このように徐脈の発生に頻拍が誘因となっているものを，徐脈頻脈症候群（洞不全症候群 Rubenstein Ⅲ型）と呼びます．8秒の心静止の後，ようやく房室結節（接合部）から補充調律のQRSが出ています（先行するP波がなく，QRSの波形が洞調律と同じ）．洞結節はまだ脈を作れていません．頻拍により洞結節の自動能が顕著に抑制されていることがわかります．

徐脈頻脈症候群は，洞不全症候群の中でも最も重症なタイプで，激烈な症状を呈します．相反する病態（徐脈と頻脈の両方）を同時に有するので，頻脈の薬は徐脈を，徐脈の薬は頻脈を悪化させるので，薬物治療は完全にジレンマに陥ります．したがって，ペースメーカにより徐脈を非薬物的に管理できれば，抗不整脈薬の使用が可能になります．発展的な考え方として，心房細動をカテーテルアブレーションで根治させるという方法も行われています．

2 高度房室ブロック

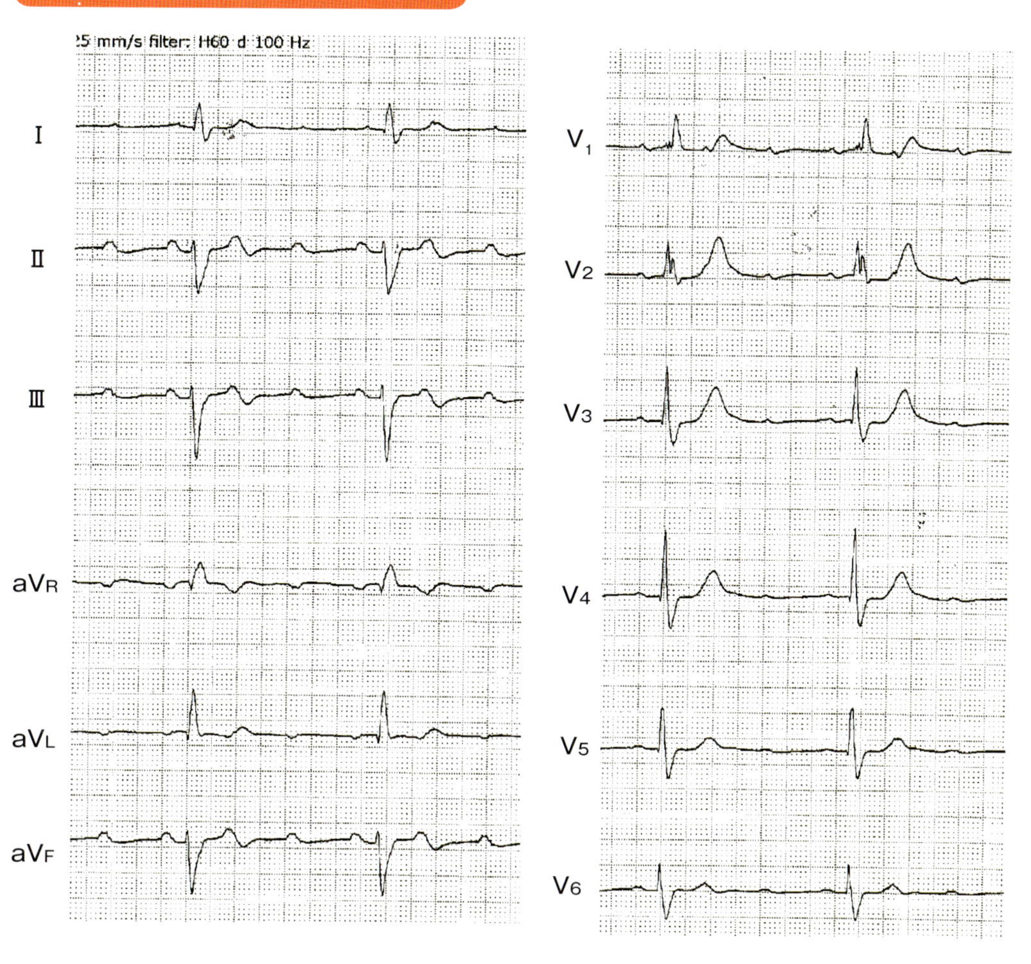

高度房室ブロックの心電図のポイント

- **2回以上のP波（▼▼▼）と1回のQRS（↑）のパターンを繰り返す**

（上記心電図は3回に1回）

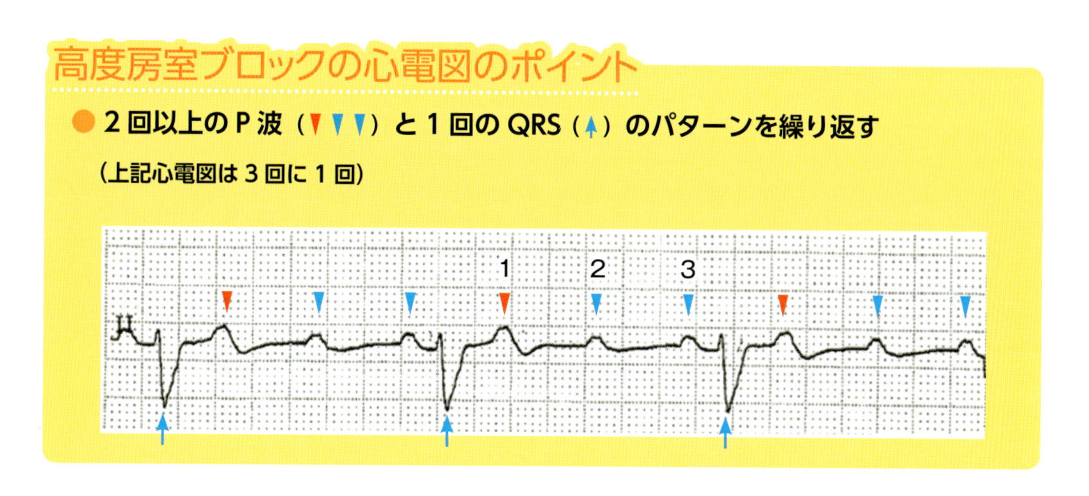

2：1や3：1の房室ブロックは2度房室ブロックに分類されますが，高度房室ブロックとも呼ばれます．前頁の心電図は3：1伝導であり，3回のP波（▼▼▼）とQRS（↑）のパターンを繰り返しています．RR間隔は一定であり，P波がQRSに伝導しているときにはPR間隔（▼↑）も一定です．P波の出現頻度はQRSの出現頻度より高いですが，T波やQRSに埋没しているP波（▼）は見つけにくいことがあります．余談ですが，この症例では下方軸（左脚前枝ブロック），右脚ブロック（p.51参照）を呈していますので左脚後枝がかろうじて3：1伝導していることがわかります．今にも切れてしまいそうな危なっかしい所見です．

3 完全房室ブロック

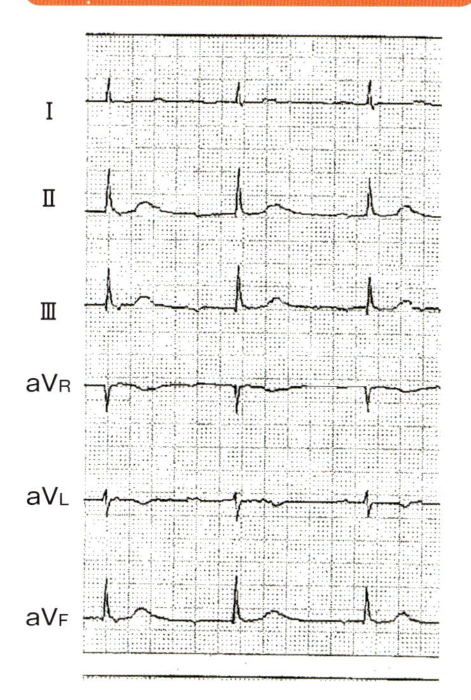

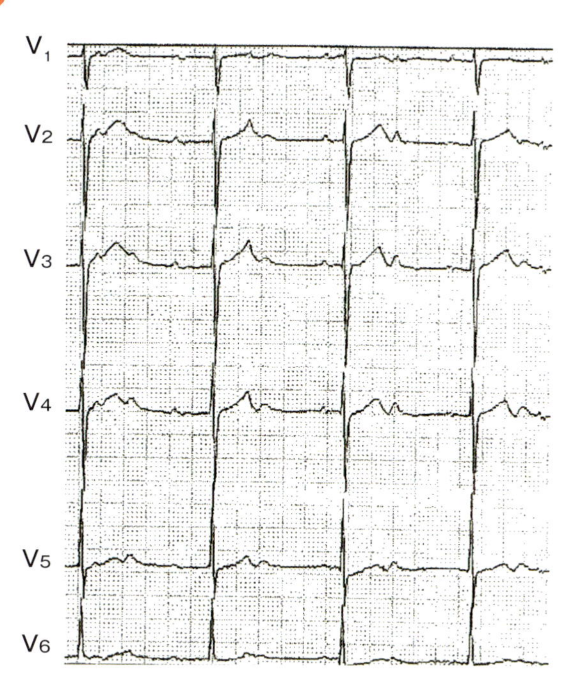

完全房室ブロックの心電図のポイント

- **RR間隔（↓↓）は一定**
- **PQ（PR）間隔（▼↓）は不規則で伸びたり縮んだりしている**

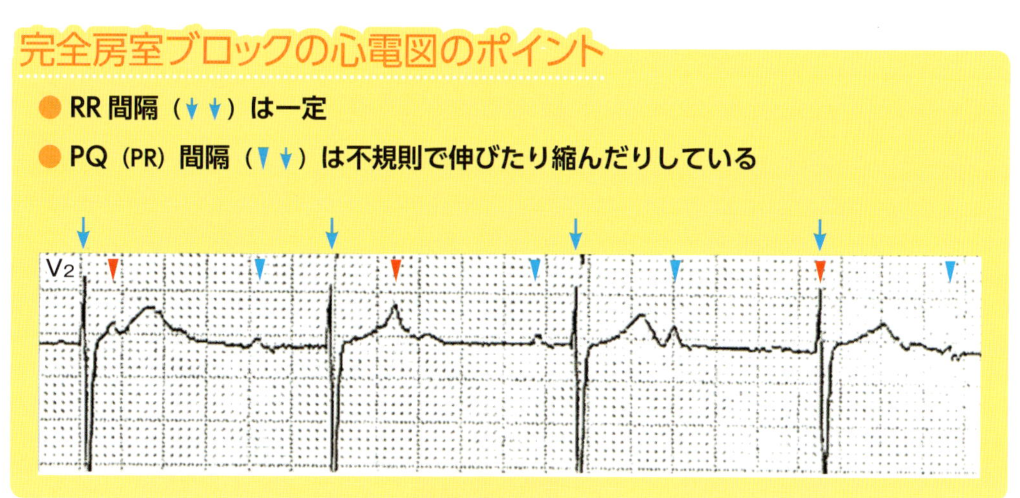

前頁の心電図では，RR 間隔は一定ですが，PQ（PR）（▼↓）は不規則で伸びたり縮んだりしています．今まで教わってきた教科書には，RR 間隔と PP 間隔に関連性がないのが完全房室ブロックであると書かれていたと思いますが，この方法では隠れている P 波が見つからないと正答できません．T 波や QRS に埋没している P 波（▼）を見つけ出すことができない場合はどうしたらいいでしょうか？ 実は，RR が一定の徐脈で，PQ が伸びたり縮んだり，変動していれば完全房室ブロックと判断できるのです．↓は房室結節より下位から出る補充調律であり，房室伝導と関係なく一定のゆっくりしたリズムを刻みます．補充調律は，起源が刺激伝導系の下位になればなるほど QRS の幅が広くなります（前頁の心電図では補充調律の QRS 幅が狭いため，ヒス束以下の比較的上位の起源であると思われる）（図 4）．

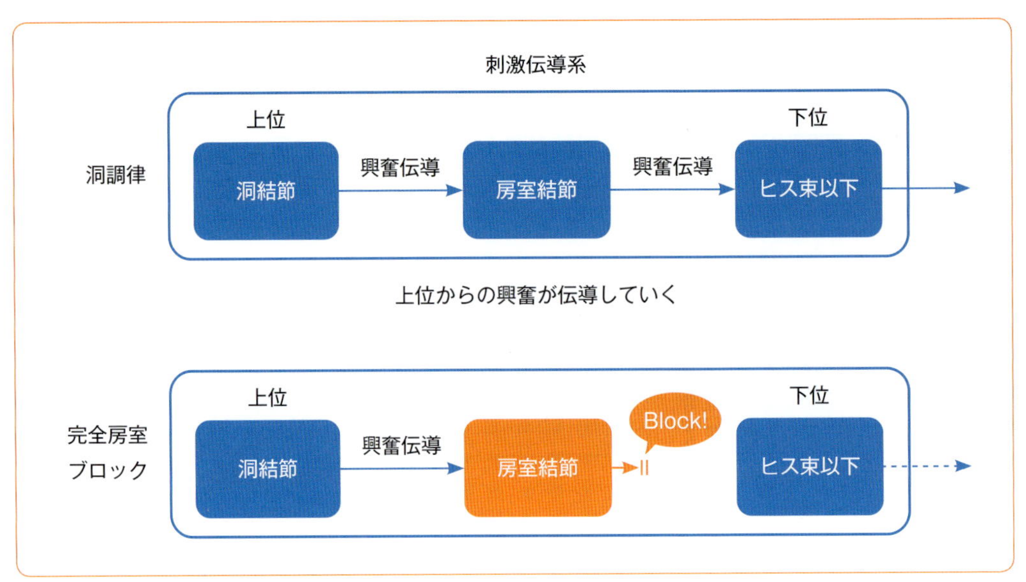

図 4 ● 完全房室ブロックの刺激伝導

上位からの興奮が届かないので下位が勝手に興奮する（補充調律）．上役からの指示を待っていたが待ちきれなくなって自分で行動するイメージ．下位になればなるほど自分で行動を起こすのに時間がかかるため，興奮頻度は遅くなる．

発作性（完全）房室ブロック

図５の前半は洞調律ですが，下図の３拍目以降，突然にQRS波がなくなっています．▼で示すようにP波は出ているので，洞不全（Ⅱ型）ではなく，発作性完全房室ブロックであることがわかります．

これは徐脈性不整脈のなかで最も重篤なものです．突然，房室間の伝導がヒス束あるいはそれより遠位で途絶すると，このように長い心静止が発生します．刺激伝導系の遠位部は自動能が低いため，すぐに補充調律を出せないのです．突然死に至る可能性があり，一刻も早く人工的ペーシングを行う必要があります．緊急事態です．

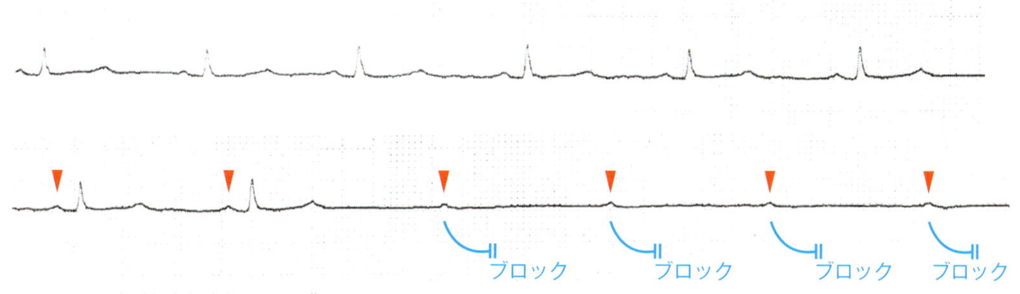

図５ 発作性（完全）房室ブロック

まぎらわしい心電図

完全房室ブロックと２度房室ブロックの見分け方

図６の心電図は，PQ は不定なのですが，RR 間隔が変化して QRS が脱落しているので２度房室ブロック（ウェンケバッハ型）です．完全房室ブロックの場合，QRS は補充調律なので RR 間隔が一定のゆっくりしたリズムを刻みます．

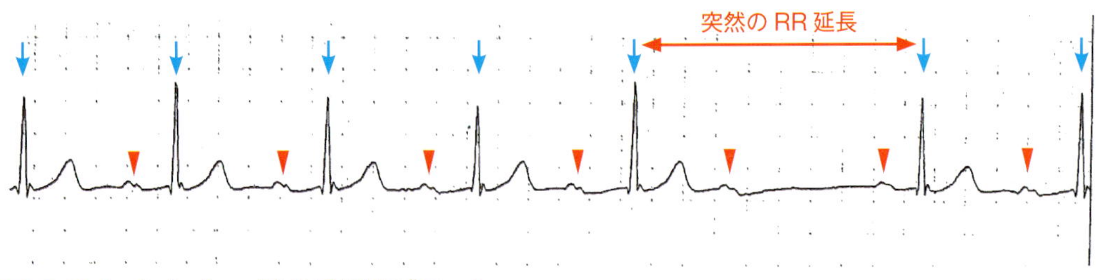

図６●ウェンケバッハ型２度房室ブロック

Note

隠れたP波を見つけよう

T 波や QRS に埋没している P 波（▲）は見つけにくいことがありますが，探すコツがあります．ディバイダーという道具を使うと，隠れた P 波を簡単に見つけることができます．明らかに見えている PP 間隔（▲▲）を基準にディバイダーを前後に移動させて隠れている P 波（▲）を見つけ出してみてください．

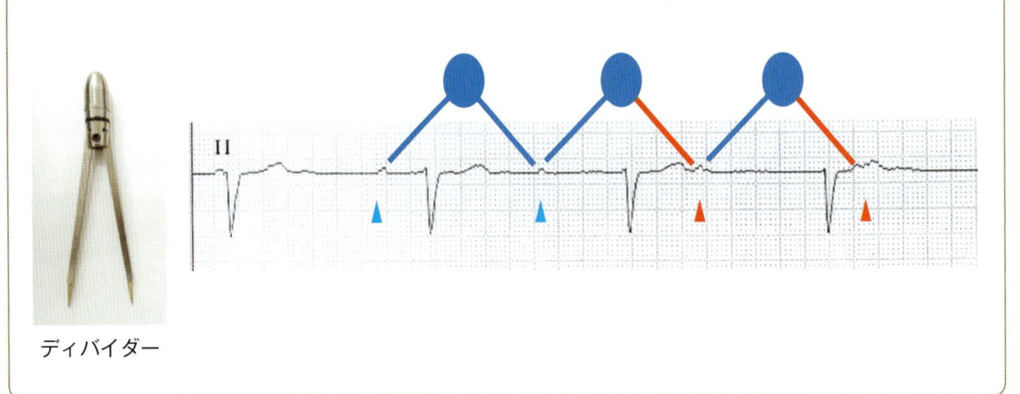

交代性脚ブロック

図７は，めったに見られないめずらしい心電図です．連続した心電図記録のなかで３種類のQRSパターンが見て取れます．

左前半は完全左脚ブロック，中間の２拍は正常QRS，そして後半は完全右脚ブロックを呈しています．これだけ短時間の間に刺激伝導系（主に左脚と右脚）の伝導性が目まぐるしく変わっていることがわかります（交代性脚ブロックと診断される）．もし，右脚と左脚が途絶するタイミングが重なると，最悪です．発作性完全房室ブロックに発展し，長い心静止を招来しかねません（p.177参照）．このような心電図所見を見たら，完全房室ブロックの前段階ととらえ，迅速な対応が求められます．

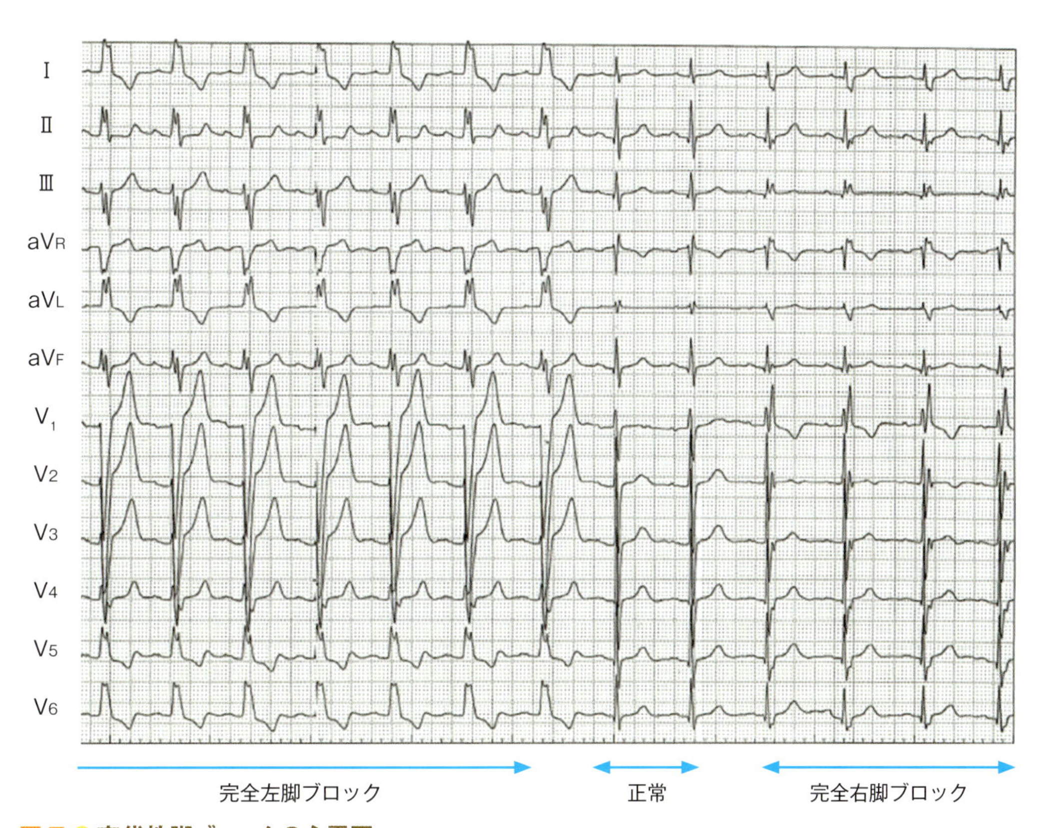

図７ 交代性脚ブロックの心電図

INDEX

数字

A~Z 記号

た

INDEX

編集・執筆者一覧

❖編集

近畿大学医学部循環器内科（心臓血管センター）教授　栗田 隆志

❖執筆

近畿大学医学部循環器内科

教　授	栗田 隆志	Ⅰ 図解で確認！ 心電図をよむコツ **Ⅱ-1・2・7** (p.64～77)・**11・12・13** (p.138～143)
講　師	安岡 良文	**Ⅱ-14**
元 講師	橋口 直貴	**Ⅱ-3・4・5・6** (p.51～52)
助　教	丸山 将広	**Ⅱ-6** (p.49～50，53～61)・**13** (p.136～137，144～164)
助　教	小竹 康仁	**Ⅱ-6** (p.62～63)・**7** (p.78～92)・**9** (p.99～100，102～104)
助　教	永野 兼也	**Ⅱ-8・9** (p.101，105～110)・**10**

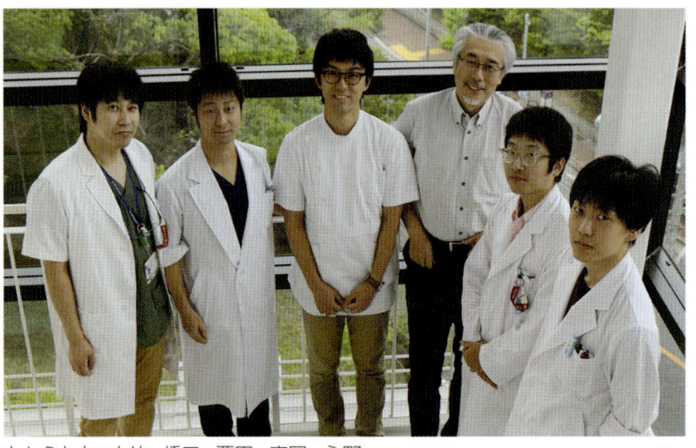

左から丸山，小竹，橋口，栗田，安岡，永野

●編著者紹介

栗田 隆志（くりた たかし） 近畿大学医学部循環器内科（心臓血管センター）教授

■略歴

1984年3月　福岡大学医学部卒
1986年5月　国立循環器病センター心臓内科レジデント
1989年5月　国立循環器病センター内科心臓部門
2000年4月　秋田大学医学部非常勤講師（併任）
2000年9月　医学博士取得（福岡大学医学部）
2002年4月　国立循環器病センター内科心臓部門医長
2006年4月　兵庫医科大学 臨床実習教授（併任）
2009年1月　近畿大学医学部循環器内科准教授
2012年4月～　近畿大学医学部循環器内科（心臓血管センター）教授

■資格

日本循環器学会循環器専門医，日本内科学会認定医，医学博士，日本不整脈心電学会不整脈専門医，植込み型除細動器／ペーシングによる心不全治療研修終了証

■専門分野

臨床不整脈（カテーテルアブレーション，植込み型除細動器，心臓再同期療法）

謝辞

たくさんの方々からの熱い応援とご支援がなければ，寺子屋心電図（近大医学部で毎週行う心電図勉強会）を長年続けることも，この本を書くこともできませんでした．この場を借りて心から感謝申し上げます．本当にありがとうございました！

特に感謝申し上げたい方々
近畿大学医学部循環器内科主任教授／大阪府済生会富田林病院院長　宮崎俊一 先生
大阪府済生会富田林病院循環器内科部長　谷口 貢 先生
近畿大学医学部循環器内科秘書 麻植静枝様
近畿大学医学部附属病院 臨床検査技師の皆様
寺子屋心電図に参加してくれた研修医と医学部学生さんたち

寺子屋心電図をサポートしてくれた製薬会社
アステラス製薬株式会社
MSD株式会社
第一三共株式会社
帝人ファーマ株式会社
トーアエイヨー株式会社
バイエル薬品株式会社
ブリストル・マイヤーズ スクイブ株式会社

12誘導心電図よみ方マスター 基礎編－波形の異常から考える

2018年5月10日発行　第1版第1刷
2019年6月20日発行　第1版第4刷

編　著　栗田 隆志
発行者　長谷川 素美
発行所　株式会社メディカ出版
〒532-8588
大阪市淀川区宮原3－4－30
ニッセイ新大阪ビル16F
https://www.medica.co.jp/
編集担当　鈴木陽子
装　幀　萩原 明
本文イラスト　ホンマヨウヘイ／K's Design
組　版　株式会社明昌堂
印刷・製本　株式会社シナノ パブリッシング プレス

ISBN978-4-8404-6524-3　Printed and bound in Japan

当社出版物に関する各種お問い合わせ先（受付時間：平日9：00～17：00）
●編集内容については、編集局 06-6398-5048
●ご注文・不良品（乱丁・落丁）については、お客様センター 0120-276-591
●付属のCD-ROM、DVD、ダウンロードの動作不具合などについては、デジタル助っ人サービス 0120-276-592